教育部产学合作协同育人项目

新医科背景下"线上线下—虚实结合"的护理学综合实践教学体系建设成果

新医科背景下
创新护理实践教学

主　编　蔡春凤

副主编　张琪然　刘培书

编　者（排名不分先后）

张冬翌　张　希　张琪然　刘　潇　刘培书　杜祎鑫

赵悦恒　海紫薇　盛青青　黄　柳　黄　璠　蔡春凤

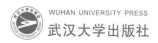

WUHAN UNIVERSITY PRESS
武汉大学出版社

图书在版编目(CIP)数据

新医科背景下创新护理实践教学/蔡春凤主编.—武汉:武汉大学出版社,2023.7
ISBN 978-7-307-23712-4

Ⅰ.新…　Ⅱ.蔡…　Ⅲ.护理学—教学研究　Ⅳ.R47

中国国家版本馆 CIP 数据核字(2023)第 067640 号

责任编辑:胡　艳　　责任校对:李孟潇　　版式设计:马　佳

出版发行:**武汉大学出版社**　　(430072　武昌　珞珈山)
　　　　　(电子邮箱:cbs22@ whu.edu.cn 网址:www.wdp.com.cn)
印刷:武汉邮科印务有限公司
开本:787×1092　1/16　印张:13.25　字数:314 千字　插页:1
版次:2023 年 7 月第 1 版　　2023 年 7 月第 1 次印刷
ISBN 978-7-307-23712-4　　定价:55.00 元

前　言

　　2019年4月，教育部等相关部门发布"六卓越一拔尖计划2.0版"，重点强调了新工科、新医科、新农科、新文科建设。其中，新医科建设是指依据新时代社会发展、科技革命及医学进步等方面的新情况和新需求，在传统医科基础上探索建设具有中国特色"新医科"体系，培养能够支撑健康中国建设、引领未来医学发展的卓越医学人才。在国家战略层面，"新医科"成为应对新科技革命和产业变革的"四新"之一，同时对医学护理人才培养提出新要求。新医科的"新"概括为三个方面：新理念，覆盖生命全周期、健康全过程；新背景，以大数据、人工智能为代表的科技、产业革命的来临；新专业，对传统专业提出了更高的要求，要求发展多学科交叉融合，发展精准医学、智能、转化医学等医学新专业。

　　当今世界正处于急剧的变革之中，创新深度影响着经济发展和社会变迁。随着现代医学和护理科学的飞速发展，社会对护理专业人才及专业本身的内涵建设和发展提出了进一步的要求。护理人才培养体系或范式，如目标、内容、方法等，需要随着时代的发展不断更新。护理是一项为健康服务的专业，在尊重人的需要和权利的基础上，促进、维持或恢复生物-心理-社会各方面的健康，并预防疾病的发生。深化医改重点工作任务紧紧围绕以人民健康为中心，落实预防为主，加强疾病预防和健康促进。在新医科背景下，护理教育者如何探寻创新发展之路，护理临床实践教学应该如何在新时代浪潮中砥砺前行，是亟待探讨的问题。

　　在护理教育中，课堂和临床环境是联系在一起的，因为学生必须在临床实践中应用他们通过课堂、网络和其他经验中所学到的知识。护理教学的最终落脚点是实践性极强的临床工作，这要求护理教育者改变传统的教学模式和教学理念，不断提高护理学生的操作能力、创新能力和综合实践能力，为成为一名合格的护理工作者做准备。然而，当代临床教学教育环境、医疗保健系统和医疗保健服务方式较之以往都发生了翻天覆地的变化，临床环境复杂且变化迅速，并催生了各种新的角色和服务项目。针对不同的教学对象和临床环境，需要采用不同的教学方法，护理临床实践教学必须做出相应的改变。

　　当前，中国高等教育进入新时代，在新医科建设的背景下，培养学生具备适应卫生系统需求的岗位胜任能力，是高等医学护理教育面临的重大机遇和挑战。

　　胜任能力是指在日常医疗服务中熟练精准地运用交流沟通技能、学术知识、技术手段、临床思维、情感表达、价值取向和个人经验，使所服务的个人和群体受益的能力。在新医科背景下，创新性地进行护理实践教学，需要系统的理论与方法框架作为指导。为了满足护理临床实践教学的要求，给临床护理教育者提供规划、指导和评估临床护理教学的全面框架，我们编写了《新医科背景下创新护理实践教学》这本书，内容包括护理实践教学概述、护理实践教学的基本程序、护理实践教学的理论基础、临床教学活动的准备、临床实践情景中教学的组织管理、护理实践教学方法与策略、护理实践教学中的师生互动、护理实践教学中的技术、护理实践教学评价、新医科背景下护理实践教学的创新与发展等，为护理教育者规划临床教学活动提供指导。

　　本书对复杂临床领域的教学过程进行分析，介绍了在快速变化的卫生保健环境中有效和实用的临床教学策略。本书适用于全职和兼职的护理教师，书中配有大量的例子，方便读者将所学内容应用于临床护理教育实践。

　　我们希望以本书为契机，与各位同仁共同探索新医科背景下护理实践教学的适宜模式，为培养高质量的应用型护理人才做出贡献。

　　由于经验及写作水平有限，书中存在不足之处，敬请读者批评指正。

编者

2023 年 6 月

目　录

第一章 护理实践教学概述

护理在医疗服务体系中起着重要作用。随着现代医学和护理科学的飞速发展,社会对护理专业人才及专业本身的内涵建设和发展提出了进一步的要求。护理专业学生特征的变化,以及护理教育和医疗卫生系统的相互作用等,给临床护理教师的教学带来了新的挑战。同时,也为临床教师提供了鼓励学生批判性和创造性思考的个性化教学机会。通过临床实习,学生将课堂所学的理论知识应用于实践,在解决病人的健康问题的同时,锻炼了专业能力,以更好地应对未来的变化。同时,临床教学和学习是在社会背景下进行的,教师、学生和患者的角色、权利和责任有时会相互冲突,这些冲突可能给临床教师带来法律和伦理上的困境,因此,护理实践教学需要涉及与临床教学相关的伦理法律问题,为应对、预防和减少这类困境提供建议。

第一节 护理实践教学的基础

护理教学是在护理教育目的和培养目标规范下,以课程内容、教学手段为中介的师生双方教和学的共同活动。护理教学的任务是通过有计划、有步骤的教学,引导学生掌握系统的护理知识、技术,发展能力、体力和个性,逐步形成科学的世界观、人生观、价值观和专业道德素养。在护理教育中,课堂和临床环境联系紧密,护理专业学生必须将其所学到的知识应用到临床实践中。

一、临床环境中的实践教学

临床教学(clinical teaching)是护理教育的重要组成部分,是实现理论知识与临床实践紧密结合,培养职业态度、专业技能、临床思维能力的重要阶段,通过临床教学,学生在为服务对象提供护理服务的过程中,逐步认识和掌握以病人为中心的整体护理理念和护理技能,学会处理与服务对象、医生、护士及其他部门人员之间的合作关系,锻炼社会适应能力,增强职业责任感和事业心。

(一)临床环境的复杂性

"临床"(clinic)一词原指病人床边,意为医生在床边为病人诊断和治疗疾病。随着社会和医学科学的发展,"临床"的内涵延伸至任何为病人或服务对象提供健康服务的场所机构,临床人员、服务对象及服务场所均发生了变化。对于护理人员来说,临床护理活动已不再局限于床边、医院,正向家庭、社区乃至整个社会的各种预防、医疗卫生保健及康复机构延伸;服务对象也不仅仅是病人,还包括需要健康服务的个人或人群。临床教学是指帮助学生将既往学到的基础知识与有关临床诊断、治疗、护理技能相结合，使学生将理论知识应用于临床实践，获得进入医疗卫生系统和继续教育所必需的专业技能、态度和行为。临床教学面对的是一个社会场所，学生在学习专业技能的同时，也会经历社会化的进程，沟通交流、自我学习和自我照顾及社会实践能力均得到提高。

在这个重要的学习阶段，临床学习环境是学生能否顺利达到实习目标的重要影响因素。当今，护理专业学生面临的临床环境越来越复杂，如医院护理人员配备不足、护士与病人比例不当，以及医院病人数量的增加等，如何为护理专业学生提供一个理想的学习环境，成为临床护理教育所面临的一个难题。专业实践是在社会背景下发生的，它必须对社会和科学发展的要求和期望做出反应，护理专业实践情况存在复杂、不稳定、不确定、独特性和价值冲突的特点。专业护士的知识库和技能库不能一成不变，专业教育必须超越现有的知识和技能，为学生未来的实践做准备。此外，由于医务人员通常作为跨学科团队中的一员，因此护理专业的学生必须学习团队合作和协作技能，有效地与他人合作。临床教育者不应该只关注教师定义的、结构良好的、在理论和研究中容易找到答案的问题，而应该让学生尽可能接触信息不足，甚至冲突或多种解决方案的结构不良性等问题。

（二）创设教学环境

一般而言，教学环境是学校教学活动赖以进行的各种客观条件的综合体。学生是学校教学活动的主体，围绕学生的一切事物均可被视为教学环境。护理教学环境除学校教学环境外，还包括医院和社区卫生服务中心（站）等临床教学环境。护理教育者在护理教学环境的布置中要充分考虑自然因素、社会因素、文化因素和学生自身等因素的影响，创造性地布置恰当的教学环境，满足教师讲授知识和学生学习知识的需要，提高护理教学质量。

（三）临床学习不等于照顾病人

在为专业实践做准备时，临床环境是学生与患者接触以检验其理论知识和所学技能的地方。临床学习不等于照顾病人。一项关于临床实验室中护理教学的经典研究观察到，护理学生的典型活动以病人护理为中心，同时还应该有发现性学习。然而，学生在临床中的角色主要是学习者，而不是护士。在课堂上表现良好的学生并不一定能在临床领域成功应用所学知识。临床学习活动为将知识应用于实际情况提供了现实机会。

（四）教学相长

在临床护理教学活动中，临床护理教师控制着教学环境，为护理学生安排护理对象、创造学习情景、提供临床实习条件等，体现了教师在组织临床教学过程中的主导地位，是临床实习环境的一个重要组成部分。临床教学是医学教育极其重要的组成部分，要实现"使医学生具有良好的思想品质和职业道德，较广泛的人文、社会科学知识，较坚实的医学基础理论，较强的临床分析和思维能力，较熟练的专业实践技能和较扎实的解决临床实际问题能力"的目标，必须根据临床教学的特点，全面加强临床师资队伍建设，准确评估整体教学水平。临床教学管理需要整合现有教育资源，合理安排教学活动，充分开发和利用教学环境，促进教学相长。

（五）因人施教

临床护理教师与护理学生长期接触，其言行、举止、思想、专业水平和工作态度等都对学生的临床工作和思想产生潜移默化的影响。教师应尽可能地为学生提供各种学习机会，鼓励学生提问，积极地和他们讨论问题，指导学生的护理活动，让学生扮演正确的护士角色，促进学生自尊、自信的发展，使他们积极主动地学习。临床护理教师在工作中应引导学生将以前学过的单一知识进行综合运用，鼓励学生进行体验式学习；并且根据不同层次学校的教育理念以及社会对护理工作的要求，使用不同的教育方式和方法进行教学。

（六）调动学生学习的主动性

护理学生并不仅仅是被动地接受教育的角色，其本身就是临床学习环境的一个重要组成部分，良好的学习环境鼓励护理学生为自己的学习负责。临床护理教师应充分认识到这一点，更好地调动学生的学习主动性。同时，临床护理教师必须尊重学生，相信他们的动力和对专业的承诺。同样，学生必须尊重教师，相信教师会公平对待，并且在可能的范围内，避免让学生犯下伤害患者的错误。在取得学生信任之前，教师需要证明他们对学生的尊重；教师必须首先信任学生，使学生自愿与教师建立信任关系。支持学生们在学习上相互帮助，相互支持，共同面对问题，共同讨论解决问题的方法，共同做出决策，这对于学生十分有益。

（七）实习前教育

在实习前，应对护理学生进行基本素质教育，使他们明白护理工作的使命，自觉履行医务工作者的职责；要加强学生心理素质教育，增强心理承受挫折能力，培养乐观健康的性格；同时，强化学生法律及工作安全等教育，使护理学生树立正确的责任感和使命感，积极地参与学习，提高自身职业素质。

二、临床实践在护理课程中的地位

一些医学实践学科将临床实践视为学习过程的最终体验，通常将最后一个学期指定为集中实践的时期。但也有人认为，临床实践应贯穿整个学习过程，让学生在学习过程中体验，并逐步解决更复杂的问题。通过临床实习获得实践所需的知识和技能。

（一）课程的定义

大多数情况下，课程是指学习经验，这一概念源于杜威（1944）的经验哲学概念，即课程是对学校培养目标、教学内容、教学活动方式的规划和设计，是课程计划、课程标准和教材全部内容及其实施过程的总和。课程是一个发展的概念，课程的开发不仅需要持续关注课程成果中规定的必要课堂学习，还需要关注实践经验，使学生能够将这种学习整合到自己实践理论的发展中。为培养学生获得知识，并能够在实践中应用知识的能力，需要制订深思熟虑的教学计划，以体现课堂和临床领域学习经验的整合。

（二）护理课程体系

护理课程体系包括护理的概念框架、目标、内容、结构、评价以及一系列课程。

1. 确定护理概念框架

开发护理课程首先要确定护理概念框架，它应先于教育计划及教育目的和目标，因为整个课程都会受到其影响。概念框架描述了护理实践，是选择和组织课程内容的基础，还为选择学习经验和评估方向提供了依据。

护理的课程理念是护理课程发展的关键步骤，赋予课程独特性，通常包括对个人、健康、社会的信念、护理理念、护理教育（包括学术和专业学科的关系）、教学过程、评价以及学生的个人和专业发展的理念。护理教育的思想和观念影响其他课程组成部分，并指导教师规划和实施教育过程。

2. 课程目标

课程目标（curriculum objective）是指课程所需要达到的各类教学目标。按照布卢姆教学目标分类法，包括认知、情感态度、运动技能等。这些目标一般反映在六个方面：①课程的理论框架；②护理方法，护理过程；③个人固有价值和尊严的概念；④相互关系，包括与患者的互动以及跨学科和跨学科的互动；⑤学生的发展；⑥专业，关于学生对病人、护理专业和社会的责任和义务。

3. 课程结构

课程结构（curriculum stucture）是指课程体系的构成要素、构成部分之间的内在联系，它体现为一定的课程组织形式，主要包括各类科目课程的数量、相互关系、顺序配合和比例。课程结构的研究主要集中在探讨课程各组成部分如何有机地联系在一起。符合专业指导思想及富有专业特色的课程结构是培养优秀专业人才的基础。按课程的构成要素和构成部分在时间上和顺序上的相互关联性组织课程，即将课程目标和课程理念体现在课程结构内各类各门课程之中，并最终转化为学生在课程中的学习活动。从宏观的课程目标具体化为微观的课程形式，也就是从教学计划到教学大纲，再到教科书的形式，它强调不同阶段的学习经验之间的联系。

4. 课程内容

课程内容（curriculum content）的具体表现形式主要由三部分组成，即课程计划（教学计划）、学科课程标准（教学大纲）和教材（教科书）。

5. 课程评价（curriculum evaluation）

课程评价是一个价值判断的过程，要求在事实描述的基础上，体现评价者的价值观念和主观愿望。不同的评价主体因其自身的需要和观念的不同，对同一事物或活动会产生不同的判断。课程评价的方式既可以是定量的方法，也可以是定性的方法，其评价的对象包括课程计划、实施、结果等各种课程要素，也包括参与课程实施的教师、学生、学校，还包括课程活动的结果，即学生和教师的发展等。泰勒认为，课程评价的过程实质上是一个确定课程与教学计划实际达到教育目标的程度的过程。

护理教育方案中的课程提供了将概念框架、理念和目标付诸实施的方法。每门课程都包含目标、内容、教学方法、学习经验和评估部分。根据目标确定的课程内容体现要学习的主题(认知、心理运动和情感)以及有效的课程结构,使不同的学习经验之间相互整合、相互转化,同时,课程的发展涉及选择教学方法和学习经验,以在课堂、实验室和临床环境中实现课程目标。课程的另一个组成部分是制定评估框架,以评估课程的过程和结果。评估包括在课堂、教学实验室和临床环境中衡量学习的策略,并满足形成性和总结性评估的需求。

(三)临床护理课程

临床实习是整个护理课程的组成部分。临床经验为学生在专业实践中发展知识、技能和价值观提供了条件。并不是所有的护理课程都需要临床知识,分析理论知识和发展认知技能方面的经验可以影响更广泛的护理实践领域。

1. 临床护理课程计划

每个临床护理课程都有临床实践目标,并在实践环境中制订系统的学习计划。临床目标不是针对要在实践中实现的能力制定单独的目标,而是那些需要临床实践才能实现的课程目标和行为。临床实践目标为教学提供了框架,既指定了要实现的学习成果,也指导教师选择教学方法和学习经验。同时,还作为评估学习的基础,学生需要在达到和实现这些目标方面取得进展。

由于在设置课程时已经说明了临床实践的目标,临床经验的规划应该与课堂经验相匹配。课程内容从目标中推断出来,并按逻辑顺序排列,同时计划课程和临床活动。一些内容将在课堂上讲授,在临床环境中进一步发展;仅属于课堂经验或临床经验范围的其他内容,应根据要实现的目标,展示与场所相关的学习和教学活动。在某些课程中,学生可能要参与各种临床环境(儿童或成人)。学生们可能在同一课堂进行有关整体概念和理论的学习,但到不同的临床科室实习,将这些概念和理论在不同临床人群中加以具体应用。对不同患者群体的护理决策选择应该是基于概念的,而不是基于地理环境。举例来说,在涉及慢性疾病的课程中,慢性疾病的概念构成了课堂活动的总体核心,学生在课程的任何时间点都可能到门诊或者社区服务,将这些概念根据具体情况进行应用。

2. 临床学习经验的目标水平

临床学习经验的规划需要考虑目标的分类水平,教学方法和学习活动需要在目标所对应的水平上促进学生学习。例如,一个应用层面的目标要求学生在实践中使用概念和理论进行学习活动。学生仅仅描述概念含义是不合适的,在这个分类学水平中,学生在实习中需要关注概念如何应用于临床情况。

在规划临床学习部分时,还应考虑学生实践的临床环境类型以及整个护理计划中的各种活动。实习环境和临床经验应反映医疗卫生系统内护理实践的范围,仅在急性护理环境中的临床经验并不能代表学生在实践中将遇到的医疗卫生问题。如果整个课程缺乏临床环境和经验的多样性,将很难实现护理计划中的多重临床目标。

第二节 影响护理实践教学的环境因素

护理实践的教学过程受到多方面因素的影响，其中影响最明显的，包括教学对象、护理实践教学模式、医疗卫生系统模式。以上三个因素相互作用，给临床护理教师带来了挑战的同时，也为临床教师提供了个性化指导，引导学生批判性地和创造性地思考如何为病人提供护理。在教学过程中，教师着重强调护理教育的科学性以及护理学科的基础理论，为学生临床实践奠定基础，并应对在护理实践中可能会遇到的各种变化。

一、教学对象

大多数学生是在高中毕业后，经过几年学习后进入医院，这些学生被认为是"传统"学生。在国外，则有多达四分之三的本科护理学生被认为是"非传统的"。由于护士所服务的人群日益多样化，长期以来，护理行业的发展目标之一是促进从业人员的多样性。随着护理专业学生群体日益多样化，临床实践教师面临新的挑战。比如，一些之前没有经历过充分专业培训的学生，可能缺乏护理教学计划所规定的一些基本素养。不过，在教育经历上处于劣势的学生却也可能在临床领域表现出色。在临床领域，教师需要将课堂的书本教学方法转变为可能更适合这些学生的以实用动手性为主导的教学方式。

医院的临床教师和自己所带的护理学生一般来说会有至少 10 岁以上的年龄差异。因为成长时代不同，所以每个年龄段的学生都会受到社会环境的影响。同时，年龄差异导致与伦理和道德问题相关的价值观可能有所不同。而且，科技在近 30 年间飞速发展，年轻一代可能相较年龄较大的老师来说更能熟练地应用科学技术，因此可能产生教学沟通上的障碍。

非传统学生可能由于各种的原因辍学后重新进入大学，或者在高中毕业很长一段时间后再上学，进入护理行业。为了适应这个行业，他们可能需要在医院的专业环境下重新掌握一些必需的学术技能，并且他们可能更习惯于偏向成人的教育方法。因为他们较早进入社会，已积累了一定的经验、知识和技能，可以应用于护理行业。因此，与传统学生相比，他们可能更能够接受一定程度的挑战。

非传统学生在学习方式和教育背景上与传统学生不同，临床教师可以合理利用这一差异。学生可以通过各种学习渠道获得注册护士执照和更高的文凭。这样的学生对临床环境有深入的了解，并且可以指导实习小组中其他学生。

二、护理实践教学模式

临床护理实践和学校理论教学模式会有差异，临床教师需要为其临床小组中的学生提供个性化的指导，必须以最贴近临床实际的方式进行教学，传授一些相比课堂理论更加实用的技巧。完成个性化的教学，需要临床带教老师准确评价每个学生的动手能力，根据个人能力的不同，进行个性化的临床教学，但总体的教学标准仍适用于所有的学生。

护理实践教学偏向于成人教育方法，培养学生学习的独立性，让学生认识到生活经历就是一种有价值的学习资源，以发展的眼光去对待护理工作。这些教学原则实质上是以学生现在而不是未来，以问题为中心而不是以主题为中心进行教学和学习。

护理实践课程与高度结构化的理论课程不同。护理实践突出教学设计灵活性。与传统教学法相比，由于科学技术的飞速发展，在提供指导、获取患者护理相关的信息以及与学生交流方面，更加依赖于信息技术。

在护理教育发展的早期，医院使用学徒制的护理教学方法，强调边做边学。如今，护理教育通常在大学环境中完成，但医疗机构会继续保持和学校的紧密联系，并为学校课程的某些组成部分(如心理健康、康复和社区健康)提供实习机会。学生在不同的临床机构实习，了解该机构的临床护理理念，体验护理实习的差异。在白天，临床实践可以与其他医务人员互动，但护理活动会频繁地被其他的事情打断；下午或晚上轮班期间的临床实践为学生与患者及其家庭互动提供了更多机会。学生在临床领域的学习不再是重复性活动，而应专注于学习与目标相关的患者护理经验，以便更好地适应今后的临床护理实践。

信息技术已经改变了教育过程，并不断应用于临床实践。学生不仅可以练习技能，还可以做出一些临床决策，并通过计算机观察结果。在线课程的增加，使护理教育发生了革命性变化，这些课程强调灵活地进行护理教学，特别是对于正在寻求高级学位的专业人士。在线课程的成功很大程度上取决于教学内容的巧妙设计和排序，以及教师的定期反馈。在线教育需要学生自律，也要求教师有一定的信息技术基础，否则会缺乏在课堂上的学生与教师之间的互动机会。

高校图书馆一般会提供与护理相关的杂志和期刊在线资源，学生需要善于使用这些资源。教科书也可以以电子格式提供，为学生提供更简洁方便的学习体验。

信息技术给教师与学生之间提供了高效的交流方式。教师可以使用电子邮件或短信，通知学生临床实习的时间安排变化或教授临床经验的其他细节，或者是发布关于他们在临床中表现的记录，作为向学生提供及时反馈的有效手段。教师可以安排学生以电子文档的方式提交论文和其他作业，还可以就这些作业给学生提供反馈，同时保留副本。

学生会在多个场所进行临床实践，以拓宽对医疗保健服务的认知视角，但学生们需要花时间对每个可能专门用于患者护理的新设施进行学习。用于适应临床实践环境变化和患者护理活动的时间有限，学生通常无法对同一患者进行持续的护理，并观察患者病情随时间的变化。临床教师需要仔细评估教学内容的准确性和实用性，学生使用各种教学资源完成作业的能力是评估的重要指标。

护理实践对临床教师的要求越来越高，临床教师需要从经验型教师向学者型教师、专家型教师转变。护理教育研究成为护理专业教师一项重要工作，也是一种必备能力，更是一种自觉主动的行为。护理实践教学不仅有助于临床教师转变教育观念，改进教学方法和手段，提高护理教育教学质量，而且可以让临床教师以更加科学的态度和视角看待护理实践教学中出现的问题和现象，从而为护理实践教学问题的解决提供科学的依据。

三、医疗卫生系统

医疗卫生系统的运行受经济因素、政策法规、政治压力和技术进步等因素的共同影响。例如，为患者提供医疗卫生服务的成本持续上升，与此同时，政府支持的医疗卫生计划使受益人的范围越来越大，全面实施平价医疗可以持续保障医保投保人的权益。医疗卫生系统对护理实践以及临床护理教学也产生影响，使护理实践相关服务发生改变。

从传统的按服务付费模式转变为按结果付费的模式，使得医院护理成本增加。但是该模式注重最有效的护理方法，解决了护理过程中容易出现的操作失误与时间浪费问题。由于住院时间缩短，很多患者在康复期间从急症护理机构转到康复机构，甚至回家。他们通常处于康复的早期阶段，此时最有可能出现并发症，所以护理教学必须在患者住院的早期开始，不仅包括多方面的教学内容，也满足患者在整个康复过程中的护理需求。出现提前出院回家的情况时，需要评估患者在回家之后是否能保证完全康复所需的条件，必要的情况下甚至可以安排护理人员上门进行护理。

同样，护士需要为降低医疗成本做出努力，可以通过避免浪费，协调护理以减少重复服务，记录患者对其疾病和治疗的反应，医疗卫生机构与患者协商复杂且经常令人困惑的问题时为患者提供支持，从而保护患者免受分散护理和提前出院的负面影响。

随着疾病治疗方法的巨大进步以及护士所服务人群的变化，患者的性质、提供护理的地点以及用于治疗疾病的方法也会发生变化。此外，医疗卫生服务的资源有限，使医疗环境的特征也发生相应的变化。由于人口老龄化，大多数就医者年龄在 65 岁或以上，且以慢性疾病为主。慢性病患者经常出现多种相互影响的疾病，妨碍其康复，护理起来更为复杂。患者常常出院后在家接受护理，需要由家人或朋友陪同，并且必须在隐私法规的范围内和护理人员进行沟通。此外，由于外科手术的进步，特别是微创手术和麻醉方法的进步，患者在接受复杂外科手术后的住院时间通常不会很长，所以术后康复越来越多地在康复机构或家中进行。

急性病，例如心肌梗死、中风和呼吸系统疾病，住院时间缩短，出院后在患者家中提供复杂的护理，以确保持续康复。慢性病患者在急诊护理中心、急诊科和门诊部接受类似的急性短暂护理，并由社区完成对这些慢性病的随访和监测（通常是在患者家中）。

由于资源有限以及时间限制，医疗卫生环境对非技术工人的依赖程度高。由于护工分摊一部分工作，护士可以同时照顾更多的患者。在患者病情复杂的情况下，医生及其他工作人员参与单个患者的照顾时，护士需要担任护理协调者的角色，确保患者护理结果的正确性。

总之，护士必须为日益多样化、老龄化和慢性病患者群体提供护理。然而，临床学习可能只有几个小时的时间与某类患者直接接触，加上许多患者住院时间缩短，护理实习生与患者建立关系和发展沟通技巧的时间有限。加上患者的群体多样化，学生可能很难在有限的临床环境中将护理的各个部分有效地结合在一起。因此，需要采用新的临床教学方法，重点教学生如何确定对应的工作内容、如何准确高效地完成委派的工作以及在什么情况下执行某些任务。

第三节 护理实践教学中的伦理与法律问题

法律和伦理始终相伴而行。护理伦理与法律法规主要研究护理行为中的护理道德与卫生法律规范。鉴于护理实践的特殊性，护士需要注意护士行为道德准则和法律要求，并与患者建立密切关系。当学生在提供护理过程中遇到伦理困境时，临床教师有指导学生做出伦理决策的责任，并同时考虑护理教育特有的其他伦理和法律问题。

一、伦理系统与分析工具

学生遇到道德困境的反应对临床教师是一种挑战。出现道德困境的情况是：保护个人权利的行为可能侵犯他人的权利；对个人的义务导致无法履行对他人的义务；一个价值必须赋予比另一个同样引人注目的价值更高的优先级；没有一个解决方案能保证一定是好的；或者个人采用的道德决策系统没有为选择行动提供指导的时候。

临床教师在实践经验过程中成功地解决了许多相同的问题，并且可能在不清楚理论基础的情况下应用道德决策框架。教师通常会以自己惯常的框架对学生的问题做出反应，而不是引发讨论分析困境的不同观点。实际上，后一种方法更有助于学生发展自己的伦理问题解决方法。

护士需要在面临道德困境时选择正确的方式，采取对应行动。以下五个伦理体系有助于解决这些日常伦理问题。

（一）五个伦理决策体系

1. 生命论（Biognosis）

生命论是根据一个人的生命质量、价值以及人们关于生命的观念来决定对这个人进行何种医学处置的伦理学理论。生命论强调对生命的敬畏，认为生命是神圣的，不可以随意放弃生命。生命论又分为生命神圣论、生命质量论和生命价值论。生命论对护理工作意义重大。它强调生命的神圣不可侵犯，要求护理人员对所有生命做到一视同仁、保护生命、捍卫生命尊严。生命质量论和生命价值论的提出，进一步明确了护理伦理的道德方向，对不同生命质量和生命价值的患者采取不同护理措施，为护理决策提供了科学的理论依据。

2. 人道论（Humanity）

人道论认为人的地位至高无上，人的生命具有重要价值，因而应维护人之为人的尊严、权利与人格。根据人道论，任何人都应该得到最起码的尊重，享有生存并追求个人幸福的权利。人道论强调尊重人的尊严和价值，强调人追求幸福的权利，坚持以人为本。

3. 道义论（Deontology）

道义论又称道义主义，是关于义务、责任和应当的理论，要求个人严格克制自己的感性欲望而遵守义务规则。道义论主张判断人与其行为的道德与否，不是看行为的结果，而是看行为本身或行为所依据的原则，即行为动机是否正确。道义论根据用于选择行动的标准的内在道德意义来描述决策。道义论分为行为道义论和规则道义论。行为道义论指个人无需伦理规则就能直接把握应该做什么，具体讲，唯有良心、直觉和信念最后决定做什么。规则道义论指判断行为的正误要看它是否符合伦理原则规范。在行为道义框架内工作的护士，将始终如一地运用自己对"做什么是正确的事情"的理解来解决道德困境。例如，为患者开最低数量的麻醉剂，而不考虑患者来源、患者疼痛程度、患者年龄或是否即将死亡。护士或者始终如一地应用规则来解决困境。例如，在不考虑患者是否需要休息的情况下，按规定的时间间隔采集生命体征。

4. 美德论(Virtue ethics)

美德论是研究什么是道德上完美的人以及如何成为道德上完美的人的伦理学理论。美德论对道德的理解偏重于道德主体的个人德性，认为无论道德环境如何，个人的德性都应该对行为符合道德与否负责。

5. 功利论(Utilitarianism)

功利论是后果论的一种，也称为效用论或结果论，是指根据行为后果判定某一行为是否合乎伦理的一种伦理学理论。典型的后果论认为，行为的道德与否与道德主体的动机无关，主要取决于行为是否能够带来好的结果。所谓好的结果，就是对行为者或者一个行为所能影响的人群有益的结果，如带来快乐、幸福等。功利论描述了试图平衡各种决策选项预测结果的决策，以便所选择的行动是对大多数人产生最大利益(或最小伤害)的行动。

这几种道德决策体系并不相互排斥，当面临不同的道德困境时，道德主体可能运用不同的体系或混合系统。理解了这些伦理决策基本理论，临床教师能够从学生那里引出他们的推理，回应他们在实践中遇到的道德问题，并在现有框架内帮助学生考虑不同的观点。护理学生对于在临床学习过程中遇到问题，尤其是对服务对象的痛苦和苦难，可产生深刻的思考，并考虑应该如何应对，为进一步的道德成长奠定基础。

(二)科尔伯格(Kohlberg)的认知发展框架

与前面描述的伦理理论系统相似，科尔伯格确定了道德发展的三个层次，每一个都有两个阶段。

1. 前传统水平

儿童根据后果而非内化规则来区分是非。最初，孩子寻求做正确的事，以避免受到惩罚。后来，孩子自己的兴趣决定了什么是正确的，这些兴趣包括服从的愿望。

2. 常规水平

孩子开始理解并内化行为规则。最初，孩子的行为是对他人期望的回应。后来，孩子开始产生一种社会良知和责任感，即使他人不在场的情况下，这种意识也会发挥作用。

3. 后传统水平

儿童在是非方面的行为是基于社会效用与个人权利或基于普遍伦理原则自我选择的。科尔伯格断言，许多儿童成年后并未达到后传统的道德发展水平。

上述的伦理理论体系为构建护理道德准则体系和养成护理伦理理论素质提供了理论依据和动力源泉。值得注意的是，护理教育的伦理系统是一个逐步完善的体系，任何一个理论都不是万能的，而是多个基本理论分层次的分工互补，所以，在解决实际问题时要综合考虑，分清主次。

二、教学过程中存在的伦理问题剖析

(一)护理实践中的伦理困境

护理实践中的伦理困境往往与以下基本的感知权利有关：生存权、死亡权、健康权、生活质量、社会需求、资源竞争。它们也与医疗卫生系统和医疗卫生提供者的以下基本义务有关：善良、友好、一视同仁。当然，护理对象也包括社会上被剥夺权利和边缘化的人。

(二)帮助学生解决临床实习中出现的道德困境

首先，要指导他们确定所涉及的相关标准或原则。参考护士道德准则或将困境与一项或多项道德原则联系起来，有助于识别困境中所代表的核心价值或价值观。其中任何一个都可以作为讨论的起点。例如，可以结合《护士道德规范》中关于人的尊严和患者的独特性或自主的伦理原则声明，探讨涉及患者拒绝护理权的问题。然而，患有偏执观念的精神分裂症患者，由于药物副作用导致精力极度衰弱，拒绝继续服用抗精神病处方药物；但不服药，会对自己和他人安全构成威胁。基于自主原则支持该患者的决定，必然违反无恶意原则或保护他人免受伤害的原则。

第二，帮助学生确定他们在特定情况下产生道德困境的根源。学生们经常探索自己在实习过程中的道德需求，或者努力应对教育过程引发的新伦理视角，重新审视生活经历，在此过程中建立个人道德准则。结果，学生往往不承认，或不尊重他人信仰体系或道德观点的合法性。这种以自我为中心的立场，造成了价值体系的冲突，这是道德困境的真正根源。学生应该尊重患者对生活的渴望，还是支持患者放弃对绝症进行额外治疗的决定？学生倾向于对困境的最直接和最主要特征做出反应，在更深层次上考虑不同决策的后果。比如，紧急分诊情况下面临的道德困境来源于需要对同样令人信服的价值观进行优先排序。学生到底应该遵守真实性原则，告知患者预期的后果，还是遵守无害原则？这些都是值得思考的问题。

第三，对于特殊情况下的应急处理，学生缺乏足够的知识和经验来充分理解实践中遇到的许多伦理问题。他们知道需要做出回应，但需要更多信息以了解所涉及的伦理原则以及不同决策的潜在后果。例如，观察正常分娩变成紧急分娩的学生，不知道可以采取什么措施(如果有的话)保护母亲的生命，同时挽救可存活的胎儿。

第四，让学生明白自我判定的限制。例如政策规定或员工的义务，限制护士的道德决策及行动能力。在与学生讨论道德困境时，这一现实不容忽视，因为他们经常对现状及其看似不人道的行为感到沮丧。引导学生讨论，护士可以采取哪些行动来改变现状和促进更好的护理，提供解决困难的办法，同时确认伦理反应的适当性。最后，法律约束，特别是责任问题，会影响护士按照伦理决策行事的能力，这也是伦理困境所需讨论的问题。

(三)在临床实践环境中进行伦理决策教育

临床教师需引导学生探索出现伦理困境的情况及影响护士伦理能动性的不同方案、后果和限制，旨在启动分析过程，而不是提供答案。结合以下规则，使学生能够应对他们在教育经历和后续实践中可能遇到的困境，并为他们作为道德主体的发展奠定良好的基础：①内在(自身良好)价值优于外在(实现其他目标的手段)价值；②富有成效的、相对永久的价值观比那些不太持久的价值观更受欢迎；③价值选择应该基于自我选择的目标或理想，这些目标或理想与自己的生活保持一致，并与自己的生活相关；④在相互矛盾的正面价值观中，选择最正面的或选择负值最小的。

举例说明，对于精神分裂症患者，支持患者拒绝继续服药的决定，代表了自主或自我决定的内在价值，这比强迫药物使用作为保护患者或他人的手段（外在价值）更可取。然而，没有药物治疗的偏执患者可能会在一段时间内保持偏执信念，最终会伤害自己或他人。因此，最积极和最不消极的价值选择是，强制服药或以其他方式"约束"患者。分析诸如此类的复杂伦理困境，有助于学生了解伦理决策的最终潜在结果。

护理伦理教育中既要向学生灌输护理伦理知识，更要强调将伦理理论付诸实践，坚持理论与实践的统一。必须联系护理伦理实践，引导护理学生践行护理伦理义务，正确处理护理实际中的各种伦理关系，在各种复杂的伦理实践情境中正确做出是非、善恶的判断和抉择，采取正确的伦理行为。坚持实践性，不仅要把教育同护理实践相结合，还要把教育同卫生改革、医疗卫生事业的发展以及纠正行业存在的不正之风相结合，在实践中提高护理学生的伦理水平。与护理患者相关的伦理决策所依据的原则，可以作为解决临床教学过程中可能出现的伦理问题的指导方针。

（四）临床教学师生关系

1. 相互尊重与合作

学生是具有价值和尊严并值得尊重的独特的个人。临床教师必须与学生相互尊重和合作，保持人际敏感性，给予学生人文关怀。良好的师生关系也是在护理实践中形成的，遵守临床教师和护理学生的伦理原则与行为规范，有助于师生之间建立良好和谐的关系，并提高工作效率。

2. 公平与公正、有益性

临床教师应为实习学习者提供同样的学习机会，并用同一标准对不同学习者进行评价。应避免与某些学习者建立某种社交性关系，以导致其他学习者感到不公平。教师与学习者的关系应该是同事性的、协作性的，不能过分地私人化和社交化。

临床教师对护理学专业学生的学习和发展状况进行分析，做出教育教学诊断，像书写护理计划那样提出解决教育教学问题的方案，有效处理各种教育教学问题，促进护理专业学生的健康成长。临床教师是学生学习的引路人，一方面要督促学生将理论应用于实践，另一方面要鼓励学生自学，并为其提供学习资源。教师要赏识学生独立操作的能力，激发他们的创造力，不要擅作主张，忽视学生的想法和期望。临床教师还是学生的支持者，帮助学生了解学习需求，明确所关注的事情，发展独立解决问题的技巧等，同时可提供一些减轻学生学习压力的方法。要避免不恰当的行为，如讽刺和贬低、威胁，以及在他人面前批评学生，表现出优越性，偏袒一个学生，拒绝回答学生的合理问题，粗鲁和专制等。

3. 保护学生的隐私

在美国，《家庭教育权利和隐私法》旨在通过禁止向学生或指定为此类信息的授权接收者以外的人披露学生成绩、班级排名和其他类似信息，保护学生的隐私。通常在发布课程、考试或论文的成绩时，用代码代替学生姓名；法律禁止将这些信息放置在公共场所以供取阅。

在国内，虽然法律对于学生隐私尚无明确规定，但目前普遍认为，凡属对社会无害（或与他人利益无关），本人不愿意公开，公开后有损个人名誉或对个人产生精神压力的个人信息都属于个人隐私。隐私权利与人格尊严权利密切相关。侵犯隐私权利往往也会侵犯人格尊严权利。学生虽为受教育者，但同样具有隐私权利，如学生的身体缺陷、家庭背景，甚至学习成绩等，都是学生个人的隐私，教育者不得随意散播或公开。

4. 对学生不诚实行为的处理

临床教师必须仔细考虑学生不诚实行为的后果，如剽窃、作弊、提交他人准备的论文（如完成的护理计划），以及根据伦理标准在临床环境中"捏造"文件。护士应"在医疗卫生和安全受到任何人的不称职、不道德或非法行为的影响时保护服务对象和公众"。教师应认可在学习过程中出现错误是正常的事，并允许学习者在安全环境中出现一定错误，但应严肃对待学习者的学术不诚实行为，因为这些行为会对患者、学习者、师生关系及教育机构产生危害。如果学习者不向教师及时报告自己的错误，临床不诚实行为首先会威胁患者的安全，还会影响临床教师对学习者的信任。

由于学生在伦理决策方面的经验有限，临床教师必须帮助学生认识到在患者护理实践中出现的伦理困境，并提供解决这些困境的方法。通过推理，帮助学生制定应对实践中遇到的伦理困境的各种方法，认识到各种应对措施的潜在后果。同时，临床教师还必须认识到教育经验中潜在的伦理问题，以便在与学生的合作中做出适当的调整。

三、教学过程中的法律问题剖析

护理学生必须在执业护士的严密监督和指导下，为病人实施护理。在执业护士的指导下，学生因操作不当给病人造成损害，学生可以不负法律责任。但如果未经带教护士批准，擅自独立操作造成了病人的损害，则要承担法律责任，病人有权利要求作出经济赔偿。所以，学生进入临床实习前，应该明确自己法定的职责范围。临床教学是一个学习过程，学生可能犯错误，所以教师必须区分学习过程中犯下的错误和由于疏忽、无能或学术不诚实而导致的失误。为避免产生程序公正问题，教师应在临床教学中采用以下策略：

（一）保证教学安排公正合理

（1）在临床实习开始时，与学生一起讨论实习计划中教师和学生之间发生争议时的解决流程。

（2）以口头和书面形式清楚地传达对学生在临床实习表现和行为的期望，明确指出哪些行为不可为，以及学生违反临床行为规范所需承担的后果，并保留一份注明日期的文件副本，以供将来参考。

（3）布置作业要确保所有学生都有同等的机会来实现临床目标并展示出胜任的能力。

（4）及时就每个学生的行为（包括任何有问题的行为）提供口头和书面反馈，并保留一份注明日期的文件副本。详细记录学生的不安全或其他不符合学校预期标准的做法。

（5）如果发生疾病或药物滥用，则需以书面形式通知学生取消实习资格的理由，以及该学生重新进入临床学习所必须采取的步骤。尽一切努力使其能跟上团队的步伐。

（6）为不安全或不称职的学生制订书面补救计划，注明日期并由教师和学生签署。计划书中阐明期望的表现并详细说明满足这些期望的方法和策略。

（7）坚持所有学生都遵守临床行为基本准则的详细规定。所有学生的表现标准可保持一致。对于不安全或不称职的学生，不应降低标准。

(二)学生的法律身份及法律责任

1993年3月，原卫生部颁布了《中华人民共和国护士管理办法》。2008年1月31日，国务院发布了《护士条例》，从立法层面明确了护士的权利和义务，明确了各级政府及有关部门、医疗卫生机构在维护护士合法权益，改善护士工作条件，保障护士必须待遇，保证护士队伍素质，规范护理技术行为等方面的责任，使护士执业管理走上了法制化轨道。中华护理学会为了贯彻实施《护士条例》，给全国护理工作者提供护理伦理及执业行为的基本规范，在借鉴国内外经验和广泛征求意见的基础上，组织专家制定并于2008年颁布了《护士守则》。

《中华人民共和国护士管理办法》第十九条规定，护理专业在校或毕业生进行专业实习，必须按照有关规定在护士的指导下进行。这里明确指出了学生的法律身份，即在带教教师的严格指导下认真执行操作规程。但是，学生对与自己实习中未曾学习过的技能或认为尚不成熟的技能，如果教师要他去执行，则学生有权拒绝；否则，如果学生导致差错或事故，将要承担部分法律责任。

每个实习的学生不仅应该了解国家有关医疗护理法律的条文，而且应明确自己在实习工作中与法律相关的潜在性问题，如实习的学生不具有单独执行医嘱、单独书写护理记录的权利，在教师指导下书写的护理记录应由教师签名等。

带教教师应保持对学生适度的指导和监督。指导和监督的程度取决于带教教师对学生能力、个性特点、操作水平的了解。因为过分的监督会增加学生的压力，或使学生产生教师不信任自己的感觉，从而使师生关系紧张；监督不够，则容易导致发生差错事故的概率增加。

学生在实习中发生差错的主要原因是未认真执行"三查七对"、理论知识不扎实、带教老师带教不严等。因此，带教教师和实习学生都要加强法律法规的学习。带教教师应了解学生的学习水平、学习能力、个性特点等，采取适当的带教措施，并对实习生造成的差错给予及时处理。

(黄璠 蔡春风)

第二章　护理实践教学的基本程序

临床实践是护理教育过程的必经阶段，是理论与实践结合的第一步。通过临床实践，可加深学生对所学理论知识的理解，提高学生分析问题、解决问题的能力，培养学生抽象灵活的思辨能力、实事求是的工作作风和严谨慎独的工作态度。经过一定课时的临床实践，促进学生创新临床思维精神、科研探索精神的培养，最终实现由学生向护士这一角色的跨越式转变。本章将从我国目前临床护理实践现状、教学目标、教学模式、教学过程和教学结果等方面来阐述临床护理实践的基本程序。

第一节　临床教学总体目标

临床护理教学目标，是为临床实际岗位输送合格的专业护理人员。合格的专业护理人员须全面发展，掌握专科实际工作所必需的基础理论和临床诊疗技术，掌握现代医学的基本技能和基本知识，正确熟练运用专业技术，能对常见病进行鉴别和护理。

护理教育的目标是使学生批判性地思考，准确地沟通，并对病人进行有针对性的治疗性护理干预；在临床决策中应用伦理观点；在围绕病人护理组织结构中，有效地发挥团队成员的作用。在临床护理教学过程中，巩固加强学生的理论知识，培养学生理论联系实际的能力，提高学生的主动性、积极性，认识到慎独之意义、救人之伟大，为今后步入工作岗位夯实基础。

一、将理论学习应用于患者护理情景

临床护理教学使学生能够基于教科书和课堂，对人类、疾病及其治疗的反应有一个正确的理解，从而在现实生活中进行观察并采取必要的干预措施来管理这些反应。当学生开始在课堂上将所学习的"标准"案例和所涉及的"实际"案例建立起联系时，就是理论与实践相结合。

当学生进入临床环境，投身真实的护理情景时，没有经验的学生可能会带有严重的焦虑，临床带教老师必须熟练地评估每个学生的焦虑程度，并能够给予引导。

当学生开始批判性思维过程，即通过判断理论知识和经验与当前情况是否相关以及相关程度，再将这些知识应用于干预措施的设计时，学生们将看到理论知识如何在临床实践中发挥作用。接触各种各样的临床情况，对于提高学生的观察技能、综合应用能力以及解决问题的能力必不可少。临床学习的时间相对较短，临床带教老师必须设计引导学生批判性思维的方法，例如，通过会议，使学生将自己和他人的个人经历进行对比；让学生通过写日记反思临床经验，建立所学知识与可能无法理解的经历之间的联系；通过结构化提

15

问，提出假设，鼓励学生探索临床可能发生的其他情况，同时讲述带教老师在类似情况下的经历。

当护理过程被用作批判性思维的指导时，应强调观察和评估之间的联系，分析并做出探索性诊断，选择解决诊断过程中发现的问题的方法，实施干预措施，并评估干预措施的有效性和初始诊断的准确性。临床带教老师可以通过表达自己对临床问题的思考来促进学生的思维学习过程。

书面护理计划通常基于护理程序格式，要求学生理解规范的护理程序以及标准的书面护理步骤，将理论融合到所涉及的临床案例中。这样的护理计划是学生临床学习的有益补充，可检查学生是否成功地将理论与实践联系起来。然而，当护理过程被简化为书面护理计划的框架，而不是考虑临床具体情况的具体方法时，则可能会阻碍学生自身的批判性思维，但这对于临床学习在一定程度上也是必要的。

二、培养沟通技能

从以社交为主的沟通方式转变到护理职业沟通方式，是学生临床学习的一个重要部分，也是一大挑战。再多的课堂学习或实验室练习也不能使学生做好应对这一挑战的准备。治疗性沟通技能的培养是护理教育中沟通理论学习的重点。必须引导学生认识到治疗性沟通策略的全部内容，并熟练地在特定情况下选择和使用适当的策略。除了治疗性沟通，护士还必须熟练地采访、咨询和教授病人；做好观察和干预措施的口头和书面记录，包括熟练使用信息技术；适当授权。每一种策略都需要注意构建最佳的互动方式，使用适当的语言。

与社交沟通不同，职业沟通是以目标为导向的。需要帮助学生确定其沟通策略的目标以及实现该目标所需的信息。最初的互动需要仔细计划和进行心理上的排练。

学生还需要熟练地倾听和观察沟通对象，倾听、分析、解释其所说的内容，然后进行回应。很多时候，学生们急于传递信息，而没有注意到回应中的有用信息。带教老师可以鼓励学生慢下来，为双方提供思考所需的时间和空间，帮助学生更好地倾听。

护士倾向于与病人及其家人使用"共同语言"，即将医学术语翻译成病人能够容易听懂的语言。在使用"共同语言"时，护士会根据患者的年龄、教育水平、文化、母语和现有的沟通条件（如听力障碍或因气管插管无法说话），以及患者的焦虑或警觉水平进行调整。护士还会充分利用"非语言"的交流方式，如触摸、面部表情和声调语气。通过观察工作人员和临床导师与患者的互动，学生了解到与患者熟练沟通的细微差别。当临床带教老师指出某种特别有效或不太成功的方法，并阐明沟通的关键要素时，学生就能掌握沟通的要领。

护士之间通常会使用"护士对话"。"护士对话"是一种简略的职业交流方式，多是针对临床环境的缩略语和术语。这样的对话适合护士相互快速介绍临床情况。对于学生来说，"护士对话"可能既令人费解，又令人生畏，不敢随意理解，感到迷惑不解。此时，临床带教老师必须担当授业解惑的角色，给出解释。同时，临床带教老师要求学生对"护士对话"给出自己的理解，也是强化理论学习内容的绝佳机会。例如，当专业护士提到"304室的卷心菜"时，临床教师可以解释，"卷心菜"指的是它的英文字母缩写"CABG"，代表"冠状动脉旁路移植"，然后简要概述该手术的适应证、内容以及实践指南，如需要监测的主要内容和患者手术部位等。

"委派谈话"是学生需要掌握的另一种交流方式。当为另一个角色提供护理行为时，委派发生在"下"；当护士请求医生或主管介入时，委派发生在"上"。使用明确的语言向被委托者传达需要做什么，为什么需要这样做，何时需要这样做，应该如何做，以及对响应或向委托者报告的期望。"委派谈话"必须清楚地指出"谁"将执行委派的任务，如"某人应该……"学生们会对委派比他们更有知识和/或技能的人感到不安，这可能会干扰沟通。医疗系统里需要合作与授权，学生必须熟练地使用"委派谈话"。互相练习，有助于掌握这种沟通方式。

除此之外，学生还必须学会"专业语言"。专业护士必须使用医学和护理术语对情况进行精确描述或解释。"专业语言"被用来与对现有情况不太熟悉的护理合作伙伴进行交流，例如完成患者状况的书面记录，给出轮班结束报告，在医生查房期间讨论患者的情况，或在教授其他专业人员时使用。坚持在学生实习报告或会议报告中使用"专业语言"，可以促进"专业语言"的发展。

虽然临床带教老师不可能在学生的每一次交流中都在场，为学生提供调整沟通技能的实践指导，但这必须成为课程的一部分。对沟通过程录音，事后进行分析回顾，可以帮助学生专注于沟通技能，而不局限于治疗性互动。

三、展示实施治疗性干预措施的技巧

临床是学生学习技能的地方。在大学实验室中学习和练习特定技能虽然十分有价值，但仍不能取代在临床患者中使用这些技能。

成功完成对某一事件的思考或交流，尤其是在早期的临床实践经验中，可以让学生信心倍增，且有成就感。当学生进入临床领域时，大多数学生会认为不涉及使用技能的护理任务是浪费时间和精力，他们往往不会回应这类患者的需求，比如教学或咨询。学生对操作技能的关注反映了对患者身体护理的重视。学生们的焦虑来源于害怕犯错误，害怕伤害患者甚至造成严重后果。

发展治疗性护理干预技能的过程中，当熟练掌握了技术专长后，才能同时表现出关爱的行为和批判性思维的智力表现。临床带教老师可以通过关注学生在执行技术任务时无法看到的细节来促进其发展，特别是学生初次操作时。例如，临床带教老师可以向患者解释操作过程，提供安慰，比如握住患者的手，观察患者对干预的反应。通过这种方式补充学生实践活动中的不足之处，以完善"整体"实践的表现。扮演补充性角色时，带教老师要避免在过程中替代学生。

对临床带教老师来说，当学生在临床环境中学习并锻炼技能时，安全是首要考虑的问题。如果发生错误，患者会产生担忧，随着临床学生数量的增加，他们的担忧会成倍增加。临床带教老师必须公平地分配有限的时间，为学生提供相对平等的学习技术的机会。跟踪每个学生在每项技能上获得的经验和能力水平，再加上全程对安全的重点关注，可以让患者更放心地接受学生的干预措施。临床带教老师可以巧妙地使用提问和口头演练护理

活动,创造机会,恰当地解释为什么要采取某一措施,并提醒学生注意与干预相关的临床问题。

四、将循证实践和研究成果纳入护理干预计划

循证实践,按字面解释,就是遵循证据进行实践。临床护理教学要求在学生学会将临床专业知识、患者偏好和可用资源加以整合的基础上,将最佳研究证据运用到临床。将循证实践和研究结果纳入护理服务的能力,取决于学生分析、评估其在实践中的适用性的能力。这些技能通常是在学生完成几次临床实习后,在大学本科的课程中引入。在学生毕业后,随着时间的推移,逐渐实现这些技能的全面发展,而且这只有在雇佣方重视和鼓励循证实践并提供必要的支持、时间和资源的情况下才能实现。

尽管如此,无论所教授的课程水平如何,以及学生是否参加过研究课程,临床带教老师仍然可以培养学生的探究精神,让学生学会质疑各种护理实践(其中许多实践根植于经验传统,而不是科学),对假设和现状提出挑战,并寻找支持现有护理实践的证据,包括可能改善患者护理的新见解。

学生可以讨论在给患者提供特定护理时应采取的行动,然后搜索可能适用于所述实践的现有文献。分析和综合现有的经验,可以引导学生认真考虑其所提供的信息是否足以支持所建议的"最佳实践",以及该"最佳实践"是不是照顾特定病人的最恰当方法。使用已确立的"最佳实践",是向学生介绍循证护理实践概念的有效手段。

五、在护理活动中表现出关怀行为

很多学生会把"关怀他人"的能力看作合格护士的要素之一,但他们常常无法清楚地表达他们所说的"关怀"到底是什么。关怀的定义是减轻痛苦,提供安慰,以及与病人建立信任关系。在临床实践中,学生们高度重视为患者"做",但很难将注意力转移到"关怀"的概念上,也就是为患者提供实现和保持健康所需的支持。

学生可能看不到全局,他们通常不考虑患者进入医疗系统以及日后返回家庭的情况。在实践活动中,学生会带着疑问和好奇收集相关数据,努力处理临床遇到的任务和问题,但他们多关注患者表现出来的病症,而不继续思考这个病症带来其他并发症的可能。例如,他们可能会监测静脉滴速,而不检查静脉输液部位和管道是否完好无损;可能看到心电监护仪显示心律失常,而不检查患者对心律失常的反应。

当学生真正感受到关怀行为时,能够被触动,思考自己的行为是否可以向关怀靠拢,从而由内向外地感知、实践关怀行为。因此,重塑护理人文部分的学习,是临床带教老师的重要任务。当观察到学生的关怀行为时,应赞扬并肯定他们有能力发展这方面的专长,强化关怀行为及其重要性。

学生如果观察到临床老师在关怀方面的疏忽,可表达出来,临床带教老师应将他们的意见引入讨论,如讨论为什么观察到的事件是"冷漠的",是什么导致了临床老师的行为,以及采取什么行动可以转变为关怀行为,以此帮助学生理解反映关怀的行动,以及关心和同情的态度。

六、在护理病人中展示文化能力

学生在临床实践中会遇到来自不同文化背景下的患者，需要指导学生理解患者基于多种文化背景下的个体表现，与他们进行更好的沟通。学生要灵活运用所学的关于文化的健康信念、价值观和实践的一般性信息与患者进行沟通，以适用于每个患者的独特情况。

文化是人社会性的重要体现，人本身在一定意义上是文化的产物。自从美国恩格尔教授提出生理-心理-社会医学模式以来，人们已深刻认识到社会因素对健康的影响非常广泛，而其中社会文化与健康文化因素的影响持续于生命的整个过程，不仅局限于个体人群，其广泛程度远大于生物自然因素。人们已认识到社会文化背景深刻影响着医护人员、患者、家庭、社区的健康行为及信念，影响健康照护的直接后果。在该医学模式影响下，以人为本的护理理念日益深入到护理的各个领域。20世纪50年代，美国护理理论家Leilinger首次提出多元文化护理，将文化引入护理学，开辟了全新的护理领域。

(一)护理学领域的"文化"概念

护理学者们对"文化"这一概念的界定更具有专业特点。由于文化领域涵盖范围大而广，许多护理学者认识到文化对健康及护理的影响，提出了对病人文化背景的评估，从护理角度对文化的影响做出界定。加拿大护士学会的观点认为，文化是指共享的习得行为及价值模式，并经时间传承，以区别不同群体的成员。在广泛定义的基础上，文化应包括民族、语言、宗教与精神信仰、性别、社会经济阶层、年龄、性观念、地域、成长史、教育、教养及生活经验。

(二)文化因素与护理的紧密联系

文化影响生活的方方面面。文化内涵丰富，是复杂的综合体，其因素是多层次、多方面的，渗透到每个社会成员的全部生活，要求每个成员做出应对和选择，而当个体从一个环境转到另一环境，从一个时期进入另一时期，从一种状态转入另一状态时，将面临大量文化因素的挑战。顺应和适应有益于健康，反之则有害于健康。

1980年美国护士会指出，护理是诊断与处理人类对现存的或潜在的健康问题的反应。这一定义获得广泛的认同。而人类对健康与疾病的反应是建立在根植于个体文化中的价值观、信念及实践的基础之上的。因此，护理一向重视尊重个体差异，充分考虑个体的价值信仰、生活方式、行为习惯等。Leilinger进一步指出，护理是跨文化的现象。在护理领域中，文化可视为患者、职业人员、组织机构中的一个照护变量。包括：

(1)病人的文化。Leilinger认为，个体是通过文化这个过滤器来观察周围世界。文化决定人们对于健康与疾病的定义，并塑造患者或照顾者的需求及期望。Matzo认为，文化是共享的，用来指导与他人互动，并且给患者及其家庭提供安全感、整体感及归属感。因此，判断患者的行为不仅要根据我国文化背景下的普适标准，也需要根据患者的独特背景及文化信仰。

(2)工作人员的文化。护士自身的社会化过程会影响其治疗性措施的实施，可能使其具有某些与职业信念不一样的实践习惯等。但职业社会化形成的价值观可处于个人习得价值观之上，从而改变或修正个人价值观。

（3）组织机构的文化。组织机构，如医院医疗系统，甚至更小的单元，如病房科室等科室亚文化系统，都具有传承的价值观、信念等，组织机构的文化由组织内的成员所理解的一系列责任、义务、功能等构成。

（三）多元文化护理

20世纪70年代，人类社会的全球化进入非常重要和深入的转型时期，而文化是社会变迁中的内在机制。典型意义上的全球化进程是在近几十年来才显著起来的。这种典型意义上的经济全球化所具有的特征之一就是各种文化互相交流和碰撞，世界文化多元化和多样性成为主流。伴随着经济全球化进程，各种文化之间的交流沟通正处于前所未有的状态，同时，多元文化的存在也带来了矛盾和冲突，多元文化格局已经在很多国家地区形成。在当今价值多元的社会，尊重不同的多元文化价值观已成为21世纪社会文化观的主流。

正是在上述背景下，多元文化护理近年来日益成为护理学界研究的重要领域。

多元文化护理对护士的能力提出了新的更高的要求，并深刻影响了临床护理、护理研究、护理教育、护理管理等方面，为整体护理注入了新的内涵，将整体护理引向更深层次的发展。美国护理学会发表《关于护理实践中的多元文化》的声明，认为所有护理人员在所有的护理场所都应提高多元文化的认知。美国护士会也强调重视护理职业中的多元文化。1997年美国护理院校联合会在有关护理和护理教育的多样性的决议中指出，文化多元性正随着社会的变化而成为护理教育的中心。

（四）跨文化护理理论

跨文化护理理论是美国护理理论家马德兰·雷林格在20世纪60年代首先提出来的。该理论得到了全世界护理工作者的普遍认同，西方国家已广泛地应用于护理实践。跨文化护理的核心部分是朝阳模式，又称"日出护理模式"（Sunrise Nursing Model）。该理论认为护理不应是一个固定的模式，而是有一个相对框架，可以为不同的民族和不同文化背景的人们提供各异的护理。"日出护理模式"理论包括4个层次：第1层，即最高一层，是社会结构、世界观及其影响因素，包括教育、经济、政治与法律、文化、社会准则与生活方式、亲缘与社会、宗教与哲学、技术等；第2层是提供服务的对象，包括个人、家庭、人群和社会化结构等；第3层包括民俗、专业及护理在内的各种健康系统；第4层则是文化护理所采取的措施。

此外，Campinha-Bacote阐述了培养文化能力的5个组成部分，即文化意识，尊重并欣赏另一种文化；文化知识，获得关于不同文化的事实性知识；文化遭遇，与来自其他文化的人进行跨文化的交往；文化技能，收集相关的关于一个服务对象的健康历史的数据，准确地进行文化特异性身体评估；文化期待，参与文化技能学习的愿望。

美国护理从业者教育国家机构对文化能力进行了详细的描述，认为文化能力是能够：

（1）尊重患者的内在尊严，不论年龄、性别、宗教、阶层、性观念、种族、民族或文化群体；

（2）允许患者选择接受或拒绝照护；

（3）认识到个人偏见并且在提供高质量护理时避免带入偏见；

（4）确认文化因素，并以文化敏感的方式与不同文化背景的患者互动；

（5）在工作计划中灵活结合文化喜好、健康信念行为和传统做法；

（6）发展适合患者的教育材料，强调语言文化信念，确保其他文化群体的患者获得合适的资源，帮助患者获得在主流文化内的优质护理。

（五）尊重和理解患者的文化差异

1. 患者文化评估

在临床实践中，学生很容易忽视对患者文化方面的照顾。因此，临床教师应该指导学生关注可能影响患者的治疗、康复和长期健康的文化因素。不同的文化背景，在风俗习惯、宗教信仰方面都存在差异。文化多样性还体现在一系列患者特征上，比如年龄、社会经济地位等因素都会影响患者医疗资源的获取。

为了引导学生关注文化问题，临床带教老师可以让学生完成一份以文化评估为重点的书面作业。学生或者老师可以选择评估一个病人，学生之间最好不要选择同一类型的患者，以确保最终产生的报告具有多样性，以便与临床小组中的其他同学分享。书面作业应包含涉及可能影响健康护理的常见文化差异的指标，如饮食习惯，使用替代疗法或草药疗法，需要翻译或因语言障碍需要替代沟通法（如与聋人），以及可能影响康复的家庭环境因素，如睡眠安排等。

2. 有技巧的提问

带教老师可以鼓励学生积极提出问题，同时提问要讲究一些技巧。例如：可将"你经常使用草药补充剂吗？"换成"你经常服用哪些草药补充剂？"这样就不会使患者对是否接受这种补充剂产生疑问，从而得出更准确、更有价值的评估信息。让患者重复医嘱比问他是否理解医嘱要好，比如可以这样问："你会在早餐时吃哪种药物？"

通过识别文化差异的影响，使学生认识到文化关怀能力在基础护理技能中的重要作用，从而有动力去更多地了解临床实践中遇到的文化差异。

七、了解信息技术在临床护理中的应用

随着社会和科技的进步，信息技术已被广泛应用于政治、经济、文化和个人生活等各个领域，并发挥着越来越重要的作用。因其所具有的高效、方便、快捷等特点，能够简化工作流程，提高工作效率，保障信息共享，故而被广泛应用于医疗护理领域。

患者护理信息支持系统，尤其是电子健康信息记录，是护理学生要掌握的技术之一。以终端掌控电脑（PDA）为主要硬件、无线局域网为网络平台的移动护理信息系统，是电子信息系统和电子病历向病房的扩展和延伸，使得信息获取和录入走向临床、贴近患者。我国已有医院在应用基于 PDA 的移动护士站，实现了对医嘱执行的全程跟踪，确保了护理工作数据采集、护理管控的实时性。临床带教老师在不耽误患者治疗的前提下，要想办法给学生提供在电脑上进行实操的机会，让学生尝试录入病情较轻的三级护理患者的电子病历信息，并对其录入内容进行检查和反馈，帮助学生熟悉和使用信息系统。

目前各种护理操作，如输液、加药、封管、护理记录等，都能在 PDA 上进行，在某些国外新开发的护理信息系统中，专科内容以菜单的方式供人选择，还可以使用系统表格，只要输入患者的某项信息，便会自动出现该患者其他的相关的信息。护士在 PDA 上能及时、准确、全面落实并记录患者的临床治疗护理信息，保证了执行时间、录入的准确实时性，使工作流程得到简化，节约了人力和物力，提高了工作效率。临床带教老师要帮助学生使用这些设备进行护理及病情观察。

信息技术在医疗系统中的广泛应用，潜移默化地改变了人们健康服务的方式和理念。近年来，电话随访、远程医疗、智能手机、健康门户网站等为患者提供非面对面的健康护理服务越来越多。在实际应用信息技术提供护理时，护士的计算机水平至关重要。他们不但自己要熟练掌握计算机的操作，而且还要指导服务对象的安装与应用。甚至在自己熟练掌握相关设备的使用、调试与连接的基础上，还要指导社区用户掌握并正确使用。临床带教老师要与时俱进，确保自己熟练掌握这些技术的同时，让护生了解技术的基本原理，以便能轻松地将所学的知识迁移到新的情景中。

八、体验护理角色的多样性

在大多数情况下，实习学生要全面护理一名或多名患者。带教老师可以提供全面患者护理经验，帮助学生厘清护理任务和相应的时间分配，预测结果和识别偏离正常或预期临床过程的信号，帮助学生发展这种洞察力。

学生在实习阶段无法理解并掌握协作护理的重要性，除非他们有结构化的临床经验，在必要监督下被授权实践。当患者面临多种复杂的问题，需要多学科专家治疗时，由医护人员团队协作照顾尤为重要。护士往往是确保整体照顾的关键人物，要保证不会对患者整个治疗产生负面影响，并让患者及其家人了解正在使用的治疗护理方法。这就要求护士学会作患者的代言人和团队的领导者，这也是学生必须学会的角色。

在实习早期，学生执行老师创建的护理计划。学生需要认识到，这时自己不是授权的角色，而是协作的角色。老师应该鼓励学生根据自己对患者反应的观察来"评判"这些计划。护理计划是推动患者走向预期结果的动态工具，这一做法有助于学生更好地掌握护理连续性的概念，并用于跟踪患者的进展。帮助学生有意识地纳入护理程序的评估部分，以评估患者在实现目标方面的进展情况，形成闭环，这样做可以加强护理程序在患者护理计划和实施中的效用。

护理领导力可以在直接护理病人中得到体现。例如，护士与患者合作确定目标和实现这些目标的方法，并激励患者实现这些目标。护理领导力也体现在动员护理团队解决患者护理中出现的问题。虽然护士的领导角色通常被定义为护理管理，但实际上，管理角色更侧重于资源分配和协调。在日益进步变化的医疗系统中，护士协调护理的能力往往是确保护理连续性的重要手段。临床带教老师可以在实习讨论会或活动中突出这些角色，以提高学生对即将进入的职业的全面认识。

九、培养终身学习能力

现实中，学生很难真正接触护士执业的各种环境。所以，临床护理教学必须注重临床任务背景和患者相关的基础知识与技能。学生在此基础上不断加强有关患者、家庭和社区的护理专业知识，并考虑患者的健康状况、生活方式、提供护理的环境和可用的资源，评估并提高基础知识和技能结合的灵活性，还要有获取新信息的能力，这对维持职业生涯成功所必需的终身学习至关重要。

临床护理教学的多重目标，部分是通过学生结合临床工作完成的书面作业来实现的。尽管学生可能会很忙碌，但在这类作业上投入的智力努力，加上对信息资源的意识和熟悉，有助于其提供周到和安全的护理服务。书面作业使学生能够在理论和实践之间建立联系；培养设计、实施和评估护理干预措施所需的批判性思维；寻找最有效的护理患者的方法；获得提供患者安全护理所需的信息；反思实践经验，以改进他们与患者的互动。

学生应在实践中搜寻支持其行动的证据，解释在特定患者护理任务中处理的问题，自我评估学习需求，搜索信息、经验以满足这些需求，将获得的信息和技能应用于实践，以及对结果的评估，由此开始发展终身学习的关键技能，这对学生未来的职业生涯都是有利的。

第二节　临床护理教学模式

教学模式是教学活动的一种表现形式，是指在一定的教学思想指导下建立的相对稳固的教学程序以及教学策略和方法，包括教学过程中诸要素的组合方式、教学程序及其相应的策略，是人们在长期的教学实践中不断总结、改良教学而逐步形成的，它源于教学实践，又反过来指导教学实践。以下介绍几种常见的教学模式。

一、传统授课模式(LBL)

传统授课模式(lecture-based learning，LBL)是以教师授课，学生听课为主的教学模式。这种传统教学模式以教师为主体，以教师讲授为中心，采取大班全程灌输式教学，是目前我国仍应用较为广泛的一种教学方法。其基本做法、相关条件要求、相适应的考试评价方法、教学方法等，都有成熟定型的范式。传统授课模式的优点在于师生互动和同学间的互动，有利于师生情感交流和思维能力的培养。但这种教学模式过于重视老师的主导作用，学生也习惯了听讲、阅读、看示范等被动学习，而忽视了相互讨论、演练、转教他人、立即应用等主动学习，老师按照教材施教，使得教材在一定程度上成为禁锢学生自由创造、大胆创新的枷锁，正因如此，传统授课模式需要革新。

二、基于问题的学习模式(PBL)

基于问题的学习(problem-based learning，PBL)是一种典型的以学生为中心的教学方法，20世纪60年代末，由美国神经病学教授Barrows在加拿大麦克马斯特大学首创，最初用于医学教育，目前已成为国际上较流行的教学方法。护理临床教育应用PBL教学法甚广，此法将学生置于复杂混乱、结构不良但有意义的问题情景中，让学生成为该情景的主人，以小组合作形式，自己去分析问题，进而学习隐含于问题背后的知识，一步一步去解决问题，促进学生自主学习和终身学习能力的发展。

PBL 教育模式是以信息加工心理学和认知心理学为理论基础，属于建构主义学习理论的范畴，是建构主义教学改革设想当中一条被广泛采用的核心思路。建构主义认为，知识不是通过教师传授得到，而是学习者在一定的情境中，即社会文化背景下，借助其他人的帮助，如人与人之间的协作交流，利用必要的学习资料，通过意义的构建方式而获得的。情境、协作、会话和意义构建是学习环境中的四大要素。

与 PBL 教育模式相比，传统教学观念把知识视为不可更改的定论，把教学看成是知识从外到内的输入，学习者只需理解和记忆书本上的知识，教师只是传道授业解惑，在这种"灌输式"教学模式中，学生始终处于一种被动的地位，不仅使学生缺乏主动学习的意识和能力，更缺乏创新精神和创新能力。而 PBL 教学模式认为"问题是学习的起点，也是选择知识的依据"，因此教学过程中应"先问题，后内容"。整个学习过程中，学生是主体，教师是辅助。以知识传授为中心转向以能力培养为中心，以教师自我思维转向学生群体思维，从追求学习的结果转向注重学习的过程，从教师的"一言堂"转向学生的"群论台"。

三、基于案例的学习模式(CBL)

基于案例的学习(case-based learning, CBL)由 PBL 教学模式发展而来，是以临床案例为基础，设计与之相关的问题，引导并启发学生围绕案例问题展开讨论的一种小组讨论式教学方法。其核心是"以病例为先导，以问题为基础，以学生为主体，以教师为主导"的小组讨论式教学。带教老师要选择信息完整的真实典型病例，要求涵盖重要知识点，治疗过程符合诊疗指南。在老师指导下，学生预习重要知识点，再互动讨论，梳理关键知识点的逻辑关系，解读指南提供的循证医学证据，推演临床诊疗思路。学习后，参照老师的提问提纲，寻找知识点与思路的缺陷。

CBL 教学模式以典型真实案例为基础，以问题为索引，引导学生发现问题、分析解决问题以及寻求循证依据，培养临床思维。简单来说，CBL 主要是教方法，而不是教知识。它与 PBL 的区别在于，PBL 是以问题导向的发散性思维，分层给出资料，可以创作，无限穷举、排除，找到答案，解决具体问题，相当于因式分解；CBL 是以结果为导向的逻辑推理，直接给出完整真实的病例，为"小纵向、大横向"思维，解决系列问题，相当于解方程。

为了便于理解，下面列举一个子宫肌瘤的典型病例。

首先，带教老师给出病例。

患者，女性，32 岁。3 年前发现 1 个子宫肌瘤，直径 3cm。1 年前该肌瘤 5cm。停经 79 天，突发下腹痛 3 天。伴有发热。孕 1 产 0。查体，体温 37.8℃，子宫增大，宫底位于脐下一横指处。子宫质地中等，子宫体部压痛明显。超声：子宫增大，宫腔内见胎儿雏形，头臀径 42mm。有胎心。子宫后壁宫底肌层可见一低回声包块，102mm×92mm、回声不均。可见不规则无回声区。该包块压迫妊娠囊使其变形，部分胎盘与该包块紧邻。

学习前，让学生提前预习相关知识，如子宫肌瘤的发病相关因素，子宫肌瘤的分类、常见变异，妇产科决定终止妊娠及手术切除子宫肌瘤的理由，子宫肌瘤对妊娠的影响。

带教老师教学中的访谈提纲：

(1)这是什么病？病因是什么？临床表现有哪些？

(2)这病严重吗？疾病风险现在处于哪种程度？如何进行医患沟通？

(3)需要手术吗？做哪种手术？手术指征如何？如何选择手术方式？

(4)什么时候手术？手术时机如何选择？

(5)手术有风险吗？如何预防？如何评估手术风险？应急预案如何制定？

(6)术前、术后护理要点是怎样的？注意事项有哪些？健康宣教内容以什么为主？

随后，学生以案例问题为导向，循证分析，抽丝剥茧，通过提问，达到发现问题、解决问题、举一反三的效果。经验积累后，量变达到质变，培养学生临床思维和解决问题能力。

四、以团队为基础的学习模式(TBL)

以团队为基础的学习(team-based learning，TBL)，与任务式教学有所不同。以团队为基础的学习是在以问题为基础的教学模式上形成的一种新型成人教学模式，不像传统的以授课为基础的学习，TBL不再以教师为主体，而是以学生为主体，是一种有助于促进学习者团队协作精神，注重人的创造性、灵活性与实践特点的新模式。由带教老师提前确定教学内容和要点，供学生进行课前阅读和准备，课堂教学时间用于个人测试、团队测试和全体应用性练习。

因此，在临床实践教学中恰当应用CBL教学结合TBL教学的方法，引导学生将医学基础知识与临床病症融会贯通，将有效激发学生的学习兴趣和积极性。将学生被动学习的状况转变为主动学习，提高其分析问题、解决问题的能力，同时锻炼学生对于相关内容的组织和表达能力，培养学生之间互相沟通能力，促进学生对相关知识的理解、掌握和应用，从而提高教学质量，培养出高素质的医学人才。具体步骤如下：

(1)做好临床案例选择工作。案例必须有利于教学，有助于学生理解和掌握护理基本理论知识及临床操作技能，防止实习大纲内容与案例脱节或割裂。根据临床课程特点及见习大纲要求，选择一些难度适中的病症。一个典型的临床教学案例至少具备以下几个特征：真实性、典型性、鲜明的目的性。

(2)分组，并提前分发实习要点。通过学生办公室，事先了解到学习人员、学习时间、学习内容。老师事先将临床示教病案所涉及的疑难点(如病史、体查、诊断、可能的并发症、诊疗方案中的疑难点等)精心制作成幻灯片，突出疑难点，切忌泛泛而谈。在实习前一周分发根据见习大纲及案例内容总结归纳的要点，并在实习组长协助下将见习生按每小组5人分组，每个小组设1名召集人，小组内成绩优秀、中等、中下学生占比为1∶2∶2。分组目标是以团队为单位，相互帮助，相互影响，在组内和组间进行讨论、交流，提高学习兴趣。

(3)讨论前准备。学生提前领到见习要点后，应通过图书馆、资料室、网络、教科书、专业参考书等渠道收集资料，自学相关知识，独立思考，为示教过程的讨论做前期知识准备。

（4）分组讨论并回答。学生把对示教病人的病史采集、体查、初步诊断及治疗方案疑难点经讨论后，推选代表阐述。先通过练习题对学生进行复习和引导，然后老师对案例所涉及的疑难点及学生讨论的结果进行引导、讲解，每遇到一个问题，就提问学生，让学生沉浸于思考中，并进行小组讨论，此过程给予学生 3~5 分钟时间，之后推举一位代表回答。如此下来，示教病案中疑难点设计成的每个问题，都能通过"老师提问—学生思考—学生讨论—学生解答—老师讲解"这一过程——解决。

（5）总结讨论内容。最后，老师进行知识点小结，对学生仍存有疑惑的问题进行互动，共同寻找问题的答案。

这种采取案例引入，以团队为基础的学习模式，让学生思考讨论后解决问题，启发积极思考，使学生学会提出问题和回答问题，训练学生分析、归纳、总结判断的思维能力，这种互助性和问题式的学习，很大程度上提高了学生的学习兴趣，使他们更扎实地掌握理论知识和实践操作，逐步形成严谨的临床思维。

五、以探究为基础的学习模式（RBL）

以探究为基础的学习（research-based learning，RBL）是一种以探究未知问题为基础，设计综合性实验为载体，构建开放式探究型的教学模式。以研究为基础的学习是一种开放的教学模式，可有机整合教学和科研以及学习、科研和实践，培养自主学习和科研能力，提高创新思维能力和综合能力。

在实施以探究为基础的学习时，必须做到以学生为主体，在教学过程中，教师主要起指导和辅导的作用，由传统教学法的主角变为配角。为提高教学效率，开展教学时，教师应具备丰富的学科理论知识、娴熟的实验操作能力，以及全面分析过滤，利用评价判断资源能力，善于发现并及时纠正和指导学生操作中出现的问题，正确引导学生参与教学活动，提高处理实际问题的应变能力，实现教学与科研相互促进，不断提高教学质量。

以探究为基础的学习，是以学习知识为目的，是对课堂理论知识的补充，可以开拓学生知识面，开阔视野。为充分发挥学生的主导作用，锻炼学生科学思维，以及动手实践和创新能力，在研究课题前准备时，教师必须教会学生查阅文献的基本方法，通过对文献资料的整理归纳和分析，提出并解决与教学内容有关的科学问题。进而通过课题设计和缜密的实验操作，通过小组成员的相互协作，发挥团队精神，让学生充分体会到实验性研究的客观性，锻炼和提高学生的动手实践和解决问题能力以及团队合作能力。

以探究为基础的学习能变被动学习为主动学习，有机融合讲解、分析、科学讨论、科研操作和互动，为学生创建学习、科研和实践为一体的学习平台，充分调动和开发学生的学习主动性和积极性，以及想象力和创造力，真正体现了学生的主体地位，促进学生有的放矢地学习，主动思考和解决问题，理解和掌握与教学内容有关的知识。

六、实习专用病房模式（DEU）

实习专用病房（dedicated education unit，DEU）教学模式创始于南澳洲弗林德斯大学，这种护理临床教学模式已被许多国家的护理临床所应用。现代社会对护理人才的需求越来越大，学校的目标不仅仅是培养技能型人才，且要培养临床护理学生的综合实践能力。但临床实习类型、临床教学质量、教学时限和周期等都会直接影响学生的实习效果，因此，如何帮助学生掌握理论知识，提升学生的综合实践能力，给临床教学老师带来不小的挑战。实习专用病房模式，作为临床教学有效手段之一，具体教学步骤如下：

（1）学生在第一天进入科室实习时，详细了解实习计划和具体的目标，并严格遵守带教老师的管理制度。

（2）应急措施操作讲解。由带教老师在课堂中结合 PPT 和视频为学生讲解临床护理中的正确操作方法，以及遇到紧急情况时应采取的应急措施。

（3）系统护理措施讲解。指导学生对患者实施完整全面的护理操作，同时指导实习学生评估患者的病情，对突发问题采取正确处理措施等。

（4）情景模拟练习。在实习教学过程中，采用情景模拟练习有利于学生尽快适应临床情景。情景模拟时，可由老师或学生扮演患者，另一学生扮演护士，在老师给出各种不同的场景后，学生需快速采用正确的应急措施抢救患者。在情景模拟练习中，学生需先对场景进行分析，对相关问题可以通过网上查询或组内讨论，如仍得不到问题的答案，老师再进行讲解；同时，老师有目的地提问，可帮学生巩固学习的重要内容，最后进行总结。

在传统教学过程中，学生主要通过在实验室对临床情景进行模拟练习操作，虽有一定效果，但与临床情景差异较大，护理实习生并不能灵活处理实际状况。而采用 DEU 教学模式，则能够提高护理学生在临床科室中的归属感，使学生能够全身心地投入临床实践中。在 DEU 教学模式中，带教老师根据带教方案开展理论、实践技能教学，学生通过实习专用病房进行情景模拟练习，突出了学生学习的主体作用，有利于激发学生学习的积极性和主动性，提高学生准确判断病情的能力，学生遵循护理原则，正确执行临床护理实践和护理技术规范，提高了临床综合技能。此外，DEU 教学模式使实习学生能够更快更好地适应临床护理工作环境，提高学生的临床反应能力和团队协作能力，从而提高学生的临床实践能力。

七、基于互联网的临床护理教学模式

在国家深化高等学校创新创业教育改革以及信息技术飞速发展的背景下，护理实践教学内容、形式和手段发生了很大变化。将现代信息技术、行业标准与护理实践教学进行对接，对护理专业学生就业具有重要现实意义。依托互联网创新临床护理实践教学模式，是护理教育发展的内在要求，是护理院校发展的迫切需要。以下列举三个基于互联网发展的新型教学方式。

（一）基于翻转课堂的互联网教学模式

翻转课堂式教学模式，是指学生在课前或课外观看教师的视频讲解，自主学习，教师不再占用课堂时间讲授知识。互联网的普及和计算机技术在教育领域的应用，使得"翻转课堂式"教学模式变得可行。学生可以通过互联网使用优质的教育资源，不再单纯依赖授课老师传授知识。课堂和老师的角色发生了变化，老师更多的责任是去理解学生的问题和引导学生运用知识。

利用视频来实施教学，人们在多年前就进行过探索。在 20 世纪 50 年代，世界上很多国家进行过广播电视教育。但为何当年的视频教育没有对传统教学模式带来大的影响，而"翻转课堂"却备受关注呢？第一，"翻转课堂"教学视频短小精悍。"翻转课堂"里的大多数视频只有几分钟，长的也只有十几分钟。每一个视频都针对一个特定的问题，有较强的针对性，查找起来也很方便；视频的长度控制在学生注意力能集中的时间范围内，符合学生身心发展特征；通过网络发布的视频，具有暂停、回放等多种功能，可以自如控制，有利于学生的自主学习。第二，"翻转课堂"教学信息清晰明确。教学视频中不会出现任何教师的头像、房间物品摆设等分散学生注意力的画面，唯一能看到的是教师的手，不断书写要传授的内容，并缓缓铺满整个屏幕。第三，"翻转课堂"重新构建学习流程。通常情况下，学生的学习过程由两个阶段组成。第一阶段是信息传递，通过教师和学生、学生和学生之间的互动来实现；第二阶段是吸收内化，课后由学生自己完成。由于缺少教师的支持和同伴的帮助，吸收内化阶段常常会让人感到挫败，丧失学习的动机和成就感。"翻转课堂"对学生的学习过程进行了重构。信息传递是学生在课前进行的，老师不仅提供了视频，还可以提供在线辅导；吸收内化是在集体教学时通过互动完成的，教师能够提前了解学生的学习困难，然后给予有效的辅导，同学之间的相互交流更有助于促进学生知识的吸收内化过程。第四，"翻转课堂"复习测试方便快捷。观看教学视频后，视频后面紧跟着的 4~5 个问题，可以帮助学生检测是否理解了所学习的内容，并对自己的学习情况作出判断。

"翻转课堂"教学视频还有一个优点，就是便于学生一段时间学习之后的复习和巩固。评价技术的跟进，使得学生学习环节能够得到实证性的资料，有利于教师真正了解学生。

(二)基于微课的互联网教学模式

微课是运用信息技术，按照学生认知规律，呈现碎片化学习内容、过程及扩展素材的结构化数字资源。其核心是课堂教学视频(课例片段)，同时还包含与该教学主题相关的教学设计、素材课件、教学反思、练习测试及学生反馈、教师点评等辅助性教学资源，它们以一定的组织关系和呈现方式，共同营造一个半结构化、主题式的资源单元应用小环境。因此，微课既有别于传统单一资源类型的教学课例、教学课件、教学设计、教学反思等教学资源，又是在其基础上继承和发展起来的一种新型教学资源。基于微课的教学模式有以下优势：

第一，教学时间较短。教学视频是微课的核心组成内容。微课的时长一般为 5~8 分钟，最长不超过 10 分钟。因此，相对于传统的 40~45 分钟的一节课的教学课例来说，微课可称为"课例片段"或"微课例"。

第二，教学内容较少。相对于较宽泛的传统课堂，微课的问题聚集，主题突出，更适合学生的需要。相对于传统一节课要完成的复杂众多的教学内容，微课主要是为了突出课堂教学中某个学科知识点(如教学中重点、难点、疑点内容)的教学，或是反映课堂中某个教学环节、教学主题的教与学活动。

第三，资源容量较小。从大小上来说，微课视频及配套辅助资源的总容量一般在几十兆左右，视频格式须是支持网络在线播放的流媒体格式(如 rm、wmv、flv 等)，师生可流畅地在线观摩课例，查看教案、课件等辅助资源；也可灵活方便地将其下载保存到终端设备，如笔记本电脑、手机、MP4 等上，实现移动学习、"泛在"学习，非常适合学生和教师的观摩、评课、反思和研究。

第四，资源组成情景化。微课选取的教学内容一般要求主题突出、指向明确、相对完整。它以教学视频片段为主线"统整"教学设计（包括教案或学案）、课堂教学时使用到的多媒体素材和课件、教师课后的教学反思、学生的反馈意见及学科专家的文字点评等相关教学资源，构成了一个主题鲜明、类型多样、结构紧凑的主题单元资源包，营造了一个真实的微教学资源环境。这使得微课资源具有视频教学案例的特征。尤其护理这种对实操理论和技能要求极高的专业，教师和学生在这种真实的、具体的、典型案例化的教与学情景中可易于实现"隐性知识""默会知识"等高阶思维能力的学习并实现教学观念、技能、风格的模仿、迁移和提升，从而迅速提升教师的教学水平、提高学生学业水平。

第五，主题突出、内容具体。一个课程讲一个主题，或者说一个课程讲一个事例；研究的问题来源于临床教学具体实践中的具体问题，或是生活思考，或是教学反思，或是难点突破，或是重点强调，或是探讨学习策略、教学方法、教育教学观点等具体的、真实的、自己或与同伴可以解决的问题。

第六，草根研究、趣味创作。正因为课程内容的微小，所以，人人都可以成为课程的研发者。正因为课程的使用对象是教师和学生，课程研发的目的是将教学内容、教学目标、教学手段紧密地联系起来，是"为了教学、在教学中、通过教学"，而不是去验证理论、推演理论，所以，决定了研发内容一定是教师自己熟悉的、感兴趣的、有能力解决的问题。

第七，成果简化、多样传播。因为内容具体、主题突出，所以，研究内容容易表达、研究成果容易转化。因为课程容量微小、用时简短，所以，传播形式多样，比如网上视频、手机传播、微博讨论。

第八，反馈及时、针对性强。由于在较短的时间内集中开展"无生上课"活动，参加者能及时听到他人对自己教学行为的评价，获得反馈信息。较之常态的听课、评课活动，它具有即时性。由于是课前的组内"预演"，人人参与，互相学习，互相帮助，共同提高，在一定程度上也减轻了教师的心理压力，不会担心教学的失败，不会顾虑评价。

（三）基于慕课的互联网教学模式

慕课，即大型开放式网络课程（massive open online courses，MOOC）。2012 年，美国的顶尖大学陆续设立网络学习平台，在网上提供免费课程，Coursera、Udacity、edX 三大课程提供商的兴起，给更多学生提供了系统学习的可能。这三个大平台的课程全部针对高等教育，并且像真正的大学一样，有一套自己的学习和管理系统。而且，这些课程都是免费的。慕课所具有的特征优势在于：

（1）工具资源多元化。MOOC 课程整合多种社交网络工具和多种形式的数字化资源，形成多元化的学习工具和丰富的课程资源。

（2）课程易于使用。突破传统课程时间、空间的限制，依托互联网，世界各地的学习者在家即可学到国内外著名高校课程。

(3)课程受众面广。突破传统课程人数限制，能够满足大规模课程学习者学习。

(4)课程参与自主性。MOOC 课程具有较高的入学率，同时也具有较高的辍学率，这就需要学习者具有较强的自主学习能力才能按时完成课程学习内容。

大型开放式网络课程成功实现了一种高端的知识交换。它适用于专家培训、学科间的交流学习以及特别教育的学习模式，任何学习类型的信息都可以通过网络传播。而网络课堂可以带来很多益处，如让每个人都能免费获取来自名牌大学的资源，可以在任何地方、用任何设备进行学习。对于护理专业的临床带教来说，通过 MOOC 获得世界各地及时更新的临床指南、研究方法与结论、疾病新突破、理论和操作要点，是相当便利且高效的。

第三节　临床护理教学过程

教学是一个复杂又简单的过程。复杂在于学生与带教老师的不同，导致教学过程会有差异；但它又是简单的，带教老师传达、学生接收，步骤并不烦琐。虽不烦琐，每一步却也是十分重要且变化的。任何一个环节的不合理，都可能带来教学失败。学生能否高质量吸收教学内容，需要每个环节的全面准备，即理论、教学情境、师生准备，都需要被重视。

一、理论准备

护理是一个复杂的应用领域，学生是如何学习的？比如，他们如何认识到心血管功能解剖学和生理学知识与充血性心力衰竭患者表现出的体征和症状之间的联系，以及在这种情况下需要做些什么？人脑能够记住和回忆许多不同的事实，然后根据目前情况深思熟虑地应用这些知识，这是教育理论的问题。学习理论，试图理解学习行为是如何发生的，其实际应用则是利用教学方法促进学习。

从最初接触和掌握的学习内容转移到实际情景中应用，这是教育的最终目标。在护理实践领域，知识不断扩大，实践需求迅速变化。护理实践的准备必须包括促进已知的、成功经验转移到未来的实践中。当知识过度情境化时，学习的迁移就会受到抑制。抽象的知识加上大量的例子，更有助于促进对新情景的迁移。

学者 Kolb 认为，学习是"通过经验的转化创造知识的过程"。知识是掌握经验和转化经验相结合的结果。虽然学习者可能会表现出对四种学习风格中的一种或另一种的偏好，但他们能够灵活地感知和处理信息，无论呈现方式是否适合这种偏好。理论是一切的基础，护理学院开设的所有学科都是在日后工作中遇到突发状况时可派上用场的理论武器。通过大学课堂学习和其他可获得渠道习得的理论内容，都是一个合格学生进入临床前必须要做好的前提准备。

二、情境准备

具备理论知识后，就需要进行临床环境的准备了。一个具有学习价值的临床环境，通常包括临床护理人员、临床护理教师、其他专业人员(如医生营养师)、辅助人员(如卫生员护工)、护理学生、护理对象、教育机会、人力和物质资源、物理环境等。

临床为促进学生的认知提供了理想的情境，他们思考将采取的行动和这些行动的基本原理，思考正在做的事情以及作用原理，并在完成后反思临床经验。邓恩的学习风格模型（Dunn，2003）很好地说明了临床护理学习对情境的需求，主要体现在五个方面：环境（声音与安静、低光与强光等），情感（动机、持久性、对结构的需求等），社会学（倾向于单独工作或与同伴一起工作、对权威输入的反应 vs 合作输入），生理（倾向于一种或多种感官形式：视觉、听觉、触觉、动觉），以及心理或认知（全局、概念性地以及整体地处理信息 vs 使用分析、顺序、步骤的方法处理信息）。这一模式表明，需要认识到所有学生的学习潜力，并鼓励使用各种教学方法，使学习者能够以最适合其个人风格的方式感知和处理信息。心理、生理、认知、社会、环境共同构成临床护理学习的情境准备要素，只有面面俱到地准备，方能在临床教学上更好地挖掘学生的学习潜力，激发其学习积极性。

三、临床教学过程管理

临床实习是培养护理人才的关键阶段，其质量直接影响学生未来的职业素质和临床能力，甚至会影响一个护士的职业生涯规划和发展。因此，需要在临床教学开始之前做好各方面的准备，优化教学管理体系，确保临床教学的质量。临床护理本科教学现存的问题包括临床带教方式零散不成体系，缺乏完善的教学程序，教学效果不理想等，涉及学生、临床带教教师、护理管理者。

在学生方面，其自主学习能力存在一定欠缺，不擅于制定学习目标，缺乏对临床实习的管理和规划；在临床带教教师方面，近年来，临床护理人员出现较大流动性，临床带教师资队伍年轻化，普遍缺少临床本科教学经验，不能清晰地把握教学重点；在护理管理者方面，对临床教学科室监督和管理制度的落实有待加强和改善，临床教学科室缺少统一、规范、标准的带教内容与流程框架。因此，制定客观、全面、科学、标准的临床本科带教规范和具体带教规程，具有重要意义。

有研究者将标准化操作规程（standard operation procedure，SOP）系统地应用于临床护理本科实践教学的整体过程，构建包括学生入科培训、护理技能培训、护理文书书写培训、教学讲座培训、护理教学查房培训、病例讨论培训等临床护理本科教学 SOP 框架，有利于临床护理本科教学向科学化、系统化、规范化发展。

此外，建立四级教学管理体系也是一种可行的方法。比如，在传统的"护理部—总护士长—护士长"三级教学管理体系的基础上，增设临床教学岗，设定严格的准入条件。以自我申请、科室推荐、护理部审核、全院竞聘的方式，从每个病区优秀的带教老师队伍里选拔出教学组长，形成"护理部—总护士长—护士长—教学组长"四级教学管理体系。教学组长具体负责病区的临床教学计划和制度的制定、实习生的入科培训、日常带教、管理考核，并对临床带教老师进行带教知识的培训、带教质量的监督管理和考核等。在管理方面，构建双轨制教学质量控制体系，形成"护理部—教学质量控制组—教学组长"质量控制体系，加强临床教学管理。

还应采取措施优化学生实习转科路径。传统的护生临床实习轮转安排往往只考虑内科和外科的差别，各科室的带教内容不能体现专科特点，教学目标不明确，对于轮转学生的培养方向模糊，轮转时，师生双方均对教学目的的认识不够清晰、准确，存在针对性差、科室之间有重复等问题。基于各临床专科特点和目标教学法，建立学生临床实习轮转路径。将全院护理单元根据专业特点进一步细分，并将常用的基础理论知识和常见技术操作分配到不同的组内，确定每组的教学目标。此外，要注重教学过程的创新与管理。比如，建立临床教学岗位规范化培训制度，明确教学岗位带教老师的培训目标，定期举行常见的教学方法的培训交流，等等。

第四节　临床护理教学评价

运用恰当的评价理论与方法对教师的教学活动和结果进行评价，是提高教学质量的重要手段。只有对教学结果进行分析和评价，总结结果，找到可以改进的地方，继续前行，才能有所创新，不断发展。教学结果的评价，不仅能改进教学，还能对教学起到该有的监督功能。

一、临床教学评价的目的及其作用

教学评价是依据教学目标对教学过程及结果进行价值判断，并为教学决策服务的活动，是对教学活动现实的或潜在的价值做出判断的过程。教学评价是研究教师的"教"和学生的"学"的价值的过程。教学评价一般包括对教学过程中教师、学生、教学内容、教学方法手段、教学环境、教学管理诸因素的评价，但主要是对学生学习效果的评价和教师教学工作过程的评价。教学评价的两个核心环节：对教师教学工作，如教学设计、组织、实施等的评价，即教师教学评估（课堂、临床）；对学生学习效果，如理论考试与操作测验的评价。评价的方法主要有量化评价和质性评价。

临床教学评价的目的包括：①记录学生的学习成绩，评定学生学习成绩的优劣；②为学生提供反馈信息，以评价学生完成的学习程度，可使学生了解自己的不足；③为教师提供教学内容的反馈信息，以了解学生个别及其共同的学习困难，帮助教师进一步改进教学方法。

教学评价具有以下四大作用：

第一，诊断作用。对教学效果进行评价，可以了解教学各方面的情况，从而判断它的质量和水平、成效和缺陷。全面客观地评价工作，不仅能估计学生的成绩在多大程度上实现了教学目标，而且能解释成绩不良的原因，并找出主要原因。可见，教学评价是对教学进行一次严谨科学的诊断。

第二，激励作用。评价对教师和学生具有监督和强化作用。通过评价反映出教师的教学效果和学生的学习成绩。经验和研究都表明，在一定的限度内，经常进行记录成绩的测验对学生的学习动机具有很大的激发作用，可以有效地推动课堂学习。

第三，调节作用。评价发出的信息可以使师生知道教和学的情况，教师和学生可以根据反馈信息修订计划，调整教学的行为，从而有效地工作以达到所规定的目标。

第四，教学作用。评价本身也是种教学活动。在这个活动中，学生的知识、技能将获得长进，智力和品德也会有所发展。根据评价在教学活动中发挥作用的不同，可把教学评价分为诊断性评价、形成性评价和总结性评价三种类型(详见第九章)。

二、临床教学评价的原则和方法

一般来说,临床教学评价应遵循以下原则:

(1)以课程目标为依据。实习前,必须根据整个课程目标并结合实习病区的实际情况,拟订学习目标。

(2)评价项目必须是可观测的学生行为。拟订的实习目标必须明确地指出预期的行为改变,学生通过某一阶段的实习后应达到的预期行为。

(3)评价时,应顾及学生的行为表现,要与学生学习阶段相符合。

(4)评价是一个持续不断的过程。实习开始时,就应评价学生的学习情况,而后持续不断地评价,到实习结束为止,这样可以了解学生在整个学习过程中的进步情况,发现并观察行为的改变。

教学评价的主体、对象和方法众多,可采用专家评价、同行评价、教师自我评价、学生评价和学生成绩分析等评价形式。评价时,应根据课程要求和实际情况,针对专业素质和临床教学两方面的内容制定适当的量表,并结合教师与学生的简要评述,采用定量评价和定性评价相结合的方式。

下面简要阐述对学生学习的评价、对教师教学的评价。

(一)对学生学习的评价

如何客观有效地评价护理专业临床实习教学效果,一直是护理教育的大问题。教师需要利用不同的方法和手段来评价不同性质、不同层次、不同年级的护理实习生。临床教学评价的方法有观察法、规定作业法、测试法、自我评价法、同学间互相评价、个别面谈法等。

观察法,即教师持续不断地观察学生在临床实习期间的行为表现,并将学生的表现记录下来,包括执行各项护理技巧的能力、运用各种知识的情况,与病人及其他医护员工的人际关系、对护理专业的态度,对各项工作的计划流程及组织管理能力等;还可记录学生在学习中遇到突发事件的表现。这种观察记录必须持续不断,随时记录,才能真正了解学生的行为表现和态度。记录必须具有客观真实性,教师切忌将发生的事实与个人感情混在一起,影响对学生的评估。

规定作业法,即在实习全过程中,学生需准备口头和书面的护理报告或材料,供教师评定。教师应制定出评分标准,进行量化。测试可通过考试、测验、护理技术操作、写论文等方式进行测试。自我评价法即要求学生自己进行实事求是的自我评价,总结自己的成绩,发现自己的不足。同学间互相评价,即在临床讨论问题时,可以从学生的发言和提出的问题中了解学生对同学的评价,使评价更为准确、可靠。

个别面谈法,即教师列出一些临床护理问题,面对面地问学生,以测试学生是否真正了解或掌握了相应护理内容,是否能正确运用到患者护理上。

（二）对教师教学的评价

教师教学评价的目的是通过客观、公正、及时、可靠地评定教师教学工作的质量和效果，发现教学活动中的优点和不足，提供具体、准确的反馈信息，以帮助教师改进教学工作，促进教师自身的发展和教学水平的不断提高。教师教学评价包括对教师完成各方面工作的数量、质量和价值的评定，可具体从教学内容、教学方法、教学态度和教学效果等方面来进行评分。

教师教学评价的信息来源众多，主要有学生评价、专家评价、同行评价、教师自评等。相比较而言，学生评价在衡量教师的教学效果时更具有可靠性和有效性。因此，学生评价也逐渐成为教学评价最主要的方式之一。在临床教学过程中，学生长期与教师接触，对课程或教师教学最有发言权。学生作为教学质量的主体，从自身的经验出发，可以给教学提供客观的判断。要注意的是，学生评价不仅要注重学生评价的"形"，即学生参与评价，更要注重学生评价的"神"，即学生的感受和收获。

（海紫薇，蔡春凤）

第三章 护理实践教学的理论基础

护理是一门综合性学科，内容繁杂，应用性强，需要将理论知识与复杂的临床实际相结合。比如，需要将学到的心血管系统的解剖学和生理学知识与临床上充血性心力衰竭患者表现出来的症状和体征相联系，用以判断需要实施哪些护理。实践教学与理论教学既有密切联系，又有相对独立性，是培养学生创新精神和实践能力的重要手段，是提高学生综合素质的关键环节。从理论层面上阐明实践教学的理论基础，有利于提高临床教师对实践教学的认识，还应根据教育心理学基本原理，结合临床特点和医疗卫生系统的实际情况，有计划、有目的和系统地帮助学生学习。

首先，临床护理教师需要了解有关学习的理论。与临床教学密切相关的理论包括行为主义、认知主义、建构主义以及人本主义学习理论；其次，要了解学习情景及各种因素（包括个体学习风格、发展阶段等）对学习过程的影响，做到因材施教，保证学生在最小压力和最少焦虑的情况下得到最大限度的学习。

第一节 心理学相关学习理论

学习理论可以应用于个体、群体、社区水平，不仅适用于知识的理解和教学，也适用于解决问题、改变不健康的行为、建立建设性的关系、进行情绪管理、建立有效的行为。本节将介绍一些重要的心理学学习理论。其中，行为主义、认知主义、建构主义和社会学习理论是在医疗卫生实践中应用最多的理论。另外，人本主义观点虽然在心理学中并不经常被提及，但由于在考虑健康、疾病、预防、康复、医疗、预防复发等情况时，人的情感显得非常重要，这一理论对我们理解人的动机、情感和学习过程有一定的帮助，因此也将做简单的介绍。

一、行为主义学习理论

行为主义理论产生于 20 世纪初，美国心理学家华生是行为主义心理学的创始人。1919 年，他的代表作《行为主义观点的心理学》出版问世。在这部书里，他应用了经典条件反射学说创始人巴甫洛夫的条件反射概念，系统地表述了行为主义理论体系。

（一）经典条件反射理论

俄国著名生理学家巴甫洛夫在研究消化现象时，观察了狗的唾液分泌，发现引起动物唾液分泌活动的刺激有两类。一类是动物胃内或嘴里的食物，这种反应是本能天生的。巴甫洛夫把食物称为无条件刺激（UCS），把所引起的反射性唾液分泌称为无条件反射

（UCR）；另一类是伴随食物同时出现的其他事物。巴甫洛夫将铃声、灯光等与食物配对，经过多次配对以后，发现单独呈现灯光或铃声而不提供食物，也能够引起狗的唾液分泌。在这种情况下，铃声或灯光就成了条件刺激（CS），由条件刺激引发的唾液分泌就是条件反射（CR）。由此可见，条件反射是由于条件刺激与无条件刺激配对呈现的结果。

巴甫洛夫的实验设计成为研究经典条件反射学习所遵循的典型模式。按照这种模式，可以观察到一些共同的现象，如类化、辨别、削弱、自发恢复、二级条件反射等。由此可以概括出一些学习规律：习得律、消退律、泛化律和辨别律。

（二）操作性条件反射理论

经典条件反射学习属于联结性学习的一种学习模式。此种学习模式的特点是条件刺激取代非条件刺激，引起原来非条件刺激所引起的个体反应，从而建立条件刺激与条件反应之间的联结关系。但这种模式，只能解释适合于刺激取代的联结式学习，而不能解释联结式学习以外的其他事实。

美国心理学家桑代克用猫做实验，开了操作性条件反射学习实验研究的先河。在此基础之上，桑代克提出了他的试误学习理论。其主要观点有：①学习是刺激与反应间联结的形成；②学习是一种经过试误而建立刺激与反应间联结的过程；③学习是遵循一定规律的，其中最主要的有三条定律：效果率、准备率和练习率。

在继承前人研究的基础上，斯金纳根据自己所进行的大量动物实验，提出了独特的操作性条件反射理论。

1. 操作条件作用理论

操作条件作用的学习过程是有机体在各种情景活动中，由于自发的反应而建立起的刺激-反应联结关系。行为的改变是操作条件作用的结果。

2. 强化理论

强化，是指在条件作用中，凡能使个体操作性反应增强的一切刺激结果。产生强化作用的刺激称为强化物。

（1）强化的类型：按照强化物产生的后果不同，可分为两类：一类是正强化物，它是指跟随在一个操作反应之后，并能提高这个反应的概率的刺激物。这种刺激物对反应产生正强化，如食物、水、赞扬等，都属于正性强化物。另一种是负强化物，它是指一个刺激，当它从某一情景中排除时，由此可以加强某一操作性反应的概率，它就是负强化物，如噪声、过度的冷或热、电击等都属于这种强化物。

（2）强化程序：强化程序有连续强化和间歇强化两种。连续强化指在每一次正确反应之后都给予强化。间歇强化则不是每一次正确反应之后都给予强化。间歇强化可以分为比例强化和间隔强化。比例强化和间隔强化还可进一步分为固定比例或固定间隔强化、变化比例或变化间隔强化。

3. 斯金纳的程序教学法

斯金纳的程序教学对现代教育有着很大的影响。20世纪50年代，斯金纳的教学机器曾经风靡一时，如今许多基于信息技术的教学程序中都有斯金纳程序教学思想的影子；绝大部分教师也在不时地运用程序教学原则。斯金纳总结了一些程序教学的基本原则，包括：

(1)小步子呈现。按照知识内在逻辑性，编写出一系列"问题-答案"的框面，从易到难。从一个框面到另一个框面的步子不能迈得太大，要小步子前进。

(2)积极反应。学生要对程序中的每个框面做出主动、积极的回答。

(3)及时反馈。为学生的回答及时提供标准答案。

(4)自定步调。让学生自己确定适合自己的学习速度和进度。

(5)提高效果。对问题的安排要尽量做到使学生能够做出正确反应，错误率降到最低。对学习勤奋而效果好的学生，及时表扬、奖励。

根据行为主义的操作学习理论，要实施程序教学，必须考虑以下几方面：首先，要仔细地考虑在特定的时间里计划教学的内容是什么，这些教学内容最终是要通过学生的行为的获得来表示的。其次，要考虑有哪些可以利用的强化物。这种强化物包括两种：一种是学生在学习过程中对所操纵的材料具有强烈的兴趣性；另一种是在学习过程中给予学生奖励，如一个善意的微笑、一句肯定的赞语、一件奖品，等等。再次，强化的最有效的安排，即要把非常复杂的行为模式逐渐精致地做成小的单位或步骤，也就是把教学目标进行具体分解，确定每个步骤所保持行为的强度，以使强化的效果能提高到最大程度。

二、认知主义学习理论

认知是指人内在的思维过程，如感知、思考、学习、记忆、领悟及解决问题的能力等。认知学派的学习理论认为学习活动在于个体内部认知的变化过程，重点探讨如何通过影响学生的内在思维过程，包括注意、动机、情感思维及记忆等，以提高其学习效率。认知学派的理论有很多，如格式塔、信息加工、人类发展、社会建构主义以及社会认知理论等。

(一)格式塔观点

当格式塔心理学又称为完形(意为"完整的形状")心理学，诞生于德国，其代表人物有韦特海默、苛勒等人，以知觉研究为开端，进而研究学习问题，并提出了独特的看法。该理论成为当今认知观点的理论基础。

格式塔心理学家是以知觉研究为开端的，通过大量的实验，提出了一系列知觉的组织原则，如图形与背景的区分、接近原则、类似原则、客观定势原则、良好完形原则等。下面讨论几个与医疗卫生密切相关的原则。

(1)心理组织指向简单、平衡和有规律。比如，研究病人在倾听关于他们疾病的详细解释时的面部表情发现，他们最渴望的是简单、清楚的解释，以解决他们的不太清楚的问题，以及直接了解与他们熟悉的经验相联系的东西。

(2)知觉的选择性。由于在任何一个给定的时间内，没有人能够注意周围环境中所有的刺激，个体倾向于关注某一经验的某些特点，同时筛除其他特点或对其他特点习以为常。因此，个体会以不同的方式知觉、解释同样的事件并作出反应，有可能歪曲了现实，使其适合于他们的目标或期待。这种倾向有助于解释为什么对一个学生有效的方法可能不适合于另一个学生。

（二）信息加工理论

近年来，认知心理学家对人类获取知识的研究主要分为两个层面，第一个层面为认知（cognition），也就是我们后面将要谈到的知识获得的信息处理过程，即个体如何吸收知识，如何储存知识，如何应用知识的历程。第二个层面是元认知（metacognition）。元认知是认知心理学的新方向。元认知是指对认知的认知（cognition about cognition），即对思考的思考（thinking about thinking）。如果原来的认知是知其然，元认知就是知其所以然，如前者是知识，则后者是驾驭知识的知识。元认知包括三个方面的认知：第一方面为元认知知识，包括知人、知事、知术（方法）的知识，所谓知己知彼即是这个意思；第二方面的知识是元认知经验，即所谓"心得"或"教训"，从成功或失败的经验获得教训的都是元认知经验；第三方面的知识是元认知技能，指随实际需要的求新求变能力，以及为适应未来的预测与设计能力。

元认知是人类认知心理历程的最高境界，也是教育上知识教学的终极目标；教学不只是授予学生知识，更应养成学生批判知识与驾驭知识的能力，从而启发其智慧。

认知主义学习理论的代表人物布鲁纳指出，学习过程是学生主动形成认知结构的过程。知识的学习一般包括三个过程，即获得、迁移和评价。布鲁纳认为，学科学习的关键是掌握其基本结构，学习的发展是将与该学科有联系的事实、概念、理论不断融入一个结构内。学习的目的在于以发现学习的方式，使学科的基本结构与学生的认知结构整合，即把学科知识中的基本概念、思想或原理组建到个体认知结构中。

认知主义理论的另一个代表是奥苏伯尔的认知同化论。奥苏伯尔认为，学习是对自身认知结构进行重组的过程；学习的本质是学生获得的新知识与原有的旧知识相互作用，最终新知识被同化或改组到学生的认知体系中，并使原有的认知结构发生改变。奥苏伯尔根据学习方式，将学习分为接受学习（把现有知识融入自我认知结构）和发现学习（探索原有认知结构中没有的知识）；根据学习过程性质，把学习分为机械学习（机械记忆学习内容）与有意义的学习（将新知识与认知结构中旧知识相关联，并促进认知结构的发展）。认知同化论认为，新知识的学习过程是学生搜索自身认知结构中与新知识联系最紧密的旧知识，并对旧知识进行巩固、刷新或升华的过程。不断地学习，就会促使学生原有的认知结构在分化和整合的动态过程中发展提升，学生原有的知识也在过程中出现质的改变。

三、社会建构主义理论

建构主义是认知主义的进一步发展。建构主义认为，知识的意义不是简单地由外部信息决定的，而是在学习过程中，通过新旧知识经验间反复的、双向的相互作用过程建构获得的。教学要引导学生对自己的学习自我管理、自我负责，通过创设良好的、情境性的、多样化的学习情境，鼓励学生通过实验、独立探究、讨论、合作等方式进行学习，组织学生与不同领域的专家或实际工作者进行广泛交流，为学生的探索、意义建构提供有力的社会支持。

建构主义学习理论认为"情境""协作""交流"和"意义建构"是学习环境中的四大要素。"意义建构"是最终的学习目标，即认识事物的本质、掌握发展规律、发现事物间的内在联系。建构主义学习理论提倡教学中以学生为主体,以教学者为主导。学生通过发现探索,主动获取学习资料,联系自身已有的知识推理和论证新内容,主动进行意义建构;教学者结合教学内容设置教学情境,根据学生特点采用适宜的教学方法,合理搭建新旧知识之间的联系,帮助学生促进意义的建构。发展较为成熟的建构主义教学模式主要有支架式教学、基于问题的教学(PBL)和情境教学等。

支架式教学模式是指在教学中要为学生建构知识意义或理解提供一种概念框架,以发展学生对问题的进一步理解,概念框架的建立关键要符合"最近发展区"的要求。

基于问题的教学也称为以问题为基础的教学,是将问题作为基本因素,将课程内容相互联系起来,让学生积极参与学习过程,学生小组讨论和教师引导是教学的主要形式,强调培养学生分析问题和解决问题的能力。

情境教学是在教学过程中为了达到既定的教学目标,从教学需要出发,运用多学科多领域的知识和社会信息与相应的教学手段相结合,创设与教学内容相适应的具体场景或氛围,从而引起学生的情感体验,激发学习兴趣,提高教学效率。

在临床教学中,教师的教学任务和重心发生了明显变化。学生是知识建构的主体,教师不再是知识的主导者。教师身份的变化给予了学生更多知识学习的积极性,从被动接收者转变为积极探索者,成为实践学习的主体。因此,教师可以给学生提供知识建构的整体框架,学生以此为支撑,逐步建构起个人的知识系统,最终实现知识水平和能力的提升。

四、社会学习理论

美国著名心理学家班都拉抛弃了激进行为主义认为人类是由外界刺激塑造的被动接受者的观点,在传统的行为主义理论中加入认知成分,从认知、行为和环境三个因素之间的相互作用来说明人类的行为,它强调人的行为是内部因素和外部因素影响的复杂相互作用的产物,人有自我调节、自我监控能力,并且强调人的思想、情感和行为不仅受直接经验的影响,而且也受观察学习的影响。这一理论称为社会学习理论或社会认知理论。

(一)社会学习理论的主要观点

1. 相互决定论

班都拉认为,行为由内部力量和外部力量共同决定。但是,行为既非由单一力量决定,也非由两种力量简单叠加决定。由此,他提出了相互决定论,即系统中的每一部分——行为、外因、内因彼此相互影响。举例来说,假如有一个你不喜欢的人邀请你一起打网球,你可以想象与这样一个人待一下午该有多么沉闷无聊。因此,你可能会拒绝邀请。但是,如果这个人答应,如果你跟他一起打网球,他就给你买一副你会心仪已久的昂贵的新球拍,情况又会怎么样?突然间,外部诱因的强大力量会决定你的行为,你可能会说:"我们一起玩吧。"继续设想一下,假设你已经得到了有史以来最让你欣喜的一副球拍,你和这个人打得还挺好,这个人甚至还开一些玩笑,使这个下午很有趣,后来,你就愿意和他打网球了。在这个例子中,是行为改变了你的期望,这一期望又影响你以后的行为,如此反复。

2. 认知对行为的影响

班都拉的理论与正统行为主义的主要区别在于，他强调行为的认知方面。他认为，当我们面对新问题时，我们并非每次都按照尝试-错误的模式，通过对奖惩做出反应来解决问题，我们会想象可能的结果、估计可能性、设置目标，并想出解决方法。我们日常的大部分行为都是由自我调节所控制的。激进行为主义者断言，如果环境能做出适当改变，我们就能表现出任何行为，班都拉对这一观点提出了挑战。你可能见过，有人不顾外界压力坚持自己的信念不动摇。班都拉指出，"任何人如果试图把一个和平主义者变成一个挑衅者，或者把一个虔诚的教徒变成一个无神论者的话，他很快会意识到，要想控制人的行为，就必须考虑个人潜能"。尽管人们经常为得到外部奖励而工作，但我们也会为了获得内部奖励而向着我们自己的目标努力。

3. 观察学习

观察学习是班都拉社会学习理论的一个重要概念。传统行为主义者认为学习是以直接经验为基础的，而班都拉认识到人除了直接学习之外，更重要的还在于他还可以通过观察进行间接的学习。观察学习又称为替代学习，它是指通过对他人的行为及其强化性结果的观察，个体获得某些新的反应，或已有的行为反应特点得到修正。

观察学习有以下三个特点：(1)观察学习并不一定有外显的反应，它与尝试错误学习不同，学习者可以通过非操作的形式获得被示范的行为反应；(2)观察学习不依赖于直接强化。在没有外部直接强化的情况下，观察学习同样可以发生；(3)观察学习包含着重要的认知过程。

角色榜样是这一理论的重要概念。比如，一个非常热爱护理专业、经验丰富且业务能力强的临床护士，是新护士的角色榜样。替代强化是社会学习理论的另一个概念。通过观察他人的情感，判断角色榜样的行为是受到了奖励还是惩罚。在许多情况下，观察者认为角色榜样是受到了奖励还是惩罚，对学习有直接的影响。

（二）自我效能理论（self-efficacy theory）

所谓自我效能感，是指人们对自己能否完成某项特定任务或应付某种情景的能力判断、信念及其自信、自尊等方面的感受。自我效能与自信有关，但二者并不相同。自信指个人对自己所作所为之事具有信心，是个人对处理一般事务时的一种积极态度。自我效能是指根据自己以往经验，对某一特殊工作或事务，经过多次成败历练后，确认自己对处理该项工作具有高度的效能。因此，某人在面对某项具有挑战性的工作(如参加围棋挑战赛)时，影响他的接受与否，以及接受后是否全力以赴(动机)，有两个因素：一是了解工作的性质(如围棋比赛对手的强弱)，二是根据经验衡量自己的实力。自己的实力，也就是自我效能。自我效能是个人对其某方面工作能力的自我评估。自我效能是特异于任务或情景的；它不能概化到所有的任务或情景。按照班都拉的解释，正确的自我效能建立在正确的自我评估上。所谓"艺高人胆大"，其中"艺高"是指自我效能，"胆大"即为动机。

班都拉的自我效能理论比较适用于解释具有挑战性行为的动机。人们倾向于进行那些他们认为他们能够做的事情或情景，而回避他们认为超出了他们能力的挑战。自我效能理论提出了教师帮助学生提高自我效能的四种方式：个人控制、替代经验、口头劝说和生理反馈。

　　个人控制是四个信息资源中最重要的一个,指的是一个人对他/她进行期待行为的信心的知觉。如果学生在静脉穿刺方面经历了许多不成功的尝试,个人控制感或自我效能感会减少,学习将会很困难。

　　学生从观察角色榜样(如其他护士或小组成员)过程中所得的替代经验是特别重要的。比如一名学生对患者成功地实施了青霉素皮肤过敏试验,其他学生看到了以后,会更快更好地学会这一操作。当角色榜样有与学习者相似的特点(包括年龄、性别和能力)时,替代经验最有效。

　　临床带教老师需要寻找一些办法提升学生的自我效能感,促进学习。特别是刚开始临床实习时,学生由于临床经验和技能不足,对于自己在医疗护理环境下成功完成某些护理任务所具有的能力不是很有自信,很多事情不敢放手去做。而且,临床医疗环境日趋复杂,护理专业学生在临床实习过程中会面临各种困难和挫折,因此,培养其具备较高的自我效能感,对其主动应对困难和挫折,更好地适应临床环境至关重要。首先,应引导学生辩证地看待学习和工作中的成功与失败,及时鼓励学生,激发他们的成就动机,从而提高其自我效能感;当实习生在学习和工作上遇到困难时,带教教师能及时给出有效的建议。对于在临床实习表现良好的学生,应及时给予表扬和肯定,提高实习生的自信心;对于表现欠佳的学生,应帮助其分析原因,并且进行有针对性的心理疏导、榜样示范,从而提升其自我效能感。

五、人本主义学习理论

　　中国古代儒家思想中"人性本善"的看法,西方18世纪卢梭的"回归自然"的主张,在理念上都属人本论。只是现代心理学上人本论的兴起都不是基于哲学上的理念,而是针对当时盛行的两大心理学派所产生的反叛性运动。当时盛行的行为主义与精神分析论,在理念上均非"以人为本"。

　　人本主义教学思想主张遵循学生的个性、需求、兴趣爱好,促进学生潜能的发展。该理论的代表人物有马斯洛和罗杰斯。马斯洛的主要观点是需要层次论。人的需要从下到上依次为生理需要,安全需要,爱与归属的需要,尊重的需要,自我实现需要。在生理与安全需要满足的基础之上,个体会有更高层次的发展需求。当获得爱与归属、尊重的需要时,个体会追求实现自我。相比前面的层级,自我实现会产生更大的满足感,更能彰显人的本质和价值,即所谓的"顶峰体验"。但若要满足高层次的需要,至少必须先满足部分低一层次的需要。马斯洛认为,达到自我实现需要的关键在于自我意识的提升,认识到自我的内在的潜能和价值。人本主义学习理论倡导个体的自我实现,在实际教育活动中,教学者需要关心学生的生理需要,更要重视心理需要,尊重学生追求发展和自我实现的需要。

　　罗杰斯认为学习是个人潜能的充分发展,是人格的发展,是自我的发展。罗杰斯反对行为主义对学习实质的看法,认为学习不是刺激与反应间的机械联结,而是一个有意义的心理过程,因为具有不同经验的人在感知同一事物时,他的反应是不同的,因此,学生了解学习的意义,自主、自觉的学习非常重要。

罗杰斯主要倡导以学生为中心的教育理念和教学模式及促进自由学习的方法，他强调学生是学习的主体，老师是为学生而教，并要求老师必须充分尊重学生，重视学生的意愿、情感、需要和价值观，相信学生都能自己教育自己，发展自己的潜能，并最终达到"自我实现"。

因此，临床带教老师不仅要对临床知识技能十分熟悉，还需要进一步转变学生观与教育观，真正站在学生的角度理解学生学习的需要，在临床实习中注重启发性教育，实现以学生学习为主体、教师为主导的教学理念，运用启发式的教学方法，充分调动学生学习的主动性、积极性。

第二节 发展理论

个体发展阶段显著地影响学习能力，评估一个人的认知功能水平是有效沟通和完成临床教学的第一步。在设计教学时，了解学生处于认知或技能发展的哪一个阶段，并设计与之相适应的学习情景，是非常重要的。

一、皮亚杰的认知发展阶段理论

认知发展关注的是随着个体的成长和成熟，知觉、思维和推理所发生的质的变化。皮亚杰是最著名的认知发展心理学家。他通过观察不同阶段儿童的知觉和思维过程提出了他的认知发展阶段理论。其主要内容为：①认知的形成与发展是一种建构过程，个体通过顺应（改变自己的知觉与解释使其与新信息相符合）不断地变化发展自己的认知结构；通过同化（使经验适合于原有的知识）使认知结构不至于成为现实的摹本；通过平衡过程（同化与顺应过程的"均衡"）的调节作用使认知结构与现实世界相适应。个体内部的这种建构过程是通过自己的活动与外部客观世界的相互作用完成的。②皮亚杰根据个体认知发展的特点，把认知发展分为四个阶段：感觉运算阶段、前运算阶段、具体运算阶段和形式运算阶段。

大多数护理专业的学生处于青壮年时期，身体能力处于最高峰，机体功能处于最佳状态，他们的认知能力得到全面发展，迅速从不断扩大的正式和非正式经验中吸收新的知识和技能。这些经验提高了他们对个人、职业和社会角色进行评判性分析、问题解决和决策能力。

值得注意的是，尽管认知阶段是按次序发展的，但有些成年人从来就没有达到形式运算阶段，这些人在很具体的教育项目中学得更好。有人认为，在形式运算阶段之上还有成年期高级推理阶段。比如，直到中年早期，成年人才可能应对矛盾、综合信息、更有效地整合他们所了解的信息，这是区分成年人与青少年思维的特点。年龄更大的成年人会由于他们的智慧和生活经验而表现出高级的推理水平，或者由于缺乏教育、疾病、压抑、极度紧张、药物等原因而表现出低水平的认知。

成年人的学习兴趣是那些能运用到日常生活中去的经验，他们一般希望主动参与教育过程，因此，临床教师给学生提供双向合作的机会非常重要。要鼓励学生选择学习目标、他们喜欢的教学和评价方法。同样，也要记住，成年人是带着各种经验来到教学情景的，这些经验是新学习发生的基础。因此，要注意将学习与他们的经验产生关联，使学习有用和有吸引力。

二、Benner 能级进阶理论

美国的护理教育与研究学家 Patricia Benner 博士 1984 年提出的能级进阶理论，阐明了临床护士经历新手、进阶新手、胜任者、精通者、专家五个发展阶段。这一理论与护理临床教学最为相关。进阶理论源自诠释现象学和德莱弗斯技巧获得模式。Benner 认为，临床实践是理论知识与经验的迁移与应用。护士随着工作阅历的丰富，知识形态会由浅层次向深层次发展，由显性向隐形发展，并在显性知识的实践中创造新的隐性知识。护士能级体系实为一个连续体，护士能力的提升是一个不间断的由量变到质变的过程，是一个螺旋式的上升过程。不同能力阶段的学生能力不同，所承担的责任及教学方法亦不同。对于一些优秀学生，在达到所属级别的能力标准后，可给予跨级别的专业培训。

（一）新手

新手（novice）处于发展的初始阶段，在护理领域新手即指护理专业学生。从最基础的理论开始学习，此阶段的护理学理论仅是对临床情况的抽象、概括性描述，不涉及实际的临床情景。在临床学习中，新手关注的是基于规则的活动和理论知识的应用。初学者的任务是将课堂学习引入临床实际，初步看到理论如何在现实中发挥作用，以及理论和临床实际的差异，并制定出病人常规护理和个性化护理的措施。新手要能将相应的理论与实际情境相匹配，知道在情境中应该观察、思考什么，需要采取什么行动。临床教师要帮助新手了解临床实际与理论内容在临床知识创造中的相互作用。最后，在临床实践中，应该鼓励新手进行批判性地反思，回顾思考实践活动中发生了什么、经历了什么、学到了什么、错过了什么，以及可以做得更好的地方。这种批判性的反思可以让学生意识到"错过"很多事情。书写护理日志是培养批判性反思的一个好方法。教师对学生日志的定期审查，可以及时地掌握学生真实的学习情况，并对不足之处加以指导。

（二）进阶新手

进阶新手（advanced beginner）能认识患者病情变化的特点，运用知识与经验分析问题，识别异常情况，完成最基本的临床护理工作。为了确保患者的安全，需要较年长护士给予具体指导与及时帮助。进阶新手能够分析临床护理中的一些表浅的问题，即使在面对复杂的临床情形时，也能对问题做出判断，但也仅限于将一些表象情况与理论相结合。遇到更为深层次的情况或情况复杂时，他们很难灵活运用理论知识，或者说，他们对理论的理解还未达到融会贯通的地步。进阶新手的目标是完成单项基础护理，而不是对病人进行整体管理，在急危重症病人的护理上主要起到的是辅助作用。此阶段的学生通过实践经验丰富了自身理论知识，但仍然严重依赖理论来指导实践。

（三）胜任者

胜任者（competent）阶段的护士已经有了相对丰富的实践经验，能胜任岗位中的常规护理工作和突发事件及应急情况的处理，能对患者实施整体护理，可以说，已经能够独自承担起一个合格护士应该承担的责任和义务。胜任者阶段的护士对临床工作情境有了整体的理解，遇到异常情况时，能适时地做出应对决策，处理临床的偶发或突发事件；能妥善安排护理工作，依据情况的重要性、急迫性分清主次、优先处理问题，不再像进阶新手阶段对书本理论知识过分依赖。此时，护士的工作也不再仅限于技能操作层面，与病人的交流沟通也越来越多，为病人的利益考虑的个人责任感也越来越强。同时，此阶段的护士也是护理教师，能对初学者和进阶新手进行带教，但需进一步训练其处理各种复杂临床情境的临床决策与判断能力及组织协调的能力。

（四）精通者

当从胜任达到精通（proficient）时，护士自身的素质已经有了全面的提升。此时，护士看问题会从整体出发，拥有大局观念，能快速定位问题的关键。相比前一阶段，护士有了更加丰富的实战经验，尤其是对于专科护理技能的掌握。日常工作除了护理教学外，还涉及护理科研和管理。在制订护理计划和实施护理措施时，能对未知情况进行预判，能综合评价和分析临床问题，提出有效的应对决策。这一阶段的护士能对前三个阶段护士的临床工作进行安排和指导。

（五）专家

专家（expert）型护士需有长期的经验积累，在处理临床问题时，会并重考虑病人自身的主观情感和病情因素，对临床情况有直观把握，能及时抓住问题的核心关键，并正确引导护士对实际情况做出反应。此阶段的护士已经拥有较高的评估判断、综合分析、组织协调和领导决策的能力，能够把握未来事态的发展，对将来的形势做出预测。在五个发展阶段中，专家型护士的业务水平已经达到最高点，此时他们最主要的工作是对临床护理教学、学术交流、科研和管理层面的指导。

研究表明，不同的能级的护士在临床问题分析与处理、突发或紧急事件的处理等方面的能力、人际沟通、组织协调、教育与研究等方面差异显著。临床教师可以按照学生的能级进阶进行分层管理，安排不同的工作任务，以满足不同患者、不同疾病及病情的需要，确保护理质量，促进学生能力提高与专业能力发展。

第三节　学习风格

个体具有差异性，每个人有每个人的学习风格。每一个学习者都是独一无二的和复杂的，有着与他人不同的学习方式喜好。学习风格没有好坏之分。对于同样的内容，大多数学习者都可以成功地吸收信息，但他们如何掌握这些内容则决定于各自的学习风格。教师越能灵活地使用与学习风格相联系的教学方法，学习发生的可能性就更大。认识到学生有不同的学习方法，接受其风格的多样性，有助于临床教师理解不同学生的学习需求和兴趣，构建有助于每一个学生达到其最佳潜能的学习情景。

学习风格是学习者持续一贯的带有个性特征的学习方式和学习倾向。其中，学习方式是学习者为完成学习任务而采用的策略、方法或步骤；而学习倾向是指学习者对学习活动的情绪、态度、动机、坚持性以及学习环境、学习内容的不同偏爱。学习风格很少因学习内容、学习情景的变化而发生变化，因而构成了学习者的个别差异，成为反映学习者鲜明个性特征的、独立稳定的风格。

人们常常把"学习风格"和"认知风格"作为同义词替换使用，其实，两者的内涵不尽相同。认知风格主要指个体信息加工方式上的差异，而学习风格则除了包含信息加工方式外，还体现出个体情感、心理行为以及与学习环境相互作用所产生的学习方式的偏爱。显然，学习风格涵盖层面广，它的形成受多种因素的影响和制约，这些构成因素的差异导致了不同的学习风格。

一、护理教育中的学习风格理论

学习风格理论从学生的个人生理因素、心理因素和社会环境因素来研究个体在学习方法、学习进程和学习倾向上存在的差异，从而为分析学生内部的动态心理过程和个性特征提供了新的视角，同时为教师贯彻因材施教的教学原则提供了理论依据和参照。在护理教育中，有两种描述和评估学习风格的理论被广泛应用：Kolb 体验式学习理论和 Dunn 学习风格模型。

（一）Kolb 体验式学习理论

Kolb(1984)的体验式学习理论(experiential learning theory)是一种被广泛应用的学习风格评估方法。该理论认为，学习过程周期由四个相互联系的环节组成，即具体体验、沉思观察、抽象概括和主动实验。(1)行动中具体体验，学生通过自身实际体验获得知识；(2)沉思观察(理解)阶段，学生细心观察，多视角多维度地看待问题、理解学习内容。(3)抽象概括(慎思)阶段，学生注重思考、客观逻辑地分析问题。学生运用已有的知识开动脑筋、积极思考。(4)主动实验(应用)阶段，学生从"做"中学，勇于探索并采取具体的方法解决实际问题。

基于对学习过程周期的研究，Kolb 将学生分为不同类型，并对各自的特征进行了分析和解析。他认为，学习过程周期的四环节两两对应存在(即具体体验与抽象概括、沉思观察与主动实践)。由于个体对这四个环节的偏爱程度不同，从而表现出不同的学习风格，即聚合型、发散型、同化型和顺应型。一般说来，聚合型学习风格的人则善于发现理论的实用价值，具有较强的决策能力，且能有效地解决实际问题；与此相比，发散型学习风格的人则善于多视角地审视具体的情形或局面，常采用观察法从多种观点中寻找解决问题的答案，这类人往往具有丰富的想象力和敏感性；同化型的人善于理解大范围内的信息，且能用简洁合乎逻辑的形式将其呈现出来，这类人通常对理论和抽象概念感兴趣；顺应型学习风格的人则善于"动手"，乐于实施具有挑战性的计划，且有能力完成任务。

Kolb 认为学习是通过经验的转化来创造知识的一个过程。知识是掌握经验和改造经验相结合的结果。虽然学生可能表现出更倾向于四种学习风格中的一种，但无论哪种风格，学生都能够灵活地感知和处理信息。

（二）Dunn 的学习风格模型

Dunn 的学习风格模型（learning style model）认为，每个人的风格是由环境、情感、社会、生理和心理等多种因素的不同组合，并在个体接受、贮存和使用其知识和技能的过程中表现出来，多数人的学习风格都强烈地受到多种因素的影响。该模型包含五个主要部分：环境（有声或安静，黑暗或明亮等），情感（动机、坚持、结构需求等），社会要素（喜欢单独工作或与同伴合作等），生理（倾向一种或多种感官模式，如视觉、听觉、触觉、动觉）和心理（从全局、概念和整体的角度处理信息，或用分析、按序、逐步的方法处理信息）。

Dunn 夫妇认为，每个学习者在学习新知识时都会运用不同的方式。比如，一些学习者学习时主要使用他们的眼睛，即视觉型学习者；一些学习者在学习时主要使用他们的耳朵，即听觉型学习者；还有一些学习者在学习时则更喜欢全身参与或制作模型，即动觉型或触觉型学习者。在 Dunn 夫妇提出四种感知学习风格的基础上，Reid 将两种社会学习风格个人型和小组型学习风格加入到感知学习风格中，最终形成六种感知学习风格，分别是视觉型、听觉型、动觉型、触觉型、个人型和小组型。

视觉型学习者喜欢通过阅读、研究图表来学习；听觉型学习者喜欢通过听讲座、录音带来学习；动觉型学习者喜欢从实践经验中学习，也就是全身参与、投入学习活动；触觉型学习者喜欢通过制作建筑模型或做实验来学习；小组型学习者喜欢跟同伴一同学习，且更重视团队的交流与合作；而个人型学习者单独学习时，能够更好地思考问题，制订学习计划，最大限度地记住并掌握新知识。

许多关于学习风格的研究试图将学生群体描述为具有某种特定的学习风格。但事实并非如此，因为护理和其他健康专业的学生在实际教学过程中需要适应各种各样的学习风格。若要真正提高学习效率，教师首先考虑的不应是学习风格，而是采用多种教学方法，不要单纯地将学生归为某一类型，才能提升学生学习过程中的感知和处理能力。要尽可能地让学生融入临床环境中，尝试多种学习风格，以积极参与临床实践或观摩临床医护人员的实践活动。

总之，学习风格理论为临床教学提供了方法，让教师了解学生处理学习任务的多种方式，并要求教师在教学中采用多种方式实施教学，让学生可以选择感兴趣的方式来学习，从而提升学习效率。在教学中，教师应改变传统讲授方法，以学生为中心，强调解决问题和批判性思维的教学模式。护理教师应努力使学生明确自己的学习风格，特别要加强实践能力和与他人合作能力的培养，在需要时，学生能灵活地采用最恰当的方式。专业教育的成功在于个体能够将自身的学习风格加以调整，以适应不同情境的需要，从而真正提高教学效果。

二、学习风格的评估

如果评估并能准确识别参与临床的学生们的学习风格，那么带教老师就可以设计适应这些风格的教育经验。使教育经验与学生的学习风格一致有利于学习的发生。

（一）判断学习风格的方法

许多研究发现，个体有一贯的某种学习风格（虽然使用某种类型依赖于学习者在某一时刻所处的情景），使用与主要学习风格一致的教学方法是其取得最大学习成就的最好方式。

判断学习风格的三种方法是：观察、访谈和学习风格问卷。通过观察学习者的行动（如在做数学计算时，是写下每一个运算步骤，还是只写答案），教师可以知道学习者如何解决问题。在访谈时，可以问问学习者喜欢的学习方式和在什么样的环境下学习最舒适（如温暖的还是寒冷的房间对注意力集中更有利，更喜欢小组讨论还是自我指导）。最后，教师可以通过使用一些学习风格问卷来做判断。

在护理过程中，一旦通过观察、访谈和工具收集到了数据，教师就可以知道学习者的风格，也可以选择与之相适应的教学方法和材料。教师也可以将学习风格方法用于指导病人、学生及员工以最好的方式学习。

（二）学习风格的评估工具

学习风格是教-学过程中需要考虑的重要因素。但必须注意的是，在评估学习风格时不能忽视学习过程中同样重要的其他因素，如学习准备性、学习能力与教育背景等。有些学习理论家认为，关键不是学生学习风格与教学风格的匹配，而是当教师用多种方法，而不只是一种方法时，学习者感到不是那么紧张；学习者对学习经验整体上感到满意，因此有更强的学习动机。

常用的学习风格测量问卷包括 Reid 的《感知学习风格倾向调查问卷》及 Dunn 和 Dunn 的学习风格问卷等。Dunn 夫妇发现，学生感知学习风格总体倾向为，只有 20%～30% 的学习者是听觉型学习者，40% 是视觉型学习者，剩下的 30%～40% 是触觉和动觉组合型学习者、视觉和触觉组合型学习者，或其他组合型学习者。在性别上，男性最常运用动觉型和触觉型学习风格，此外，视觉型学习风格也是辅助男性学习的学习风格之一；而女性更喜欢听觉型学习风格，她们在 40～50 分钟中能记住 75% 的知识，同时也更喜欢安静的学习环境。

在选择一种学习风格工具时，教师首先要评估工具的信度、效度以及应用的人群。另外，工具管理及结果分析的难易程度也要考虑。在考虑使用工具进行评估时，教师要尽量使用多种工具而不是一种。如果教师只是关注一种模式，可能会出现偏差。

在使用任何学习风格工具之前，判断其信效度非常重要。另一个要考虑的因素是，不存在一个囊括一切，能测量学习的所有领域（认知、情感和动作）技能的工具，因此最好用一种以上的测量工具评估。而且，教师也不应该过分依赖这些工具，因为它们的目的不是诊断，而是为了看看学习者的知觉与教师的知觉有什么差异。这些工具可帮助护理教师采取更个体化的教学形式。

三、有关学习风格的教学原则

到目前为止，研究者已经界定了不同的学习风格，但这些概念有所重叠。它们不是给教师提供教学设计的唯一框架，而是为了提供一种更宽广的视角。

研究者们从学习风格的研究中总结出了六条原则：

(1)教师偏好的教学风格和学生偏好的学习风格可以加以鉴别。通过理解一个人的学习风格，教育者可以明白为什么帮助一种类型的学习者掌握信息比较容易，但对另一个学习者来说却更困难，或许需要完全不同的学习方法。

(2)教师需要注意防止过分使用他们自己偏爱的学习方式教学。教师需要认识到，他们自己喜欢以某种方式学习，但这并不意味着其他的人也能或愿意以这种方式学习。相对来说，教育者改变教学方法比学习者适应教师的教学风格更容易些。

(3)当教师帮助学生找到他们偏爱的学习风格，并采用他们自己喜欢的风格教学时，对学生是最有帮助的。让学习者意识到他们的个人风格偏好，可以使他们明白什么样的教学方法适合于自己。同样，对他们最舒适的风格对别人不一定是最好的。

(4)学生应该有机会用他们偏爱的方式学习。带教老师可以给不同的学生提供不同的学习经历或学习方式。比如，视觉学习者可以通过看电影片段、计算机模拟以及录像带学习，而不是一定要他们阅读。

(5)应该鼓励学生让学习风格偏好多样化。如今，学习者经常面临的情景是，如果他们要达到最大的潜能，一种学习方式是不够的。通常情况下，学习者倾向于自动地使用他们偏爱的学习方式。学习者越多地接触不同的学习方式，在将来的学习情景中用这种方法时压力会越小。

(6)教师可以开发特定的学习活动，以强化每一种学习方式。带教老师必须很清楚地了解各种适合于并有利于不同学习风格的方法和材料。为了达到好的效果，应该针对不同的学习风格调整教育策略。

总之，虽然学习风格在不同年龄阶段和智力水平上存在着较大的差异，但无论是心理学家还是教育工作者都主张教学要适应学生间的个别差异，并使教学策略、方法与学生的智力类型和学习风格有效地匹配起来。教育者只有认识学生在学习风格上的差异，才能采用灵活多样的教学策略和方法，为每个学生提供适合其学习风格的机会，发挥不同学习风格的长处，使因材施教真正变成现实。

（刘培书，赵悦恒）

第四章　临床教学活动的准备

护理临床教学活动是整个护理教育过程中的一个重要环节，是学校教育的延伸，是专业理论与实践相结合的关键，是培养学生独立工作能力、综合动手能力的第一步，对帮助学生顺利成长为一名优秀的护理人员起到了重要作用。本章从临床教学活动中的四大主体——学校、临床机构、临床教师以及学生出发，分别论述了在临床教学活动开始前应做好哪些准备及具体方法。

第一节　学校准备

为了让学生顺利开展实习活动，学校应在学生进入临床机构前做好充分的准备。准备工作主要包括：制定合理的临床教学活动的大纲，选择合适的临床教学活动机构，完善临床教学活动的管理制度，以及做好学生的前期培训工作和思想教育工作。

一、制定临床教学活动大纲

(一)临床教学活动方案

护理临床教学是护理教学的重要组成部分，常规临床教学活动是按教学计划将学生分派到临床机构，由临床机构安排带教老师按临床教学大纲的要求完成学生的临床带教任务。

学校作为临床教学活动的发起者，应合理利用临床教学基地资源，加强实践教学和临床技能教学的考核和管理，保证临床教学环节的教学时间、条件和质量等，制定切实可行的临床教学方案，明确临床教学活动各个环节的基本任务、职责、要求，认真落实教学计划，以保证临床教学质量。

(二)临床教学活动内容

学校应根据护理专业人才培养目标、专业能力培养要求，结合护理岗位技能要求和临床机构的实际情况确定临床教学活动内容。临床教学活动的内容要突出护理专业临床护理特点及专科护理要点，并将护理的先进理念、先进技术、先进手段融入临床教学活动内容之中。通过完成临床教学内容，激励学生在临床教学过程中主动学习护理的理论知识、专业操作技能和服务技能，提高综合护理能力。

(三)临床教学活动管理措施

制定临床教学管理措施是实施临床教学方案、完成临床教学大纲教学任务的保证。只有细化各项临床教学活动管理工作,制定相应的工作制度,规范工作标准,才能使临床教学活动管理工作有效、科学、顺利开展。一系列的临床教学活动管理措施的制定可以帮助把控临床教学活动前后的质量。通过监控临床教学活动质量,及时了解临床教学活动中出现的各种问题,督促学生更好地完成临床教学活动,为进一步完善临床教学活动方案提供依据;并建立畅通、协调的反馈网络,使临床实习发生的问题得到及时的反馈和处理。

二、选择临床教学活动机构

(一)选择临床教学活动机构

学生临床教学机构的选择非常重要,学校应该综合考虑多方面因素,如临床机构设备、技术、管理特色和综合水平,学校和机构理念的兼容性,是否提供充足的学习机会,以及地理位置,机构营业执照及资质认定,是否有积极的榜样,患者的多样性等,然后做出选择。这对于学生临床教学活动乃至学生今后的工作态度和水平都会产生较大影响。

1. 临床机构规模

应选择规模大、实力强、疾病种类多的综合性临床教学活动临床机构,这是保证学生有机会接触各类服务对象,运用所学知识进行护理实践的先决条件。应首选临床教学体系完备、重视临床教学活动的临床机构。保证进入临床机构学习的学生在临床机构可以见到在课本上学过的疾病及相关知识,包括对疑难杂症、危重病人的处理,最新的仪器、设备和操作,这都有助于提高学生的专业素养和临床操作能力,拓宽学生的眼界。

2. 临床机构教学环境

应选教学意识强、管理队伍齐全,有多年临床带教经验的临床机构,这是保证临床教学活动质量的基础。学生会模仿临床机构护理人员的行为,因此需要考虑临床机构的护理人员是否能作为学生的积极榜样,如果学生是需要学习高级临床实践的研究生,则还要考虑临床机构是否有学术能力强的、有资质的老师可以胜任研究生的带教任务。此外,还应考察教职员工的质量及控制程度,临床机构能否给学生提供足够的动手机会,是否会限制学生学习活动的类型,临床机构是否将学生视为工作人员的补充,并希望他们为患者提供服务。随着跨专业技能发展成为护理教育的关键组成部分,还要考虑临床机构是否有机会让学生作为跨学科卫生保健团队的成员进行实践;学生是否有机会接触其他医疗从业者,如理疗师、药剂师、营养师、呼吸治疗师、社会工作者、感染控制人员和医生等。

3. 临床机构人文环境

应选择工作人员服务意识强、带教老师素质高、人际关系融洽、工作和谐、注重人文素质环境的临床机构,这将直接影响学生对待临床教学活动的态度和学习的热情。应考察带教老师是否欢迎学生的到来,是否愿意与学生进行有效的沟通,是否鼓励学生提出问题,并就学生的表现提供相应的指导和反馈。一些临床机构会在带学生进入临床环境之前,对带教老师组织相应的岗前培训,应考察其培训的内容和形式,这也是选择临床机构的重要指标之一。

4. 临床机构生活环境

应考察临床机构是否会为学生安排住宿，学生居住地距离临床机构的距离，通勤是否便捷；如果学生有夜班不得不夜间出行，应如何保障学生的通勤安全及夜间出行安全；学生是否可以使用临床机构的会议室、更衣室、餐厅或其他餐饮设施，以及图书馆和停车场等公共设施。这些生活环境方面的细节问题需要周全考虑，应尽量选择便于学生生活的临床机构。

（二）选择带教老师

随着护理模式的转变，对临床带教老师也提出了更高的要求。带教老师必须接受护理新概念，不断吸取新的多学科知识，才能带出高质量的适应社会需要的护理人才。临床带教老师是学生临床教学活动的榜样，带教老师传授技能的同时，也在传授情感。学生的临床教学活动质量和带教老师的业务水平、责任心有很大的关系。学生开始临床教学活动前，学校应该和临床机构的相关部门进行协商，让临床机构安排业务精湛、责任心强的护理人员负责带教，并保证他们有足够的时间和充足的精力进行带教，对带教中发生的问题能及时发现、及时解决，同时应制定相应的带教要求和奖惩办法，对高质量完成带教任务的工作人员进行奖励。学校有责任促成临床机构相关部门为学生安排高质量的带教老师。

（三）选派实习生

学校应该根据各临床机构性质、层次的不同，以及学生素质的不同，并结合一些临床教学活动岗位的特殊要求，客观、公平地综合评价学生；按综合评定结果，优先选派学习成绩优良、仪表端庄以及特长鲜明的学生到综合性大医院、技术先进的医院和特色医院进行临床学习活动，合理使用临床教学医院资源。合理安排临床教学机构，增加临床教学安排的透明度，以原则性和学生志愿相结合的方法安排学生的实习，这样才能使每位学生都选择到最适合的临床岗位，为学生的临床学习及就业创造条件。

三、临床教学活动的管理

临床教学活动管理制度包括临床教学活动名额分配制度、临床教学活动前培训制度、临床教学活动检查制度、优秀学生评选制度、临床教学活动请假制度、临床教学活动学分规定、优秀带教老师评定标准、学校临床教学活动管理教师管理规定，以及就业信息、就业推荐、就业招聘会等管理制度。

（一）临床教学活动前管理

学校应设置专职教师负责临床教学机构的联络与管理工作。临床教学活动管理老师利用检查临床教学活动、组织教学医院座谈会、参加相关工作会议等机会，积极联系、落实临床教学医院。在对临床教学医院进行实地考察后，学生进入临床教学活动前半年，学校应该与临床机构达成临床机构教学活动预定协议，临床教学活动前至少提前一个月签订临床教学活动正式协议。

（二）临床教学活动过程管理

学校临床教学管理老师应经常到临床机构、相关岗位检查临床教学活动，了解临床教学活动进展情况，学生对所安排的临床教学活动科室、内容的满意情况，定期召开座谈会了解学生的学习、心理、生活；经常与护理部、科教科、临床带教老师沟通，了解临床机构对学生提出的要求和学生的表现情况。临床机构带教老师对在岗学生进行日常管理，掌握学生的心理及学习情况。学生临床机构推选有管理能力的学生担任临床教学活动组长，协助学校与临床机构进行管理，组长在学校、临床机构护理部的领导下，起到上传下达作用，督促同学遵守学校、临床机构的各项规章制度，并及时向学校、临床机构反馈本组临床教学活动情况。

（三）临床教学活动效果管理

1. 规范临床教学活动

教学管理包括入科教育、操作示范、出科考试、以"问题为中心"的教学方式、写临床教学活动笔记、临床教学活动总结。学校可规定带教老师职责，要求临床机构选择专业护士全程带教，带教老师应协助学生完成基本临床教学活动内容，引导学生尽快适应环境，帮助学生完成从学生到护士的角色转变，并使学生潜移默化地了解临床工作中涉及的法律问题。组织教学查房，帮助学生选择典型病例，让学生列出护理诊断、制订护理计划、实施护理措施。临床教学活动结束后，由护理部作出临床教学活动鉴定。

2. 临床教学活动的基本要求

学生临床教学活动的基本要求包括完成临床教学活动计划，积极主动参与临床护理工作，注重实际工作能力，写岗位临床教学活动小结、护理病例、临床学习总结，参加医院组织的学术报告会、医疗事故原因分析会等。

3. 临床教学活动后期管理与考核

学校应加强对临床教学活动后期的管理和考核，临床教学活动后期管理一直是较难处理的问题，为了解决这个问题，可以让学生在临床实习完成之后进入专业定向临床教学活动考核阶段，并完成临床教学活动报告，最后纳入毕业考试成绩。加强临床教学活动后期的管理，能够促进学生在定向临床教学活动单位就业。

（四）临床教学活动质量评价

可以采用多种途径评价临床教学活动质量，例如学校老师反馈、临床机构带教老师反馈、学生座谈会反馈等。

1. 学校老师反馈

学校临床教学管理老师要经常到各临床教学医院检查临床教学活动，组织学生座谈、填写临床护理带教质量评价表，听取学生意见，检查临床教学活动计划实施情况和临床教学活动纪律。每一轮临床教学检查后，都要对检查结果做出总结，将学生临床教学活动的综合表现及临床护理带教质量评价结果反馈给学校。

2. 带教老师反馈

临床机构护理部、临床带教老师反馈学生对知识融会贯通能力、适应护士角色能力、技术操作能力、思想品德等方面的表现。

3. 临床实习生座谈会反馈

临床教学活动期间及结束后召开临床实习生座谈会，交流临床教学活动的感受、临床教学活动工作安排方面的成功和不足，提出对临床教学管理工作的意见和期望。

四、临床教学活动前准备工作

(一)临床教学活动前培训

尽管大多数临床机构会组织岗前培训，但学校也需要重视学生在临床教学活动前的各项需求。

1. 技能强化培训

在进入临床前，集中训练学生临床岗位中常见的护理操作项目，让学生迅速提高专业操作技能，更快地进入工作状态。

2. 礼仪强化培训

集中进行社交礼仪、护士职业礼仪、人际沟通等方面训练，通过礼仪强化培训使学生在临床工作中表现得更加大方得体。

3. 心理素质培训

护理专业学生在学校经过三年专业理论学习后，进入临床实习时大多都有焦虑和恐惧的心理。为了更清楚地了解学生实习前的心理状态，应对学生进行心理评估，对特殊学生(特困生、单亲生、内倾人格者)做心理问卷调查，按调查结果对学生进行个体咨询和团体咨询，给每一名学生建立学生心理状况档案。

(二)临床教学活动前思想教育

1. 实习前思想动员教育

组织临床教学活动前动员大会，讲解现代护理教育特点和现代临床护理理念、临床实习教学管理有关规定、临床实习生管理有关规定及临床教学活动管理要求、临床教学活动管理工作的分工和职责，并对历年临床教学活动情况及典型事件进行分析。

2. 临床教学活动制度纪律教育

组织学生学习《临床实习生守则》和《临床教学活动管理条例》，要求每一名学生仔细阅读守则和条例，让学生热爱自己的职业，在临床实习过程中掌握疾病的诊断及护理方法，保持良好医德作风，遵守相关的行为规范。

3. 承诺诚信教育

培养学生正确的职业理念、职业态度、职业素质和职业作风。签订《临床实习承诺书》，承诺书界定了学生在临床实习期间的责任、权利、义务，警示学生临床实习期间认真谨慎，防止差错事故，坚持管理诚信、环境诚信、教学诚信、活动诚信。

（三）以临床教学活动为基点开展就业服务

在临床教学活动中开展就业指导工作，以临床教学促进就业，是临床教学活动管理的一个主要目标。在临床教学活动管理过程中重点树立理性就业定位的观念，使学生能正确地自我评价，准确定位就业方向，适当调整期望值。教育学生从实际出发，调整好心态，分析自身的优、劣势及发展潜力，合理定位，树立先就业、后择业、再创业的观念。帮助学生正确认识和处理在就业过程中可能出现的问题，通过开展就业指导专题讲座、就业指导咨询、就业形势报告会等方式积极引导学生认清当前就业形势，树立正确的就业、择业观。关注临床机构用人需求信息，促进学生就业。

组织有关教师参与临床教学活动检查走访，加强与医院的沟通联络，通过各种渠道获取医院就业安置意向信息，积极推荐学生在临床教学医院就业，将临床教学活动管理与就业推荐相结合。建立学院-辅导员-学生之间的长效联络机制，充分利用网络、简讯等形式及时向学生传递有关就业形势、政策。开发网络联系平台，通过电子邮件发送学生简历，协助学生参加网上面试。利用学校网站，整合有效的就业信息资源，提高信息的有效性和时效性，为学生提供更多的就业信息。使学生在临床实习期间也能及时获得相关就业信息，同时通过这一渠道对学生的就业状况进行追踪调查。通过临床教学活动管理与临床教学医院建立良好的沟通机制，促进医校联合构建临床教学活动基地，为学生创造良好的学习环境，增加就业机会，提高学生就业率。

第二节　临床机构准备

临床实习是学生将理论知识向实践能力转化的必经过程，目的是培养学生的独立工作能力和实际操作能力。临床机构需要在实习开始前制订好临床教学活动计划，选拔优秀的带教老师对学生进行集中岗前培训。岗前培训是学生步入临床实践之前的集中强化培训，抓好学生岗前培训的教育和管理，对于提高临床实习质量有非常重要的作用。临床机构可以从临床技能强化、礼仪培训、人际沟通技巧培训、法律培训、心理教育、制度教育、安全教育和思想教育等方面对学生开展岗前培训。

一、制订临床教学活动计划

临床实习是护理专业学生学业生涯的重要组成部分，也是不可缺少的关键环节。因此，这一阶段对实习生的临床教育尤为重要，需要临床机构加以重视。实习生的整个教学管理系统应由学校和临床机构双方共同组成，双方共同负责制订实习计划、选拔和考核临床带教师资，定期研究和检查教学工作。

（一）制订实习计划

实习计划为整个实习提供指导，使学生实习时做到有的放矢，包括以下两部分内容：
1. 实习目标
要在合理利用教学资源、切实保障实习效果的原则上充分考虑学生的生理、心理及知识水平结构特点，制定有针对性的、切实可行的实习目标。让学生通过实习，熟悉护士工作程序，掌握基本专业知识和护理技能。能用所学知识和技能解决常见护理问题，并在对患者的护理中体现人文关怀。

2. 实习工作手册

实习工作手册也就是实习内容，记录了实现实习目标的具体措施。要求根据护理专业人才培养目标、专业能力培养要求，结合实习单位岗位设置要求，充分考虑临床各专科护理的特点进行编制。

临床机构应该按照学校制定的实习大纲要求，结合医院实际情况，合理安排实习科室，制定实习生轮转表，以确保实习工作的顺利开展。学生实习时间有限，不可能轮转所有科室，因此应优先安排实习生到综合实力强的优秀科室进行轮转。

(二)完善带教管理系统

为完成教学管理任务，保证教学计划的顺利实施，必须完善教学管理系统。一般临床机构的护理部应设有专职人员负责护理教学管理工作，各科室应成立带教管理组织，可由护士长任组长，由2~4名带教老师组成。

(三)规范实习生管理

临床机构应在实习开始前制定实习生管理的规章制度以及考勤制度，由带教老师严格把关并做到及时传达。护理部应规范学生请假、销假登记手续，控制学生请假时间及频率，保证学生有足够的实习时间。除了考勤管理制度，还应落实相应的工作制度，加强实习生的管理工作，避免出现不良后果。

二、带教老师考核管理

(一)临床带教老师的选拔

临床护理带教老师的综合素质是影响带教效果的重要因素。因此，带教老师必须具有良好的专业能力和专业素养。临床带教老师必须要有带教热情及一定的临床教学经验，刻苦钻研专业知识，精益求精，以严谨的治学态度，勤奋敬业、无私奉献的精神影响学生。带教老师在授课时，要做到表达准确清晰；在学生出现错误时，能够及时指出；在学生遭遇挫折时，能够耐心开导，带教老师应具备表达力、责任心、爱心及耐心。临床机构应根据对护理教师的素质要求，与学校共同制定严格的教师选拔制度和管理条例。可根据临床护理人员的学历、职称、工作经验等拟定选拔标准。采取自愿报名与科室推荐相结合的方法，由护理部组织对其进行教育理论和教学能力的考核，符合条件者临床试用，合格后聘用。对成功聘用者，在评优及职称评定上给予一定的政策倾斜，以提高在职护士参与带教的积极性。同时，每年对护理带教老师进行考核和评价，对不能胜任者及时进行调换。

(二)临床带教老师的管理

为保证护理带教质量，临床机构应建立临床教师筛选考评制度，明确各层次带教老师的认定条件，结合个人的工作年限、职称、学历及上一年实习生满意度调查等情况，综合评定，选出临床带教老师并进行集中培训。各科室可设立教学秘书，负责科室带教的管理工作，制订各实习组科室培训计划，拟定教学内容，并负责监督和落实。各科室可安排实习生进行入科考试，了解学生对本专科相关知识的了解情况，有的放矢地安排科室带教重点，以及安排出科考核，检验学生在本科室的实习效果。各科室应保留教学材料，以便于护理部评定具体科室的带教工作质量。

三、岗前培训

临床活动开始前，临床机构首先应该完成实习生的甄选工作。一般是由护理部组织专家到学校对拟进入实习的在校学生进行面试。之后，对确定来院实习的学生进行岗前培训，重点强调执业安全、安全防护知识和作为一名护士的基本素质和职业道德，强调考勤制度，与学生签订实习协议书。择优实习增强了学生的竞争意识，为优秀学生提供更好的学习条件。实习前的教育培训，则加强了学生的护理质量观和护理服务观以及个人安全防范意识，为临床护理工作做好充分准备，同时可保证临床机构护理工作的安全。

学生进入临床机构实习，生活环境发生巨大的变化，由单纯的校园走入了准社会生活环境，亦出现了新的人际关系。岗前教育一般由护理部统一进行，教育内容包括医疗机构的环境、规章制度及教育管理相关规定，力求使学生了解实习环境、实习内容，规范自己的行为，尽快适应学生角色。入院前岗前培训是帮助学生熟悉环境、尽快进入工作角色的重要途径之一。

岗前培训应着重从心理适应能力教育、职业道德教育、尊师爱患教育、劳动纪律教育、差错事故分析教育等几方面入手，给学生讲清实习的重要性和必要性，使他们明确实习的目的、任务、要求和职责。在学生入科前，护理部制订培训计划，内容包括护士礼仪、安全教育、临床常用护理技术操作、各科室常见病的护理及专科护理技术操作等，计划中将具体讲课时间制定好，以便学生按时参加，同时要求学生做好学习笔记；也可借助互联网采用线上的形式开展岗前培训。

(一) 临床技能强化

护理操作技能是临床护理的基本技能，这些基本技能的熟练程度直接影响护理实习工作。在实习前，应再次强化学习常用的护理技能。一方面加深对理论知识的理解，另一方面巩固实验课和实训课所学的操作技能，弥补原来练习的不足。带教老师对学生的错误操作进行及时纠正，使学生掌握正规的护理操作技能。既往的实践表明，经强化训练的学生进入实习临床机构后，能更快适应护理工作，更容易受到带教教师的好评，取得满意的实习效果。

实习生进入临床机构前，应对其操作水平进行评估，针对学生掌握不足的基本操作，集中统一强化训练，考核达标后，再让学生进行临床实习，不仅能巩固学生所学的知识，增强学生实习信心，同时也能提高学生实习操作的能力。临床机构可抽调各临床科室具有带教经验的教师同学校培训中心教师一起，对学生进行临床技能操作专项训练，内容包括医疗文书的书写、外科无菌操作、体格检查、穿刺操作及心肺复苏术等，按操作规程反复练习并进行考核。在培训的过程中，可联合使用多种教学方法，既可以有理论联系实际的老师示范操作，还可以进行学生相互纠正的技术比武，选出动手能力强、理论知识扎实的学生充当"小教员"进行小组分组练习。实践证明，入院前集中对学生开展实践技能操作培训是必不可少的，可为临床教学活动的顺利进行提供技能保障。

(二)礼仪培训及人际沟通教育培训

礼仪培训有利于学生更好地进入护士角色。临床机构可聘请相关教师对即将步入实习岗位的学生进行护理礼仪教育，使学生对实习工作中遇到的护理礼仪方面的问题，如实习护士的仪容、着装、姿态、语言等有更深的认识；加强学生职业礼仪的修养，有利于帮助他们树立正确的职业观，在未来的工作中构建和谐的人际关系，创造良好的工作环境和成长环境。

学生在实习过程中要面临各种各样的现实关系，如护患关系、医患关系、医护关系、医医关系、护护关系，要学会把人际沟通课程中所学到的知识用于应对和处理这些关系的实践中去，所以很有必要在实习前对学生进行人际沟通的再教育和培训。讲清处理好人际关系与护理工作之间的内在联系，培养他们文明实习、礼貌待人、谦虚好学的品格，让他们多与带教老师、患者或者医生沟通，同时注意沟通的技巧，处理好医疗机构内与带教老师、患者、医生等的关系。通过教育，引导学生尊重带教教师，关爱病人，学会在临床实践和护理操作中应用各种规范性的语言，以此提高学生的综合素质。

(三)法律培训

为了患者的安全，也为了更好地保护自己，临床机构应该邀请专业人士对学生进行护理、医疗相关法律培训，将《医疗事故处理条例》《护士条例》等相关法律结合案例进行讲解。医疗法案既是护士的"约束棒"，又是护士的"保护伞"，法律培训有利于学生了解自身的法律权利及义务，增强法律意识，树立法律观念，防止或减少出现不必要的法律纠纷。

(四)心理教育

进入医院实习前，多数学生会产生既兴奋又焦虑的情绪。实习医院的环境是陌生的，带教老师是陌生的，病人的态度是难以预料的，学生容易产生惧怕的心理。针对这些问题，临床机构应帮助学生解决心理障碍，充分做好心理准备，帮助学生成功迈出实习的第一步。针对学生不同的心理问题，医院可采用不同形式的疏导措施，组织专题讨论会或采取个别座谈交流的方法，帮助学生提高实习认识，并对学生提出具体的要求和希望，建立实习小组周汇报制度，加强对实习过程的监督和管理。

(五)制度教育

临床机构的工作具有其特殊性和高危险性，因此，学生们在进入临床机构实习前，应学习相应的规章制度，比如实习守则、医院会议制度、请示报告制度、查对制度等，增强工作责任心，避免事故发生，尽快适应临床工作。临床机构应该为学生介绍其具体情况、各病区病种的特色、带教老师的有关情况、相关制度和注意事项，结合以往实习中的经验教训，从正反两方面分析护理差错的原因，强化"三查七对"的操作规程，强调护理工作的责任意识和谨慎仔细的实习态度。制度是教学工作能顺利进行的有力保障，入院前让学生了解医疗机构的各项规章制度及学生管理相关制度，可以提高学生的自觉性，规范其行为，减少学生在实习期间违纪现象的发生，起到防微杜渐的作用。另外，学生了解医疗机构的各项规章制度、科审制度、操作制度和管理制度，也能更好保证实习工作的顺利进行。

（六）安全教育

安全教育包括医疗安全教育、消防安全教育以及人身安全教育。随着医学知识的普及以及人们法律意识的增强，临床带教过程中存在着特有的医疗纠纷隐患。这对医疗机构的医疗、护理等方面都提出了更高的要求。通过医疗相关法律学习，使学生明确自己的职责，明白医疗事故的危险性、责任及严重后果，帮助学生提高防止医疗差错事故的警觉性和对病人的责任感。同时，熟悉医疗机构安全通道的分布、消防设施的使用、消防安全知识以及个人人身安全的保护措施也不可或缺。

对学生进行护理安全教育，树立临床机构工作"安全第一"的观念，提高学生的风险意识，严格执行护理规章制度，如查对制度、交接班制度、急危患者抢救制度、分级护理管理制度等，防止护理差错和事故的发生。护理工作由于职业性质和特殊的工作环境，在工作中有潜在的职业危害。学生从学校学习进入医院工作，非常缺乏自我安全保护意识。因此，岗前培训应培养学生具有对职业危害的防范意识，自觉做好职业防护，可以通过讲座、影像、事例讨论等多种形式进行防护教育，如对锐器损伤的防范和处理，医疗废物的处理，药物伤害的处理等。

（七）思想教育

学生进入临床机构实习后，由单纯的学生角色转换为既是学生又是实习护士的双重角色，思想上也需要做一定的转变。针对实习期间学生可能发生和遇到的问题，对学生进行思想教育，请临床机构相关科室的老师讲解如何处理好与带教老师、病人、同学之间的各种关系，如何更好地和患者沟通等，借此加强学生社会角色的适应能力。医务人员的一言一行都直接影响到外界对于这一群体的看法和评价。只有从实习就开始培养良好的医疗作风和高尚的医德，做到"急病人之所急、想病人之所想"，才能使其明白"健康所系、性命相托"的真正含义。

第三节　教师准备

临床教师在准备临床学习活动时应考虑许多因素，不仅需要为学生实习做好准备，同时也要尊重患者的需求。本节描述了临床教学人员的角色和责任，以及让学生和教职员工为临床学习活动做好准备的方法。

一、熟悉临床环境

（一）了解临床教学活动背景

典型的护理教育计划中，临床教师和学生在临床环境中构成一个临时系统。临时系统是指一组在有限时间内共同完成一项复杂任务的两个人或多个人。临床教师在临床中有多重身份，他们不仅被患者视为护士，但他们还有另一个重要角色——教育者。

学生需要了解并遵守临床环境的既定程序、政策和规则。临床教师应帮助学生尽可能多地获取学习机会和学习资源，同时预防学生犯错，保护学生免受批评。通常，实习生会指出护理人员的实践与课堂所学的标准或程序之间的差异，对此，教师需要从解决临床问题的角度来解释这些差异，而不是提供价值判断。如有可能，临床教师应给学生树立临床中有卓越专业精神的正面教职员工榜样。

临床教师和实习生都是医疗机构的重要资源。实习生也许是该临床机构未来的潜在雇员，许多临床机构的管理者会在实习中观察学生的表现，积极的临床学习经历可能会鼓励实习生考虑未来在该机构工作，临床教师可以对这种选择产生强大的影响。

然而，许多临床教师没有认识到自身工作的重要性。他们希望实习生充分参与所有活动，承担病人护理责任，承担与工作人员相同的工作，完成与工作人员相同的护理任务。然而，向刚刚进入临床的实习生传达这些看法，可能会在让其产生自我怀疑、沮丧和不满。

临床教师必须让学生体验真实的临床护理实践，了解当代护理教育的性质，让学生了解当前医疗护理环境中所面对的挑战和亟待解决的临床问题，这将有助于学生更有效地融入临床护理的真实情况。

（二）熟悉临床环境

临床教师应该熟悉教学场地的设备和技术，并熟悉机构环境、政策和程序；应该做到能够识别患者群体的特征，熟悉机构通常的活动时间表和节奏，熟悉可用于产生预期结果的学习机会类型，了解机构中其他的医疗保健专业人员以及其他学生的情况。

大多临床机构会安排临床带教老师参加定向课程，课程内容通常包括澄清政策，例如学生是否可以静脉注射药物；审查文件程序和安全程序。只有证明学生有相应设备（如输液泵）的操作能力时，才可让教师指导学生使用设备，原则上所有设备的使用均需要临床教师和学生合作完成，学生单独使用设备可能会造成不良后果。

二、做好角色界定

一般情况下，患者的护理责任仍由临床机构的工作人员承担。如果学生被分配进行与特定患者护理相关的学习活动，则通常作为初级护士的工作人员对该患者的护理负责。学生对自己的行为负责，但临床教师和学生应合作，确保满足患者的需求。临床教师将患者的状态和需求告知学生，鼓励学生就具体的患者护理要求向工作人员提问，分享关于患者护理的想法，并报告患者状态和情况的变化、自己无法完成的任务，以及需要协助完成的任务。

三、了解学生

(一)了解学生水平

临床教师需要了解学生的受教育水平和经验,以便对学生的表现有合理的期望。初学的学生需要更多的指导,临床教师可能会收到较多的问题和帮助请求。有经验的学生则可能更需要问题解决和临床决策的指导。收集学生的这些信息可以帮助临床教师更好地规划时间、预测学生的需求。临床教师应该与学校教师保持联系,了解具体的教学需求,了解哪些特定任务或活动是允许学生做的,哪些是不允许的。这些可能受教学计划、临床机构政策、课程顺序或具体某一天学习活动的影响。

(二)了解教学目标

临床教师应该主动了解临床学习活动的总体目的和预期结果。具体可以参考学生的实习计划、实习目的和实习大纲。了解临床课程的具体目标可以更好地促进学生完成学习任务。例如,学生有进行肌肉注射的特定学习目标,临床教师要在患者当天需要注射时通知学生,以使学生能够利用此机会学习。

四、塑造积极形象

临床教师要成为学生的积极榜样,要有强烈的事业心和责任感。临床教师的思想品质、事业心、责任感会对学生起着潜移默化的影响。因此,要求临床教师从思想上重视教学,具有强烈的事业心和进取精神。临床教师在工作中要以身作则,一丝不苟,尊重病人,做学生的榜样。

一些经验丰富的护士在护理时可能会走捷径,学生容易从这些老师那里学到不良的护理习惯。如果发生上述情况,临床教师应指出在程序中省略了哪些步骤,并与学生讨论这样操作的理由。通过这种方式,学生学习如何像护士一样思考,这对实习生来说是一个宝贵的学习机会。

临床实习时间非常有限,临床教师应对学生讲明实习的重要性,使学生在有限的时间内得到具体指导,在实习过程中有目的、有重点地进行学习,少走弯路,逐步积累经验。临床教师应该为学生树立行为榜样,以实现培养学生专业角色发展方面的目标。

五、明确工作评价的意义

临床教师在评估学生表现方面发挥着重要作用,必须对学生的临床表现进行过程性和总结性评价。过程性评价是指在学习过程中对学生进行反馈,其目的是帮助学生提升表现。总结性评价是指在学习过程结束时对学生的整体表现评价,是对学生学习成果的价值判断。总结性评价通常会决定学生的学业成绩或人事决定。

临床教师应该在学生的实习过程中关注其一举一动,不仅要及时表扬,也要指出他们犯的错误,或提出改进建议。学生需要即时的描述性反馈来提升他们的表现,因此临床教师向学生提供这些信息是很有必要的。教学工作结束后，临床教师有责任做出总结性评价。临床教师应该根据学生的表现给出分数，给予学生恰当的评价。

第四节　学 生 准 备

临床教师有责任协助学生为临床学习活动做好认知、心理和情感准备，并在学生进入临床领域之前评估准备的充分性。学生准备工作可能包括以下一项或多项任务：从病历中收集信息；采访患者和家属；评估患者需求；复习相关的病理生理学、护理学、营养学和药理学教科书；完成书面作业，如患者评估、护理计划、概念图或老师设计的准备表。

一、认知准备

学生在进入临床机构实习前，一般具有以下特点：

(1)专业知识不平衡。经过系统的在校教育培训，学生对护理专业的发展和护理新技术及护理科研有了一定程度的了解。在校学习期间，各种护理实训课使学生们完成了书本知识转化成规范的技术操作的过程。学生所掌握的专业知识主要是专科理论知识，相对临床护理工作实际中的护理服务需求还相差甚远，主要是缺少病人病情观察和预见能力，专业性护理沟通能力，以及专科疾病的护理技能。

(2)思维活跃，接受能力强。新生代的护理学生思维较为活跃，接受新事物的能力强，具备在短时间内查阅大量信息、整合信息的能力。他们接受和掌握新知识新方法的能力强。

(3)自我意识强，缺乏团队意识。在临床工作中，学生在做事和思维方式上都明显地表现出以自我为中心，凡事强调自我的感受，期望他人能按照自己的意愿去做事。学生一般具有很强的自尊心，对自身的评价常常高于周围人的评价，凡事强调自我的作用，而忽视团队协作。故而在进入临床机构开展临床教学活动前，学生应该从以下几个方面做好准备，以便更好地开展临床工作。

(一)巩固理论知识

护理是将理论知识和实践技能相结合，把理论转变为技能并且更侧重技能的一门学科。学生在校期间侧重的是理论知识的学习，而在临床实践中注重的是实践技能的提高，要做到两者的有机结合，必须打好理论知识基础，才能在以后的临床实习中熟练运用、随机应变，并且保持知识的完整性和连续性。

学生在校期间已经完成了护理学基础、内科护理学、外科护理学等专业课程。这些课程对接下来的临床实习，以至于今后的工作，都起到非常重要的作用。但是，医学护理知识系统庞大、琐碎繁多，并且学习的周期很长，所以学生在进入临床实习之前都会有不同程度的遗忘，而临床实习又需要用到这些知识，所以，理论知识的系统复习就显得非常有必要。

学生在校学习的时候采取的是分科目学习方法，知识是相对独立的。到了实习阶段，则要做到把知识融会贯通。为了达到这个目的，学生可以将临床所见疾病和在校所学结合起来。比如，学生轮转到呼吸内科，接触到一名肺气肿的病人，除了上班时间在科室了解该病人的基本情况以外，下班以后还应找到教材上涉及肺气肿的所有内容，按照定义、分类、病因、病理生理、临床表现、治疗原则、护理诊断、护理措施、护理评价等几大块内容进行整理并复习，这样就可以对该病有一个系统全面的掌握，同时，将复习到的理论知识与科室所见到的具体病例进行一一对照，做到理论和实践的真正结合。

为了更好地将理论知识运用于实践，使学生实习前能将有关理论得到巩固，学校每月可进行一次理论综合考试，涉及基础护理和各专科护理内容，使学生对在校期间所学的医学基础和护理知识有一个温习、融合和巩固的过程。

（二）强化护理技能

护理专业技术实训作为一门课程，通常安排在学生实习前一个学期进行。实训课程重点练习临床机构护理工作中最常见和使用最多的基础护理操作，如压疮的预防、生命体征的测量、无菌技术、静脉输液，以及各种注射、吸氧、心肺复苏术等。通过强化训练，可以使学生的操作更加熟练，对临床实习更加有信心。学生还可以通过观看临床技术操作教学视频，复习课本上详细的操作步骤，以及同学之间开展无实物模拟练习等方式，加强自己的护理技能。

学校应安排专业的技能培训教师对学生进行强化培训，开放学院的技能实验室，为学生提供训练场地，让学生进行实习前操作强化训练，提高临床操作水平。同时，临床机构也应组织岗前技能培训，进一步巩固提升学生的护理操作技能。具体内容见第二节临床机构准备。

（三）其他能力培养

1. 语言沟通

护理工作是为人的健康进行服务的，护士需要花很多时间与各层次人员进行沟通，不仅需要扎实的理论知识和娴熟的操作技能，而且要具备良好的语言沟通技能。因此，要求学生在校学习期间，多多练习沟通技巧。如在护理操作练习中，进行角色扮演，演练护患之间的沟通。日常生活学习中，体会学生与老师、学生与学生之间的沟通。让学生充分认识到，沟通是形成良好第一印象、建立良好护患关系、圆满完成临床实习的关键。

2. 文书写作

护理人员要经常书写各种护理文书，提供病人的信息资料。为保证护理文书的清晰性和规范性，实习前，应对学生的文字书写能力进行训练，每周可安排 2 学时的写字课，正确使用规范汉字及标点符号，逐步练习用医学术语描述病情，书写交班报告、护理记录等，由简单到复杂，循序渐进地练习，让学生体会到护理工作的严谨和细致。

二、心理准备

临床实习是学生从学校进入社会的学习过渡阶段，在这个阶段学生需要直接和患者打交道。实习前，学生面临角色转换、就业选择、人际关系调整等多方面的压力，会产生不同程度的情绪反应。学校和教师应该对学生进行针对性的心理干预教育，通过各种形式消除学生实习前的紧张情绪，改善学生们实习前的心理状态。针对学生该阶段的心理特点，采取相应的疏导措施，因势利导，让学生平稳渡过实习前这一特殊时期，为学生即将走上就业岗位奠定良好基础。

(一)护理专业学生临床实习前存在的心理健康问题

临床实习是护理学专业学生从学校走向社会，从理论走向临床实践的必需环节。学生由于自身专业经验不足，对未来实习生活的不确定性，尤其是在实习即将开始这一段时期，将会面临着环境改变，学习模式变化，角色转换和心态调适等一系列的适应性问题，加之护理工作专业性强，技术操作要求严格，学生在实习后期面临就业压力等问题，容易引发胆怯、心理紧张、焦虑以及抑郁等情绪。

(二)影响学生实习前心理健康状况的主要因素

临床护理工作具有特殊性，在真实的临床环境中，面对患者进行护理操作，学生总是担心自己掌握的知识不够全面，专业操作不够规范熟练，害怕由于不当的操作给患者带来伤害。同时，由于职业防护知识的欠缺，学生担心自己感染上疾病。临床护理是一项需要经常与患者、家属以及其他工作人员的密切交流的工作，学生由于社会经验不足、专业知识储备不够，会担心在沟通时出现差错，如不当的解释会给患者的身心健康带来负面影响。此外，在情感方面，学生会在目睹无法有效治疗后患者的痛苦和死亡时感到无助。社会上的医患、护患矛盾事件的影响，导致学生在进入临床前产生心理压力。有研究发现，临床实习前，影响学生心理健康的压力因素排在前5位的为：担心操作技能不熟练、担心处理患者紧急情况能力欠缺、担心实习中出差错事故、担心理论知识不能满足工作需要、担心不能进行有效的临床沟通。因此，在进入临床环境前，应对学生进行岗前培训，规范学生的基础操作，加强心理教育、职业防护及死亡教育；积极构建临床护理带教老师的准入标准及培训体系，在带教过程中尊重护生，维护其个人权利，帮助学生建立良好的人际关系；学校及临床机构相关部门应建立反馈渠道，了解学生的需求及面临的实际问题，以提供必要的支持与帮助。通过这些努力，为学生营造良好的实习环境，降低应激水平，提高实习质量。

(三)心理干预有助于提高学生实习前心理健康状况

学生实习前存在心理压力因素，致使心理健康状况不佳，不仅会影响当前的学习状态，还会影响其后的实习效果。因此，有必要在实习前采取一系列干预性的措施，提高学生的心理健康水平，帮助学生以更积极的心态面对实习。可采取以下干预措施：

(1)举办讲座。聘请临床护理学专业教师、医院护理管理者和实习生代表为学生做专题心理讲座，可针对护理职业信念和价值观、护患沟通、职业防护、死亡与临终关怀，以及护理相关法律知识、临床中急危重症患者的护理实例等内容展开。

(2)建立沟通平台。建立师生互动沟通平台，每周召开班会，听取学生关于实习的想法，及时了解学生在实习前遇到的种种问题，并给予帮助解决。积极引导学生自我教育、自我指导、自我调适，使其积极面对实习生活，培养积极良好的健康心理。

（3）心理咨询。与学校大学生心理健康工作室联合，为学生提供心理咨询，及时疏导学生的心理问题和困惑。

三、签署安全承诺书

为把好实习之路第一关，走好职业生涯第一步，学生需要在实习前认真学习学校制定的关于实习工作的规章制度，签署安全实习承诺书。

（1）承诺恪守职业道德。要为患者提供优质护理服务，给予患者细心而周到的照顾；要诚实慎独，谨慎行事坚持原则，不做违背职业道德品格和职业规范的事。

（2）承诺尊重师长，礼貌待人。要服从科室工作安排；遵守医院的各项规章制度。

（3）承诺不擅自进行技术操作，保证在带教老师的指导下，严格遵守操作规范。

（4）承诺遵守医院的劳动纪律，不擅自脱岗和串科，不私自调班。不迟到、不早退，按时交接班。遵守请销假制度，不得无故旷工。

（5）承诺保障医院财产安全和工作安全。

通过实习前的一系列培训，加深学生对护理工作的理解，认识临床实习生应具备的基本素质和要求，增强责任感和信心，缩短适应临床实习生活的时间，为学生的角色转变奠定基础。同时，也可防范教学安全隐患，减轻实习临床机构的教学负担，为实习教学计划的实施打下坚实的基础，使学生能以健康、积极向上的心态完成实习任务。

（杜祎鑫）

第五章 临床实践情景中教学的组织管理

护理学生的实践场所主要在医院和社区卫生服务中心。临床教学的组织工作通常由学院和医院(社区)教学办公室或医教科和科室共同管理。实习为学生提供了在特定实践环境中提升临床实践技能和临床判断的机会,也是护士的多重实践角色的职业社会化机会。学生的临床实习需要得到有效的管理,要把握好实习的每个环节,促进实习任务顺利完成。

第一节 带教老师指南

临床带教老师需要了解自身的责任,熟悉临床实习计划的制订方法,理解临床实习的带教策略,如沟通、思考、任务安排、实习评估等。

一、参与临床实践人员的责任

(一)临床带教老师

临床带教老师的角色包括教师、学习促进者、资源人员和共同评估者。临床带教老师指导实习生学习,与他们一起确定目标,并确定为达到目标需要组织的活动和完成的任务。

作为一名教师,带教老师通过在实习生现有知识和技能的基础上,为其提供各种实践机会;还要分享知识,展示技术,特别是所在科室所特有的护理技术。在整个临床实习过程中,带教老师的专业技术表现是实习生学习的榜样,带教老师应鼓励学生在实习时反思他们的学习经历。

作为学习的促进者,带教老师要运用专业知识监督和管理学生,帮助学生了解护理标准、优先事项和临床环境特有的实践等。尽可能帮助学生消除实习过程中的阻碍,保证实习顺利进行。

作为一名资源人员,带教老师为实习生提供学习资源,如帮助学生获得职业信息,运用自己的社交网络来帮助实习生融入科室。

作为共同的评估者,带教老师应不断向实习生提供反馈,并鼓励实习生进行自我评价;定期召开实习会议,并在现有进展的基础上制定新的目标;带学生进行自我评价。

(二)病区护士长

护士长在科室中挑选领导素质及专业素质方面表现非常出色的护士为实习生带教。带教老师的工作能否顺利完成，取决于他们为实习生提供优质学习资源的能力。带教老师除了承担临床工作任务，还承担着管理学生的责任，因此护士长需要调整任务分配，定期与带教老师交谈，确保他们承担的任务与能力相符合，并对实习生进行适当的指导和监督。

（三）实习生

在实习开始前，实习生应分析自己当前实践水平，并根据课程目标和要求确定自己的实习内容。实习生将实习目标清晰地告诉带教老师，带教老师据此为实习生提供最佳指导，使他们能够实现目标。实习生需要寻找合适的机会，如实习讨论会、科室小讲课、交接班等，持续获得来自带教老师的监督和反馈。

（四）学院联络员

实习课程的学院联络员负责整体监督实习生的实习状况，为护士长选择带教老师提供指南方针。一旦带教老师和实习生互选完成，学院联络员就开始与每个带教老师沟通，为他们提供关于课程和学习目标的全部细节。学院联络员之间的联系以及与带教老师的沟通，既有助于带教老师和学生之间建立信任关系，也方便迅速发现和解决实习过程中的问题。

学院联络员定期召开实习生会议，检查工作进展，并讨论如何提高工作能力。学院联络员与带教老师一起，审查和评论学生的日志，提供反馈，为每个学生在实践中的表现提供一个最终的正式评估。

二、实习计划的制订

实习期通常持续数月甚至一年，学生想要利用好这段时间，就要有意识地规划实习过程。实习计划应该是循序渐进的，通过具体目标实现明确的阶段性目标。计划的组成蕴含着带教老师的期望，实习生与带教老师的关系会随着时间的推移而发生改变。

带教老师希望主导教育过程，实习生则习惯由带教老师为他们设定实习方向，难以自己承担起学习责任。当学生开始在设定目标和确定可能的学习经历方面扮演更积极的角色时，带教老师的角色就转变为合作者，在实习过程中对学生起支持作用，实习生自己掌控自己的学习，只在必要时咨询带教老师，这一过程从本质上培养了学生的自主学习能力。

实习目标和课程目标是根据实习环境性质进行细化的。在制订计划时，需对实习生的初始水平和带教老师自身实践的优势、局限性进行详细评估，得到适用于各种环境的实习计划，例如时间管理、优先级设置、诊断推理和决策技能等，都必须纳入计划中。

（一）课程设置及课程目标

实习经历旨在让学生展示课程目标的实现情况。课程目标因实习所在的组织和/或单位的不同而不同，如急性护理实践的具体目标就因家庭护理或康复场所而不同，但这些实践都会在课程目标及实践目标中体现出来。

带教老师可以通过描述常见的诊断、治疗、测试、疗法，科室中的药物，科室中需要掌握的技能、程序、常见疾病、常见疾病的恢复过程，在本科室的预计住院时间，因为何种原因延长了住院时间等，促进实习计划的制订。实习生需要掌握与患者沟通的方法、使用或制作表格的方法、计算机使用方法等。为了使实习顺利进行，实习生还要了解医院和科室的文化，包括行为标准、职能部门、正式或非正式权力结构等。

(二)评估实习生的基础水平

带教老师在制订关于实习生的初步计划时，希望与学生一起探索学生已有的临床实践经验，如：哪些实习经历让实习生感到愉悦？为什么？哪些方面需要进一步改进？想发展哪些特殊的实践技能？哪些任务对实习生来说存在困难？为什么？让实习生介绍临床实习经历中的具体案例，有助于带教老师对学生进行初步评估，当然，具体的评估还需要观察实习生的临床操作来完成。

与制订临床实习计划同样重要的是，带教老师要了解实习生想从实习中学到什么，本次实习的个人目标是什么，希望收获到什么，想要什么样的经历，等等。

在实习的第一周，带教老师应该根据科室常见的护理需求为实习生选择任务，包括典型的治疗方法、药物、实习生对患者护理的方法、实习生知识和技能现有水平以及人际沟通技巧。带教老师还利用这个机会对实习生优先安排护理活动及有效管理时间的能力进行评估。每天实践活动结束时开展临床讨论会，汇报一天的工作，可以了解实习生的思维过程和临床决策技能。这些观察到的结果成为确定实习生实习目标的基础。

(三)带教老师的自我评价

带教老师应探索为实习生选择自己感觉舒适的临床情况和自己力求进一步发展的领域，以避免中途放弃。同时，带教老师应就这些问题与实习生讨论自己的发展计划，使实习生认识到每个人在护理专业领域都要不断学习，不断进步。

如果带教老师在带教过程中有和实习生类似的经历，则需要评估自己曾经的表现，确定哪些工作做得好，哪些工作做得不好，以及将要在这次带教工作中做出哪些改变。

三、基于成功实习经验的带教策略

(一)带教老师的作用

在实习的初始阶段，实习生开始适应科室工作的节奏和流程，带教老师可以为他们提供最大程度的支持。这是带教老师评估实习生的知识和临床技能水平的阶段，也是带教老师和实习生相互了解并形成互相促进关系的阶段。在这个阶段，带教老师和学生一起制订和完善整个实习期的计划，带教老师应尽可能及时回答实习生的问题，评价实习生的表现。

在临床决策方面，如果带教老师提出问题而不是提供答案，表明带教老师要求实习生思考正在处理的问题，并测试实习生自己解决问题的能力。当实习生力求验证临床推理时，带教老师要求实习生描述观察到的信息、替代假设，以及得出结论的理由，以增加实习生对自己临床推理的自信。

实习生会模仿带教老师的操作。许多护理技术是通过带教老师对患者的态度来传达的，带教老师必须意识到自己始终是实习生的榜样，其一言一行、一举一动都会影响学生。实习生会敏锐地观察带教老师的行为，例如带教老师与患者交流时的接触方式，或带教老师与患者家属交流时所用的方法。

(二)工作量安排

实习期间，带教老师应该逐渐增加实习生的工作量，而不是在一开始就给实习生安排大量任务。而且应与学生的沟通后，确保学生有信心，并愿意更进一步提升，自愿承担责任和任务的基础上，才能增加实习任务。随着实习生责任的增加，带教老师与学生的频繁沟通，有利于稳定地为实习生提供进步所需要的支持。在实习接近尾声时，实习生的护理技能应该和临床护士相近，与刚进入临床实习时的表现相比，专业能力有很大提高。

(三)沟通能力

在临床工作的每位护士都会形成小习惯。例如，护士在开始静脉输液时，按照找血管，撕开胶带，打开胶带包装，进针之后用无菌胶带固定，然后打开输液器让液体流动的顺序进行。带教老师向实习生展示这一流程，并跟他们解释这些方法的原理，以便实习生能尽快将这些方法运用于实践，或对某种方法稍做修改，使其更加适用于自己的护理操作。

整合任务，以更加有效地利用时间，是带教老师应该向实习生传授的另外一种方法，通过鼓励学生大声说出自己的想法，促进学生更高效地管理自己的时间。当患者出现某些异常的情况时，实习生如果缺乏临床经验，很难加以辨别，带教老师通过提示，使实习生能更好地识别与应对异常情况。

(四)思考能力

随着医学模式的转变，护理已从以疾病为中心转变为以患者为中心的阶段，护理工作也已经从机械执行医嘱到关注患者的整体健康。由于临床工作繁忙，带教老师和实习生都很容易专注于工作，尤其是对技术的掌握，此时带教老师需要教导实习生像"护士一样思考"，指导实习生多观察，与患者交流，运用感官及辅助工具观察病情，及时获得有用信息。这一过程涉及时间管理、优先级设置、诊断推理、问题解决和决策技能的发展等技能，适用于任何实践背景，对专业护理实践发展尤为重要。

1. 时间管理

实习生的工作若在实习计划内，他们有安全感，一旦实习计划被打断，他们可能就不知如何调整，此时带教老师需要介入，以稳定局面，并帮助实习生重新组织实习活动。带教老师的支持和积极反馈有助于实习生建立提高专业技能的自信心。

实习生有必要在开始实习之前把需要用到的东西都记下来，以免遗忘。带教老师可以利用这个时机让实习生回顾当天的计划，并提供更高效利用时间的替代方案。随着时间的推移，实习生将不再需要任务清单的支持，而依赖于自己的记忆，这也有利于提高其随机应变的能力。实习生在行动或做出决策前，会花大量的时间与带教老师或护士长交谈，带教老师在交谈过程中绝不能挫败学生的信心，应多鼓励，找出他们不确定的问题予以纠正，避免他们在临床实践中犯错。

实习生有效利用时间的能力可能会因为焦虑而削弱（通常与害怕出错以及害怕无能有关），特别是当时间紧迫或当天的实习计划被突发事件打断时。带教老师在实习的最初几周与实习生一起计划时间，提前预测可能会出现的中断实习计划的潜在问题，并引出解决方案，这样可促进学生有效利用时间。

2. 制定优先级次序

实习生对实习计划的关注影响了其在临床工作中确定优先级的能力。例如，他们需要学习在某种情况下，什么才是最重要的，需要根据患者病情的变化采取行动，而不是每天按部就班，做同样的事情。如果患者的情况发生变化，如因检查或治疗而离开病房，导致工作中断，实习生需要学习如何调整工作计划，此时带教老师可帮助实习生预测这些变化，并使用患者护理的优先秩序重组这些情况。

3. 问题解决与决策

在对问题进行诊断之后，必须采取行动解决问题。通常，诊断推理的过程中就会产生关于如何最好解决问题的潜在解决方案，但实习生需要指导才能领会到。正如大量假设的产生可以引出对问题的最佳诊断一样，大量潜在解决方案的产生有助于确定最佳解决方案，这种解决办法必须是可行并为患者所接受的。需要注意的是，不是所有的情况都需要立即解决，带教老师应该建议实习生放慢脚步，在选择解决方案之前仔细考虑各种可能性，鼓励实习生用深思熟虑的方法解决问题和做决定，这样可避免实习生在不确定时陷入止步不前的状况。有了解决问题内在动机，实习生开始自主思考，并产生潜在的解决方案。

（五）实习评估与反馈

对实习生的表现给予反馈是带教老师的重要任务之一。在每个阶段，及时对实习生的优秀表现以及需改进之处进行反馈，可促进实习生从新手发展成为成熟的护士。实习生也可以通过从他人那里得到的反馈来进行自我评估，为自己的学习提供方向。反馈不仅仅针对可以观察到的操作行为，还针对患者照护、决策、文件书写等，既包括积极的一面，也包括消极的一面，都应该反馈给实习生，只有这样，实习生才知道什么是正确的，什么是错误的，哪些是被漏掉的，是需要改进的。当实习生遇到了困难，实习生活无法步入正轨时，带教老师应该及时与实习生沟通，询问实习生需要哪些帮助和支持，给予言语上的鼓励，使其有信心完成实习。

许多反馈是即时的，并以口头形式传递，带教老师如能提供书面反馈，对实习生是很有帮助的。反馈可以通过日志的形式，也可以采取轶事笔记的形式定期进行评论。书面反馈可以是带教老师对实习生的作业或其他测试的评语，也可以是对实习生在实习阶段表现的回顾性评论。在事情发生很久以后回顾笔记，可激发实习生对其表现进行反思。

评估与反馈的形式包括实习生表现评估、实习进展阶段性评估、标准评估；评估步骤包括选择和应用评估方法、分析结果、报告结果、制定决策、使用结果，最后是评估评估过程本身(详见第九章第二节)。

第二节 教学活动的组织管理

临床实习为实习生提供了学习临床知识、技能的机会。尽管临床护理教育的结构和发展在不断变化，但临床环境依然是护理核心课程中影响学生实习的重要组成部分。要想使临床带教顺利进行，带教老师需要有扎实的专业知识和技能，熟悉且适应带教环境，还需要与同事建立融洽的关系，培养同事对其教学方法的信任，为实习生创造积极的学习环境。

实习生进入临床机构实习，身份由学生转为实习护士，学习地点由学校变为医院，常表现出缺乏自信，对此，带教老师应该在学生实习的第一天，对科室环境进行讲解，介绍科室制度和工作内容、流程等，使实习生迅速融入科室环境。除此之外，带教老师还要向实习生介绍该科室病人疾病的类型、疾病的紧急程度、该科室护理干预的重点等。在适当的条件下，实习生可以跟着护士查房，这样，可使他们对病人及病人接受护理干预的环境有初步了解。带教老师还可鼓励实习生查阅病例，让学生了解病历的基本内容，以及学习如何获取和利用病历上的信息。

一、临床实践的基本原则

(一)不伤害原则

学生在临床机构承担的护理任务与在学校承担的护理任务完全不同。作为学生，他们在学习过程中可以犯错误，并使用试错法来掌握学习任务。但是在临床，他们需要对患者的安全负责，所以试错法根本不可行，患者的安全比其他临床目标都重要，所以学生要为临床实习做好充分的准备。实习生知识的缺乏会对患者造成潜在的危险，并且当实习生意识到自己的临床知识缺乏时，通常会变得很焦虑。

在临床，即使带教老师对临床实习进行了充分的计划，充分利用临床一切可得到的资源，实习生也做了充分的准备，仍然会出现实习生解决不了的问题。带教老师在临床教学时和学生同样担心伤害到患者，除此之外，老师还怕伤害到学生。这种恐惧往往是带教老师在学生执行各种程序之前对他们进行严格测试和密切监督的动力，但这种做法也会增加学生对教师的不信任和焦虑。不信任导致学生避免与老师互动，而当学生对某个问题不确定但又不愿与老师沟通时，就可能危及患者安全。

临床护士在工作十分繁忙的情况下依然可以做到有条不紊，他们不用时时刻刻在患者身边就可以推测出患者的需求，如呼叫器响了，他们知道是该打针、换药、拔针等。这体现出临床护士工作的灵活性和包容性，这种包容性也可以运用在临床带教中，如让实习生在不伤害患者的前提下尽量参与到临床实践，在这个过程中，带教老师可以发现实习生的错误并及时纠正，从而促进其实践能力的提升。另外，当今临床环境复杂、多变，若实习生在临床工作中犯错误，可能不是实习生能力不足造成的。因此，带教老师要时刻提醒自己，要适度包容实习生的"错误"。

要让实习生尽量参与临床实践，并降低给患者造成的危险，关键包括三个步骤。首先，指导老师必须确定实习生到达实习场所之前有足够的知识和技能储备，如果哪方面知识缺乏，则要及时弥补。其次，带教老师与学生之间必须建立信任的关系，让学生认识到追求完美是不切实际的奢望，应该自由发问，当自己犯错误时，不必担心尴尬的处境或会受到谴责，要勇敢承认错误并改正。再次，带教老师必须准备好冷静地介入，以纠正错误，解决错误带来的后果，同时不会给患者带来痛苦或削弱学生的信心。带教老师要严格遵守规章制度和各种操作规程，态度和蔼，鼓励实习生，做到胆大心细。遇到护理操作时，应由老师先操作，边操作边讲，学生学习后，老师和学生再一起操作，最后带教老师在一旁观看实习生操作，放手不放眼，这样就能保证患者的安全。

（二）患者利益最大化

实习生在学习的同时，也为患者提供照护。带教老师要鼓励实习生照护患者，计划护理活动，使患者的利益实现最大化。通过帮助学生考虑在实习期间能够为患者提供哪些附加值，鼓励学生超越自己的学习需求，重点考虑如何为患者带来最大的照护价值。例如，当科室护理人员短缺时，护理活动可能会变得手忙脚乱，如果实习生可以恰当地利用和管理自己的时间，就能够从容地应对这一状况。

临床学习过程中，实习生不可能一直为患者提供照护，实习生的角色也使得其很难跟进患者后面可能会出现的问题，因为实习生每周的排班次数有限。这个问题必须由带教老师解决，带教老师为实习生提供实习的界限，尽量确保实习生在岗期间遇到的问题能够得到妥善解决，学生如果无法完成已经开始的护理工作，会感到沮丧，实习的积极性受到打击，因此可以在课程中引入团队合作和沟通，以确保临床护理工作的延续性。

（三）理论与实践相结合

临床实践使学生能够识别为理论概念提供解释的临床经验，并可以相当熟练地将这些内容呈现给同学和老师。教师要及时发现学生将临床情况误解为某个概念，或将某个概念错误地运用于临床实践的情况，解释理论和实践的区别，通过临床案例来纠正学生对理论的理解。

（四）时间分配

学生倾向于将学习看作是首次表现或掌握越来越多可意识到的技能，因此，学生在轻松地提供护理之前，无法更多地关注患者的病情，这是比较危险的。带教老师可以通过识别在特定临床环境中提供护理时可能用到的护理技术，给学生提供应用这些技能的机会，使学生完成工作后，尽快将注意力转移到其他护理目标中去。例如，可以安排一到两个学生进行技能的轮流学习，不负责某个特定的患者，而负责测量本科室所有患者的血压，检查所有输液情况，更换所有敷料等。可以通过制作特定环境的技能列表，来满足学生学习临床专业技能的强烈需求，同时也使得在学习此项技能上花费的时间不会影响其他护理技能的学习。

二、临床实践经验选择

(一)临床资源

临床环境既是一个将理论运用于实践的环境，也是一个充满学习机会的环境，带教老师的工作是帮助学生寻找将理论运用于实践的机会。教师对教育目标、学习者能力和需求的评估及对复杂临床环境的处理决定了临床经验的成功与否。下表列出了计划学生临床任务的具体方法。

表 5.1　　　　　　　　　　　计划学生临床任务的具体方法

1. 如何评估现有临床资源？ • 在临床可以学到哪些技能？ • 与专业相关的理论内容、技能发展和课程内容有哪些潜在的学习机会？ • 有哪些预期的事件？（例如，离开病房进行长时间的检查，即将出院，可能会打断或干扰学生的学习） • 工作人员是否对特定的患者护理任务表达过担忧或警告？
2. 该实习的课程目标和相关临床目标是什么？ • 临床实习的主要重点是什么？ • 是否可以以现有的患者病例为例，将这一重点描述为更大的概念？ • 从这种情况中还可以提取哪些其他的知识？浏览课程目标和临床目标，确定两三个在实习中可能解决的其他目标。 • 学生是否有足够的背景知识(无论是从以前的课程或经验，还是从同时进行的理论课)，以应对这种情况？如果不能，是否可以提供足够的理论，以允许学生在另一种情况下安全有效地发挥作用？
3. 学习的整体环境怎么样？ • 能否将现在布置的任务和学生以前的实习经历之间建立联系？ • 从特定的临床环境中得出的哪些实习经验可以应用到另一种环境中？（例如，从患者环境中获得的哪些信息对在社区环境中为患者提供护理的护士或为因发作性疾病住院的护理人员有帮助） • 在分配任务时需要考虑人员配备问题(例如，由于生病、开会导致的人员短缺，这些问题可能会影响实习)。
4. 作为一名带教老师，什么情况下会感觉安心？ • 您预计在特定学生和/或特定患者护理任务方面需要花费最多时间的地方是什么？ • 整体任务安排是否会给学生造成安全问题？ • 在临床实习中会发生什么？如果这些事件一个或多个同时发生，是否可以管控？

续表

5. 学生群体和学生个体的特点是什么？ 　•　学生们以前有哪些经验可以帮助完成拟定的临床任务？ 　•　个别学生的表现水平如何？每个学生都能完成拟定的任务吗？ 　•　是否每个学生都有机会实现临床目标？ 　•　每个学生独立完成学习任务的水平如何？是否有学生需要特别关注？ 　•　个别学生表达了哪些学习需求？这些在任务中解决了吗？ 　•　学生是否对临床任务表达过任何特定的需求或愿望？这些可以包容吗？ 　•　学生的自信水平和焦虑水平如何？ 　•　每个学生都能安全地完成工作吗？如果不能，学生在临床工作时需要采取哪些安全措施？ 　•　患者的特殊需要是否与学生的特殊能力相匹配？
6. 有什么备份计划？ 　•　当临床情况不存在挑战性时，学生是否可以被分配给多个患者，以提供实践计划和优先级设置的机会？ 　•　是否有任何针对临床目标的科室外经验？ 　•　学生可以专注于面向多个患者的单一技能吗？ 　•　在不能进行技能操作时，是否利用案例学习？

临床学习经验的选择应考虑四个因素：课程目标、学习环境、实习地点、教师的临床专业知识和学生特点。

（二）课程目标与临床目标

课程目标体现了学生的职业价值及对知识、技能和态度的追求。临床课程的目标通常包括：①在解决问题的方法和决策技巧中融入批判性思维；②在科学的基础上发展护理技术；③与患者、患者家属和其他医疗服务提供者互动的沟通技巧；④护理中的人文关怀；⑤通过诸如倡导、启动和应对变化以及临床领导等活动来发挥完整的专业护理作用；⑥对提供医疗保健的组织环境的熟悉度；⑦决策自主权和行动问责制；⑧识别学习需求并计划满足这些需求的能力。

课程目标反映了学生在某个阶段追求实习结果的顺序，既可以用于课堂学习，也可以用于临床学习，或者可以为每个领域制定一组平行的目标。从某个角度来看，课堂目标和临床目标的分离是没有意义的，因为所有的理论知识最终都应该适用于临床实践。从另一个角度来看，"知道"所代表的学习水平与"知道如何"所代表的学习水平是不同的，因此可创建两套目标。带教老师为实习生提供实习机会，使他们朝着课程目标前进，最终达成临床实习目标。实习生在如何达到目标这个问题上有很大的自由度，这样学生在临床实践时就可以充分体验临床环境的丰富性。然而，带教教师必须了解课堂所涵盖的内容，这样才能为学生在临床环境中所从事的活动提供相关的理论知识。

（三）学习环境

学生学习护理的临床环境在以下特征上有很大差异：①敏感度和长期性；②科室工作

节奏；③患者性质；④正常的疾病发作轨迹；⑤患者需要护理的性质；⑥需要的护理干预水平(预防、康复等)；⑦住院时间；⑧技术应用；⑨护理人员和其他医务人员的工作强度；⑩护士在决定护理活动过程中的相对自主权和独立性；⑪财务限制对患者护理数量和质量的影响等方面。

不同的环境让学生接触到关于护理现象、人类对疾病及其治疗的反应以及护理过程的多种观点。学生在临床实习上捕捉到的不仅仅是一系列护理工作的印象，他们开始认识到疾病发作的全部影响，包括面对持续的慢性疾病的态度、即将死亡时的求生欲望、促进最佳功能需要的周期，以及护士在其中对患者的协助作用。这些实习经历使学生为患者提供照护的同时，掌握了相关护理技能。

照护各种各样的患者可以提高学生对疾病及其治疗的不同方式的敏感性，培养专业护士标志性的"熟练的临床知识"和"感知意识"。课堂上学习的疾病过程、治疗的知识会因在临床与患者互动而变得更加丰富。临床教师认识到一些细微差别，并以作业的形式布置给学生，可增强其理论与实践结合的能力。此外，带教老师还要与科室护士建立良好的关系，在良好关系的促进下，科室护士提出建议并支持教师的努力，为学生提供良好的学习体验。这种合作进一步提高了带教老师利用丰富临床学习环境的能力。

(四)教师的专业性

虽然带教老师是专业护理的优秀榜样，但临床教学所需的专业知识，特别是在选择学习经验方面，与床边护理所需的专业知识不同，且复杂得多。临床教学的三个基本知识领域是学科内容、教与学的过程和课程内容。教师识别现有患者情况中存在的教育潜力并指导学生的学习至关重要。此外，带教老师必须能够预测学生照顾的每个患者需要的临床知识，使学生不会因为任务太重而感到有压力(或任务太轻而感到没有挑战性)。带教老师还必须在照护多个患者时非常从容，不会出现困惑或混乱。当实习生被指定同时照顾 2~3 名患者时，带教老师的责任也会随之增加，因为要跟踪实习生的工作，确保学生和患者的安全。在急诊科，带教老师会安排学生承担轻重不同的护理任务，比如今天让一名实习生照顾病情比较复杂的患者，而另外一名实习生照顾病情较轻的患者，明天则将两名学生的任务调换。教师还要理解渐进式学习的本质，跟踪学生学习的个人需求；像诊断和响应患者的护理需求一样，识别和响应学生的教育需求，因为每个学生的进步速度可能不同。

一门课程在"垂直课程"中的定位非常重要，即如何安排这门课程的上课时间？应把这门课程安排在哪些课程之前，哪些课程之后？这样带教老师在临床带教过程中会更有计划性和针对性。如一些实习生已经学习过了母婴护理这门课程，而其他实习生没有学习过，这种情况下带教老师就应该及时调整自己的教学计划，从而使得大部分实习生都能跟上进度。此外，带教老师还要熟悉"横向课程"，如微生物学与营养学的理论课和临床实践安排在同一学期，那学生学习到的理论内容完全可以通过临床实践来得到加强和巩固。

教师还必须熟练处理人际关系，包括与学生、医护人员，以及患者和他们的家属的关系。教师在介绍患者和学生的过程中，要注意帮助患者建立被学生照顾的信心，向患者保证，学生的工作有老师指导，如果有什么问题可以请教老师。

(五)个人特征

根据以往的经验,大部分实习生都能顺利完成实习任务,但每个实习生对知识的接受能力不同,动手能力也参差不齐。所以,带教老师要根据实习生的实际能力来分配实习任务,尽量使每个实习生都能稳步地朝着实习目标前进。

带教老师可以通过学生的学习进展和在实习中的表现来评估学生的长处和短处。但在使用这些信息时,注意不要让成绩或其他教师对学生表现的评论过度影响自己的判断。毕竟许多学习成绩平平的学生在临床上表现出色,应该给予他们临床展示的机会。

任务的安排应基于每个学生在以下方面的进步:①技能的发展;②管理日益复杂的护理需求的能力;③对越来越多的患者变量的反应性;④能够识别典型、非典型的反应模式;⑤组织和管理复杂任务的能力;⑥独立作出决定和临床判断的能力。

在选择学习经历时,必须考虑学生的焦虑或自信程度。需要给焦虑的学生安排带来积极体验的临床任务,以减少他们工作时的焦虑。通常,有一两个令人满意的体验足以提高学生的自信水平,降低焦虑。对于过度自信的学生,也必须高度重视,因为学生可能以过度自信掩盖其焦虑。

学生提供安全护理的能力是选择学习经历的主要判断标准。教师不会减少可能造成安全问题的学生的任务,但需考虑在满足小组中其他人的学习需求的同时对该学生提供充分监督。教师需要跟踪学生实习任务的各个方面,以确保每个学生所经历的学习机会是相等的。教师还应给学生提供专业领域遇到的典型案例的同等接触机会,给多名患者提供护理服务,同时应尽可能尊重学生实习过程中提出的特殊要求。

(六)替代性方案

选择临床学习的一种方案是,打破分配每个学生照顾一两个患者的常规做法,多让一些学生参与不同的照护模式,例如,可以通过让两三个实习生轮流听患者呼吸音的方式来帮助他们识别临床表现的细微区别。

有学者提倡使用基于概念的学习活动来代替传统的实习任务,让学生负责全面的患者护理。学生会收到针对课程要解决的每个主要概念(例如疼痛控制、不活动的危险)制定的指南,其任务是分析概念在临床领域的应用。这种方法让实习生创造性地实施护理计划,把他们从重复的照顾活动中解放出来。不过,缺点是学生失去了通过临床活动和通过重复学习发展熟练临床技能的机会。

在快速变化的医疗服务环境中,应急计划至关重要,因为原本的计划会因为患者出院或转院而被打乱,学生也可能会因为请假或其他原因而错过一次比较重要的实习经历。因此要制订健全的备份计划,以确保实习经历能促进每个学生的知识和技能发展。当患者异常敏锐时,学生可以结对完成作业。当患者敏锐度低时,可以给学生分配多个患者的任务,以培养他们的组织和时间管理技能。可以通过案例加强理论在实践中的应用。学生对于稳定的患者,做"最坏的打算",根据患者的潜在疾病、可能出现的表现以及疾病的反应识别可能出现的问题,做好应对计划。

在制定实习生的实习计划时,还要考虑到实习生在一些特殊环境中的学习机会。例如，对于瘫痪或因其他原因长期卧床的患者，患者家属或护士在喂食的过程中使用什么工具？如果患者出现吞咽困难怎么办？实习生在观察或参与照护这类患者时，很容易引起他们的思考，这就是很好的学习机会。

三、实习前讨论会

实习前和实习后的讨论会是临床实习的重要组成部分。实习前的讨论会旨在通过提供当天的预期指导，使学生和教师为临床实习做好准备。例如，可以请有经验的学长学姐和教师讲解在临床实习中可能会遇到的问题及解决办法，同时也给学生自由提问的机会，解答学生的疑虑，以帮助树立信心。有些教师发现让学生提前参与临床交接班，可帮助他们尽快适应实习。临床交接班和实习前会议作用是类似的，除了提供患者的病情信息外，还给学生介绍护士的沟通策略，可以将复杂的信息清晰而简洁地相互联系起来。学生开始对需要沟通的内容产生敏感性，以确保护理的连续性。无论采用何种方法，在开始护理活动之前，学生都需要掌握指定患者的最新信息，教师必须将获取这一信息的方法纳入计划。

被教师提问，可能会放大学生在临床环境中的焦虑。验证每个学生是否为临床实习做好充分准备的另一种方法是进行查房，询问每个学生当天的照护计划，抽查基本信息（如："你知道×××的抗生素已停用吗？你知道为什么吗？"）以及学生对护理相关程序的熟悉程度（如："你打算什么时候检查×××的血糖？你知道设备在哪里吗？"），了解学生的准备水平，并让学生有机会就所提供的照护计划提出问题。老师可提醒学生，当他们学会一项新技能时，可以让老师过来检查。

实习前讨论会对实习的初期阶段和没有任何实习经验的学生有用，随着实习的进行，实习前讨论会的作用逐渐减弱。只要有办法验证学生对学习经验和学习目标的准备情况，使用什么形式或方法就不那么重要了。

四、临床实践教学路径

临床环境为学生提供了体验式的实践性学习机会，这些机会涉及与灌输教学方法不同的过程。

临床实践比在课堂上展示的内容更微妙，嵌入了更多患者情况的复杂性，学生只有通过临床实践才能使在课堂里学到的理论知识得到应用。其次，临床环境是动态的，大部分内容不受教师的直接控制。临床实习内容没有按照与课堂教学大纲相匹配的顺序组织，课堂教学大纲也不能重新排列，以适应临床现实。最后，临床环境要求独立自主学习。带教老师不可能随时都在，学生们面临着未知的挑战，教师应评估他们的需求，在需要时提供帮助。为了做到这一点，教师要制定指导方针来确定学生何时需要帮助，并指出教师不在时可以求助的地方。教师还面临着准确评估每个学生独立工作的准备情况，准确预测自己对学生表现和患者反应的期望，了解学生的学习需求并指导学生适应快速变化的环境。

（一）教学基本原则

有效的教学有两个基本原则，即学生的学习意愿和教学内容和技术的多样性。学习准备包括有动力去学习，并展示出对临床目标所依据的必要知识和技能的事先掌握情况，还涉及在临床环境中"完全出席"，专注于实现学习和患者护理的目标。在理想情况下，学生的注意力不应被他们在临床环境中对即将到来的考试、家庭问题或社会事务的关注所转移。然而，现实是，每个人都涉及工作、教育和其他带有个人问题的活动，这些问题往往会转移人们对手头任务的注意力。为了应对这一现实，教师必须准备好创建一个"预期集合"，促进学生对内容感兴趣并渴望掌握它。实习前讨论会、初步护理查房和听报告是在学生开始临床实习时集中注意力的常用方法。无论采用何种方法，教师都必须通过确定当天活动的目标，让学生意识到实现目标所需要掌握的知识，并确定实习任务的领域，从而建立一套应对方案。

(二)学习互动

随着实习的进行，考虑到学生容易产生懈怠心理，教师需要时刻提醒学生学习的重要性，并寻找合适的机会与学生互动。通过开放式问题(如："你今天过得怎么样?")，分享观察结果(如："当×××询问他的预后时，你似乎很困惑。")，分享专业问题(如："××的提前出院是否引起了你的担忧?")，承认学生的成就(如："×××今天在喂食时似乎不那么挑剔了，你是如何做到的?")，或当学生表现问题时，发现学生的忧虑。带教老师在与学生的对话中，应首先发现学生担心的问题，然后着手解决该问题，此时学生的注意力应该是非常集中的。

(三)适时改变

教师和学生很容易在带教或学习过程中产生厌倦心理。带教老师可以通过偶尔改变节奏，让学生感觉到学习的乐趣。例如，计划轮换实习科室(例如，在急救环境中的学生通过降级科室轮换)，观察经历(例如，跟随护士长或临床专家观察手术干预或侵入性操作)，参加会议等，均可以提供多样化的实习机会，拓宽学生对临床专业的看法。还可使用游戏、案例研究、护理查房等多样化的学习方法。解释概念或讲授程序的多样性对于促进学习也是必要的，板书和绘图比口头解释更加直观有效。

临床教学的多样性是指学生可以接触到不同年龄、种族和社会背景的患者，以及多种疾病的发展过程。学生应该有涉及每个专业领域问题的经历，并有机会服务于不同的患者群体。然而，临床教学的多样性并不仅仅是患者的多样和诊断的多样，因为熟练的护理技术是在学生不断接触临床案例的前提下发展而来的，因此，实习生要不断完成看似重复多余的临床护理任务。

(四)学习转化

尽管带教老师努力在先前获得的知识的基础上创造一种渐进式的学习经历，但学生仍倾向于将每一个新的临床情况视为一个独特而孤立的事件。带教老师可以通过引导学生了解必须掌握的适当知识，识别和应用所需的特定信息，从而促进临床环境中的学习迁移。例如，许多临床情况需要用到人体解剖学和生理学的知识。通过询问学生对当前情境中涉及知识的了解程度，教师可促进学生用学过的知识进一步来学习当前情况。提出一系列渐进式的问题，虽然对教师来说可能很乏味，但却促进学生对知识的回顾和使用。此类渐进式提示可以包括以下内容：

"功能中断时会发生什么情况？"

"在这种情况下，为什么功能受损？"

"对其他器官或系统有何影响？"

"患者会出现哪些症状和体征？"

以上是口头提问，也可以在学生完成的书面作业中明确表达。同样，学生可能需要提示才能识别临床病例之间的共性。学生在临床照护中如果遇到问题，首先会查阅此临床问题所需要的信息，如果对此信息做了充足准备，但仍然失败，是因为不确定他们需要知道什么。如果临床问题出乎意料，学生需要思考当前情况，而不是去查阅教材，否则很难将理论应用于实践。带教老师应帮助学生对当前问题进行推理，在离开临床环境后进行回顾，以便学生更好地理解所观察到的现象，从而将理论与实践联系起来。教师应鼓励对临床没有准备的学生去图书馆查阅资料和学习，为临床实习做好充分的准备。

教师应帮助学生从理解一个概念到推广到更广的概念，以促进知识迁移。例如，管道的临床管理，就其性质而言，主要是管道出现通畅问题，无论管道是静脉装置、各种导管、排尿管、鼻胃管还是气管切开管，虽然堵塞管道的管理会因其类型和位置而不同，但出现通畅问题的原因是相似的，可以通过扩大学生对涉及大量类似问题管理的理解实现其知识迁移。

(五)让学习变得更有意义

当学生感到他们在实现目标(包括实习的总体目标和学生个人目标)方面取得进展时，学习会变得更有意义。学生的个人目标与他们希望为患者提供什么样的照护以及在学习上取得什么样的进步有关，二者都是合理的。调查学生的目标，使教师能够及时发现学生对自己是期望过高还是过低，然后调整这些期望。教师对学生个人目标的建议，以及他们在实现这些目标方面的进展，使学生在临床环境中的学习变得有意义。例如，教师可以提醒学生，该学生曾表示有兴趣服务于有特定健康问题的患者，而今天的学习任务就给该学生提供这样的机会。这一方法可验证学生目标的合理性，以及教师对学生有机会实现该目标的关注，将学生的注意力引导到实习的主要内容上。临床目标的实现，使学生感觉到对临床学习内容持续参与的内在意义。

(六)塑造专业护理角色

临床学习本质上是体验式的，学生们寻找能够体现他们所渴望的专业护理角色的表现模式，并会在从事临床任务时尝试模仿这种模式。一些研究者认为，护理教师是引导学生进入该行业的主要榜样。如果这种说法是正确的，那么教师行为的影响是什么？如果教师必须专注于患者护理，以便充分示范护士的行为，这样是否会以牺牲指导、监督和评估的角色为代价？如果教师不是学生的主要榜样，那么谁是？教师应如何指导学生选择学习的榜样？

实际上，学生在努力确定合适的学习榜样时，会从各种各样的人身上汲取经验。教师可以通过观察具备专业知识和专业精神的护士，选择他们作为学生的学习榜样，并成为实习生的模仿对象。带教老师在护理工作中积极参与，与学生一起工作，而不是站在一旁观察（从学生的角度评估），他们最可能成为学生选择的榜样。在榜样行为的研究中发现，护理本科学生对各种榜样行为的重要性有高度一致的看法，但学生模仿这些行为获得奖励的程度却明显不一致。这表明，教师必须仔细考虑哪些专业行为是重要的，如何向学生展示这些行为，当学生在临床环境中表现这些行为时，应向学生始终如一地提供积极的反馈。教师还应该考虑如何在与学生、患者及其家属、工作人员、医生的互动中建立关怀、倡导、领导和协作等重要行为模式，如何最好地阐明学生观察并试图模仿的行为背后的原因。例如，学生观察护士思维过程时，除非护士在给出结论的同时描述其思维过程，否则学生对护士的思维模式并不了解。

　　榜样行为可以分为四类：技术知识、人际效率、批判性思维和职业角色行为，见下表：

表 5-2　　　　　　　　　　　　　　临床实习中的榜样行为

技术知识
展示临床环境中医疗设备的使用。 示范护理程序。 展示最新的护理实践。 展示对患者的照护能力。 在需要帮助学生时"投入"。
人际效率
与每个患者互动时使用治疗沟通技巧。 以自信的方式与其他专业人士互动。 在合适的场合表现出幽默。 表现出关心患者的态度。 为学生提供积极的学习氛围。 聆听学生的声音。 给予积极的反馈。 以建设性的方式给予消极的反馈。
批判性思维
听交班报告。 询问患者的情况。 在临床环境中展示解决问题的能力。
职业角色行为
及时向工作人员报告临床数据。 在第一次见到患者时介绍自己。 个人仪容整洁干净。 对私密信息保密。 采用不同的方法处理问题。 尊重患者。 鼓励讨论伦理困境。 对自己的行为负责。 表现出对护理的热情态度。

表中这些行为(与学生的人际互动有关的行为)可以很容易地融入教学角色中,其他有些行为则可以在协助学生进行护理活动时得到证明(证明有能力照顾患者的需求)。

负面角色榜样也是学生学习的重要来源。教师应该毫不犹豫地指出这些负面例子,并解释为什么其不符合专业护士的预期行为。

(七)利用偶然的机会

新手护士和新手教师非常专注于为学生提供实现行为课程目标的机会,却往往忽略了很多临床环境中丰富的教学机会。教师应该善于利用不寻常的、独一无二的机会。同样,临床上在解释一些概念、展示技术或讨论伦理问题时,应该提供机会让学生学习,而不是考虑当天的临床目标或课程的整体目标是否有这一项内容。如危重患者病情随时发生变化,带教老师应抓住机会,对学生进行教育,例如,告诉学生如何观察血压情况,如何协助医生及选择药物,予以相关处理后再评估,观察有无改善,这样实习生的观察力和临床护理工作经验才能逐步积累。

(八)科室外经历

科室外的经历在很大程度上不受临床带教老师控制,为了找到方法使这些学习经历对参与其中的学生有意义,能够让他们将所学到的知识与科室内的经历结合,应为科室外的实习制定与课程或临床目标密切相关的具体目标。科室外实习指南应注明学生报到的地点和时间,以及联系人和指导老师。应该向学生简要介绍在这段经历中可以观察到什么,以及可能扮演什么角色。例如,大多数护理项目会让实习生换上手术服去手术室进行观察体验,但不会让他们参与直接护理活动。在观察室,重点是监测患者从麻醉中苏醒的情况,以及可能出现的病情变化,所以学生可能被安排参与观察生命体征、精神状态和伤口引流;在医院门诊,学生可能负责进行电话采访,以及为即将手术的患者提供术前指导;学生还可以为外科手术的患者进行术后随访,询问与手术后相关的问题。如果实习任务完全是观察性的,需要提醒学生注意到具体的现象。例如,对学龄前儿童的观察,应关注其生长和发展的相关因素,评估被观察的儿童的年龄段是否包括在指南中。要求学生举例来支持他们的结论,这有助于教师考查学生是否真的学到了知识。当实习涉及参与式观察时(如果学生被送到幼儿园去观察和/或与健康的孩子互动),多鼓励学生参与到幼儿园的活动中,而不是简单地站在一边观察。

学生报告他在科室外活动中的实习经历,可以是书面的,如完成一份观察指南,询问学生将观察到的活动与主要临床环境中的事件联系起来的相关问题,也可以是对临床小组其他成员的口头陈述。虽然书面或口头报告格式都使教师能够考查学生对计划活动的参与及其对既定目标的实现情况,但口头报告可以作为一个共同的信息库,在临床科室进行患者护理活动时使用,也可以为未获得此类报告的学生提供参考。

五、实习后讨论会

与实习前讨论会一样,实习后讨论会也是临床实习常用的方法,尽管尚未有研究证实其有效性,但实习后讨论已经成为临床实习的重要组成部分。实习后讨论会的好处包括:

①让教师和学生有时间思考临床实习的意义，以及临床所见与教材上理论知识的关系，通过明确临床活动和学习目标之间的联系，促进课程和临床目标的实现；②检查临床专业内患者对疾病及其治疗的反应的共性和差异；③允许学生分享经验，增加他们的见识；④通过汇报来促进情感学习，让学生表达他们在白天活动中的感受；⑤为学生总结有效的临床护理经验。

组织实习后讨论会的目的，是为实习生创造学习机会，而不是评估学生的表现，以免学生在会议上感到拘束，限制他们的发挥。会议最好以小组讨论的形式进行，主持老师要鼓励学生多讨论，发言，针对会议上提出的问题最好每个学生都发表意见，增强学生的参与感，调动他们的参会热情。

学生对会议中所讨论问题的认知水平会极大地影响学生参与的积极性，低认知水平意味着学生的低参与度。虽然将提问提升到激发学生更高认知功能的水平需要付出努力，但这是提高实习后讨论会有效性必须要做的事。最后，在一天不间断的活动之后，学生和教师身心疲惫，这可能会影响学生对会议的参与兴趣，因此教师需要更新颖的方法介绍会议的主题并保持讨论的活跃。

在计划实习后讨论会时，教师必须确定讨论的重点和激发学生积极参与讨论的方法。讨论的焦点可能是临床上发生的重大事件、会议确定的临床目标或重点，或几个学生在实习过程中遇到的共同问题。所选讨论内容必须转换成问题的形式，学生以问题为中心进行讨论。问题必须是开放式的，要求学生以小组的形式分享观察心得体会。通常讨论的目标是综合学习和评估临床实习中的事件和干预措施。因此，教师必须确定哪些理论线索与讨论焦点的实践情况相联系，并相互影响，以促进学习。

除了计划讨论之外，教师还必须营造一种激发提问和思考的氛围。以下是教师可以采取的促进会议的行动：①支持信息共享；②保持讨论的重点，并以有意义的方式进行，同时保持灵活和开放的学习路径；③通过提出问题、提出想法、提供线索和提供主要陈述来鼓励每个学生积极参与；④提供无威胁的反馈；⑤帮助学生识别跨越他们个人经历的关系、模式和趋势；⑥通过鼓励小组中每个成员的参与来促进小组讨论进程。

在实习后讨论会上，教师要避免像课堂授课一样，自己一个人滔滔不绝地讲授，而是要让实习生以小组的形式展开讨论，充分分享自己的实习经验，教师也要和实习生多交流互动，以增进感情。

（刘潇）

第六章　护理实践教学方法与策略

在护理教育中，护理实践教学主要包括护理实验室教学和临床实践教学。

护理实验室教学是一个相对独立的教学环节，是整个护理教学过程的重要组成部分，对学生专业技能及职业素养的培养有着非常重要的作用。精心设计的实验室教学，除了可以提升学生的专业技能以外，还可以全方位培养学生的沟通技巧，发现问题、解决问题的能力、文件书写能力，同时有利于增强学生自信，提高学生认知技能、批判性思维和临床判断能力，为今后的临床护理打下基础。

在临床实践教学中，教师应激发学生与临床小组分享自身实践经验，大家一起谈论学习，有助于扩大临床环境的影响，促进学生的成长和发展。临床实践中的学习是复杂的、多维的，涉及各行为领域(认知、精神运动和情感)与其他领域的相互作用。随着学生在每个行为领域知识的发展，逐渐将这些行为领域整合成一个整体的经验，最终形成熟练的护理操作技能。

第一节　护理实验室教学策略

护理实验室教学是高等学校教学的重要环节，是培养高素质、应用型、创新型复合人才的重要教学手段。由于学生临床实践机会有限，而且临床中病人的病情普遍较复杂，出于安全性考虑，有些实践项目通过在实验室中模拟实践，可更方便地达到教学目标。加上当今临床实习竞争越来越激烈，更加体现了将较复杂和具有挑战性的模拟实践纳入实验室课程的重要性。所以，目前护理实验室教学越来越多地运用复杂病人的护理模拟教学。护理实验室教学的优势在于学生可以专注于单一的技能任务，不用担心犯错，甚至伤害病人。实验室课程通常集中在一组技能的学习上，学生可以"忽略"演示情况的其他方面，这种教学方式是学生比较乐于接受的。

实验室教学对教师的创造力具有一定的挑战性，有利于保持学生的学习兴趣，促进学习效率的提高。大学实验室应该是一个学习者积极主动参与学习的地方，而不仅仅是课堂的延伸。在实验室教学中，教师的角色是学习的促进者。教师需要做的事情包括：①为学生制定学习目标和实现目标的一般原则；②为学生创造学习条件；③激励学生；④根据需要给予个人关注和指导；⑤监督学习过程，避免错误固化；⑥在实验室教学结束时，进行汇报总结，审视实现实践目标的方法。

一、护理实验室的环境设置

(一)基本配置

大多数护理实验室是为了模拟临床环境而设计的,包括病床和床边桌椅、围帘以及其他与临床环境中类似的设备和用品。在进行实验室教学前,教师应该提前熟悉用物,以确定哪些用物是教学中可用的,同时确保用物摆放合理正确。

1. 水槽

理想情况下,实验室应配备自来水水槽,以便在实施接触性操作前后洗手,加强学生的自我防护意识。

2. 柜子、抽屉

配备一定数量的柜子和抽屉,用于盛放用物。柜子和抽屉上一般都贴着内容物的标签。根据内容物情况,对抽屉上锁,并为需要实验室教学的教师提供钥匙。

3. 基本医疗设备

基本医疗设备包括听诊器、血压计、体温计等,方便学生进行病情诊断。

4. 患者个人用品

患者个人用品包括,床上用品、病号服、洗脸盆、便盆等。

(二)模型

1. 人体模型

人体模型包括心肺复苏模型人、多功能护理模型人,以便于学生进行心肺复苏及多项护理基础技能操作,如各种导管插入、灌肠、造瘘口护理等。

2. 局部模型

局部模型,如练习注射部位定位的躯干、静脉穿刺手臂模型、静脉注射手模型、小儿头部模型等。

3. 计算机模拟器

计算机模拟器可用于较复杂的模拟训练,可以通过编程来模拟基于现实的场景,对学生的行为做出即时反应,应用场景更加真实,学生更能融入情景。

(三)一次性用物

一次性用品包括敷料、伤口护理包、静脉输液袋和导管、针头和注射器、灌肠包、导尿包、鼻饲包等。教师需要提前了解实验室里有什么,学生需要准备什么,可以让学生自己购买符合规范的一次性实验室用品,以便于在实验室教学开始前准备好所有需要的用物。

(四)其他设备

其他需配备的设备有呼吸机、心电监护仪、除颤仪、全自动洗胃机、吸痰器等。

实验室物资大多都是在新学期补充,在整个学期中重复使用。教师提前了解哪些可用，哪些不可用，以便合理分配可用物资。在课程开始之前，计划实验室教学需要的用物，按照学生人数提供足够数量的用物，对于当前情况下无法获取的短缺物资，可以提前在教学计划中作出必要的调整。

在多数实验室教学中，实验员负责维持实验室的秩序，整理柜子和抽屉，并根据需要补充物资，同时，也可以为学生提供一些其他必要的帮助，以方便学生在实验室中进行练习。当然，也可以由每位授课教师负责自己实验室的秩序监督及物资供应。如果教师计划使用实验室教学来替代临床实践，就必须确保在计划使用的时间段实验室是可使用的，同时要确定该实验室是否对学生开放实训及开放时间，以方便学生进行练习。此外，实验室是一个共享资源，教师必须学习并熟悉实验室使用规定，遵守关于实验室时间、物品使用和维护的成文或不成文规则。

二、护理实验室的使用

(一) 实训教学

1. 制订课程计划，确定实验室教学内容

当一门课程包含实验室教学内容时，教师需要确定其负责的课程中哪些技能需要在实验室中教授。

2. 制定技能操作标准

确定为实验室教学的技能项目，需要制定出统一的操作标准，以便于学生对照练习及后期对学生的表现进行评价。

3. 了解前期支撑课程

教师提前了解授课学生在前期课程中应该掌握的技能是至关重要的，这样对教学目标的期望才更加切合实际，同时，也不会浪费教学时间，重复之前已经学过的教学内容。如果部分学生未能掌握以前教过的技能，教师可以建议学生在开放实训中巩固练习该技能。

(二) 技能测试

每门课程的技能测试工作往往是多方面的，通常需要一个团队共同努力，该课程教学中涉及的所有教师都需要参与进来，接受任务安排。

三、教学材料的准备

护理专业技能项目多种多样，为学生和教师提供可用的书面及其他各种材料，可以加强技能指导和学习效率。

(一) 书面材料

学生通常需要购买与相应护理课程相配套的教科书，大部分教科书包含基本护理技能和高级护理技能章节。通常实验室实训手册或技能手册是学生在整个课程中需要使用的材料。

(二)教师讲义

教师的讲义可以作为书面材料的补充，教师可以在课前发放给学生，以供学生课前预习及课后复习。

(三)其他材料

其他各种涉及护理技能的材料，如幻灯片、主题电影片段或视频、影像资料等，都可以在市场上买到。在学生学习这些材料之前，教师需要对这些材料的准确性进行审查。

在实验室教学前，学生应该为课程做准备，提前预习或回顾当天需要掌握的技能，尽可能查看可以获得的所有材料。充分的课前准备可以提高课堂效率，避免把实验室时间浪费在解释每一个步骤或观看电影及视频上面。如果实验室对学生开放，并且有相应的设备，可以在实验室中放置学习材料，方便学生在开放实训时观看。有些材料资源可能因特殊原因无法发送给学生共享，学生使用它的机会有限，教师应该在授课计划中留出一部分实验室教学时间给同学们统一展示，以便所有学生都有机会接触各种信息。

大学实验室的一个主要优势是让学生有机会使用他们今后在临床实践中会使用到的医疗材料，例如，灌肠时调整流速，学生可以通过重复观察灌肠液在不同高度时从管道中流出的速度，从而更好地感受到最佳流速。与此同时，教师也可以抓住实验机会，让学生注意到那些微小但很重要的操作细节。

大学实验室中，学生还可以通过比较相似物品的差别，学会如何区分同一类别物品的不同型号和不同特征，例如对于不同型号及不同种类注射用的针头，教师可以在课中准备一些用于静脉注射药物的针头，向同学们展示，并说明在不同情况下应该选择什么型号，并说明基本原理。

四、常用实验室教学方法

(一)示范

将模拟情景与临床真实环境相联系，教师进行有效讲解与示范，可以增加学生的感性认识，而不只是完成机械性操作。例如，更换敷料、戴无菌手套、铺无菌盘、穿脱隔离衣等，都可以安排为一次实验课，每次只教一种技能。针对每项操作，教师在模拟示范的同时，配合讲解，指出学生观察的要点，使学生获得有关操作的整体印象。如果学生事先没有看过课前准备的教学材料，教师可以根据情况向学生展示。然后按临床护理工作操作程序，从仪表准备、物品准备、交流沟通、病人准备、三查七对、操作方法、操作步骤、用物处置等每个步骤，严格按操作规程示范。每次示范把握好示教前、中、后各环节的教学要点。示教前，教师做好示教前准备，确立教学目标，让学生明确学习的目的和重要性；示教中，教师将每项操作正确、规范、按步骤地分解示教；示教后，教师及时评价、指导，并纠正错误，直至学生掌握。教会学生掌握科学、协调、省力的操作技能，使学生在安全的环境中学习技能，掌握各项护理操作技术，更好地满足病人的基本需求。

(二)同伴教学

从每组学生中,各选出 1 名学生作为同伴教育者,同伴教育者需同时具备以下特点:学习成绩在班级中处于中上等,责任心强,自学及语言表达能力较强,有较好的人际沟通能力。课前,教师应对选出的同伴教育者进行培训。课中,教师对全体学生进行示教讲解。课程结束后,学生分组自主练习,由选出的同伴教育者展开组内教学,负责指导组员操作,与组内学生展开良好沟通,以提升课堂教学有效性。当组员遇到问题时,由同伴教育者先解决,解决不了的问题,及时询问教师,由教师解答。在课外的开放实训中,实行责任制,由选出的同伴教育者继续指导本组学生操作,记录组员的学习、操作和出勤情况,并及时汇报给教师。

同伴教学的优势在于:①营造良好的学习氛围,以学生为主体,可激发学生学习的积极性,增强掌握操作技能和实际操作的信心;②生生互动、师生互动多,教师通过同伴教育者能够更多地了解学生学习中的状态、情绪、意见等,并及时给予反馈,进一步提升学生的学习积极性,教学气氛活跃;③弥补了传统的观摩示教,教师难以照顾到全体学生,示教时可能存在学生看不清楚的情况;④同伴教学法的应用延伸到了课外的开放实验室中。同伴教育者进行指导和督促,并记录本组成员的不足之处,及时向教师反馈,提高学习效率。

(三)角色扮演

角色扮演可以培养学生应急应变能力,将理论知识演化为直观内容,激发学生学习的动机。在角色扮演前,教师描述各种角色特点、作用及临床环境,学生自愿报名扮演病人和护士,教师评价指导。例如,为学生模拟一位急性心肌梗死病人的急救场景,教师让学生描述徒手心肺复苏程序、急性心肌梗死病人抢救原则、急救处理要点,熟悉除颤仪、心电监护仪的操作规程等。1 名学生扮病人,2 名学生扮护士,教师讲述每个角色执行的要求、互动关系与沟通方式,让学生做好角色扮演者的准备,并向其他同学交代观察学习的要点。要求学生描述表演急救处理过程,快速准确识别心搏骤停,及时除颤及基础生命支持。教师观察学生实施整个过程的效果、条理性、规范性、完整性,并在角色扮演结束后对每位学生的表现给予评价。对在活动过程中存在的质疑,教师与学生共同讨论存在的问题及解决的方法。通过角色扮演,使学生巩固所学的知识,体验与专业相关的价值认同感,分析各种角色的价值取向,总结角色扮演后的收获,培养学生解决问题的实际能力及组织管理能力。提供操作规程、步骤,让学生分析、练习、参考,针对开设项目,制订实验室教学护理技术操作规程以及评分标准,使学生按正规的技术操作标准实施。每次实验课,对每项操作均要有详细的记录。

(四)心理意象练习

心理意象练习是鼓励学生想象自己在临床环境中使用该技能的练习方法。在实验室教学中,教师朗读一份准备好的脚本,描述正在进行的技能所面临的场景和具体的操作步骤,给学生足够的时间来想象整个过程,然后在实验室里练习这项技能。当然,也可以边朗读，边让学生练习。心理意向和身体练习相结合，有助于学生操作技能的学习。在临床实践实际运用该技能之前，也可以鼓励学生在睡前进行心理意向练习，运用该方法可以帮助学生回顾强化整个操作流程，减少临床应用该技能时的焦虑。

（五）情景模拟

1. 实验室场景设置

实验室里可以设置工作站，每个工作站都配有一个简短的书面案例场景，指导学生完成一项技能。这些场景可以包含一些小细节，使其更加真实，例如：

（1）1床，王明，遵医嘱给予5%的葡萄糖500mL静脉滴注，持续输注5小时以上。患者于上午8点开始输液，现在是上午10点。输液速度准确吗？

（2）请告诉我，你会采取哪些步骤检查静脉？

（3）医生更改了静脉注射的医嘱，将剩余5%的葡萄糖注射液输注6小时以上，请调整滴速。

（4）用生理盐水清洗张阿姨的伤口。

（5）记录伤口的大小和状况。

（6）用干燥的无菌敷料包扎伤口。

2. 情景表演

教师鼓励学生进行情景表演，向人体模型或学生搭档解释他们的动作，像真正对待病人一样，让学生在表演过程中大声说出整个过程，有助于学生回忆技能操作的步骤。对于较复杂的临床情景模拟，可能需要提前进行教学计划，对学生进行必要的培训。在情景模拟的前几天，教师准备一个场景，并分发给学生小组，包括病人的疾病背景、治疗和健康史，以及与护理需求等相关的综合信息。"病人"角色可以由人体模型、学生或标准化病人来扮演。每个学生小组自己列出需要为该病人提供的护理措施及其他活动日程安排，每个学生都要参与进来。随着实验场景的发展，教师观察学生的小组交流、护理活动的优先级和操作技能表现。教师可对情景表演者即兴提出一些问题，评估其护理诊断能力。这样可以让学生在实施护理计划时，对可能遇到的问题做出更为现实的表演。在表演结束之后，学生需要做一个简单的汇报，提出在情景表演中的疑问，分享所采取护理措施的基本原理，并详细说明在规划情景模拟时自己的思考。

当然，实验室教学不仅可以训练学生的操作技能，还可以训练学生的沟通技巧。学生可3人一组，一个人扮演护士的角色，另一个人扮演病人的角色，第三个人扮演观察者。教师提供一个引发讨论的情境，并指导小组进行10~15分钟的交流。观察者记录有效和无效的沟通技巧、沟通障碍和非语言行为。练习结束后，观察者分享观察结果，病人与护士扮演者分享他们的体验。然后角色互换，直到3个学生都有机会体验每个角色。

（六）游戏教学法

实验室教学中也可以使用游戏教学法，设计游戏，回顾某疾病的临床病理生理学变化，或者是设计一个游戏，融入各种专业技能所涉及的原则和原理。

1. 将健康教育知识直接融入棋盘中

如"Worms and Ladders"（蠕虫与梯子）健康教育棋盘游戏，棋盘的棋格内写有蠕虫感染的途径、症状、治疗及预防方法等（均由简单的一句话或图片表示），棋盘内有数把（条）连接两两棋格的梯子或蠕虫，梯子的底端放在写有预防蠕虫感染措施的棋格中，当棋子落在该棋格中时，可借用梯子走捷径；蠕虫的头端放在写有蠕虫易感行为或环境的棋格中，尾端放在写有感染后果的棋格中，当棋子落在蠕虫头端时，需要退回至尾端。进行该项游戏时，2~4 人/组，各持 1 颗棋子，玩家统一在方格"1"开始，当玩家用骰子掷出数字"1"时才能出发，之后，根据骰子显示的数字移动自己的棋子，最先到达方格"100"的玩家获胜。这种游戏的形式更加形象，便于记忆。

2. 角色扮演游戏

比如，设计一个游戏，利用场景提供的信息，让学生了解老年人靠固定收入生活的问题，根据情况为老年人创建基本预算。预算（以及老年人继续从事自己兴趣活动的能力）必须随着后续问题的出现而有所调整，所有的场景都以老年人需要进入辅助生活或长期护理机构结束，这个游戏会促使学生思考，哪些因素可能导致老年人失去独立性。还可以设计一个游戏，让学习者对老年人的感觉和运动缺陷更加敏感。在游戏中，会使用一系列道具模拟老年人常见的问题，如让学生带上模糊的放大镜，模拟产生白内障伴随的视觉问题，耳朵上塞棉花来降低听力，戴上手套以减弱触觉等，然后让学习者完成简单的任务，比如打开药瓶等。这种角色扮演游戏可以让学生学会换位思考，促进学生的情感学习。

游戏教学法虽然费时费力，但为护理实验室教学提供了一种新颖的学习和实践方法，可以增加学生的学习兴趣，扩展他们对护理实践技能的理解。

五、护理技能学习的过程

（一）菲茨动作技能形成理论

菲茨三阶段理论（Fitts' three-stage theory）是美国工程心理学家菲茨提出的一种运动技能学习理论。该理论把运动技能的掌握分为三个阶段：

1. 认知阶段

理解任务内容及其要求，学会辨别每一个动作的外部线索，并知道依据怎样的顺序作出动作反应。在此阶段，学习者须通过言语学习和必要的示范，了解动作的规范和要求、动作执行的顺序等重要信息。

2. 联结阶段

学习将适当的身体运动反应与适当的刺激联系起来，排除由过去经验所引起的干扰，将一系列单个动作反应组合成一个整体。如学英文打字时，将特定的字母与在打字机上的某一手指动作联系起来，并熟练地打印出一份材料。训练者要针对技能的特点、要求及学习者的心理特征，选择适当的练习方法。

3. 自动化阶段

学习者运动技能变得越来越流畅、精确，并达到自动化。此时，动作逐步由大脑的低级中枢控制，学习者不再需要考虑下一步的动作，熟练动作一旦引发，便会自动和迅速地完成，不需要中间线索，且很少受其他活动干扰。个体在完成运动技能时，不必注意其中的特殊细节，可在从事其他活动的同时完成熟练操作。就感觉控制而言，在运动技能掌握的初期，外部视觉控制占主导地位，随着熟练程度的提高，内部本体感受器的控制逐渐增强，最终达到很少或不需要外部线索提供信息。

（二）菲茨动作技能形成理论在护理技能教学中的应用

护理技能的教学，实质上就是护理动作教与学的过程，也要经历从认知到联系，再到自动化阶段。所以，我们可以在结合传统教学方法的基础上，从菲茨动作技能形成理论的观点出发，改进护理技能教学方法。

1. 科学的示范

学生通过观察教师示范，思考护理技能的每个动作及其相互关系的综合反应。在这个过程中，学生的感觉越丰富、详细，对技能的认知就越完整、准确。此外，教师要善于引导学生，示范要有感染力。

2. 制定每个阶段学习目标

在认知阶段，学习者的主要任务是理解学习任务，形成目标意想（goal-image）和目标期望（goal-expectancy），明确下一步学习的难点和重点，从而激发好奇心以及学习的强烈动机。

3. 结合联系形成阶段的心理学特点，进行有效强化练习

联系形成阶段是操作技能学习的中心阶段，经反复尝试练习而形成。

4. 评价反馈是促进自动化阶段形成的保证

表面上，评价反馈是技能教学最后一个步骤，但实际上评价反馈一直存在。护理技能考核包括学生自我考核、小组长考核、科代表考核和教师考核。

六、促进护理技能认知基础学习的方法

护士在执行一项技能操作时，如果对其将要进行操作的基本原则有充分的了解，就能在必要时更好地做出技术调整，以满足病人需求。这也是为什么绝大多数学生在临床实践中都可以通过学习整合各种基础护理理论，成为一个灵活应对各种技术变化、具有一定适应能力的护士的原因。理论知识的学习不是单一的死记硬背，有意识地将新知识与之前的知识联系起来，才是有意义的学习。教师可以使用概念图和问题启发式方法，让学生掌握基础护理技能的理论基础。

（一）概念图

概念图（concept map）是一种用节点代表概念，连线表示概念间关系的图示法。概念图的理论基础是奥苏伯尔的学习理论。知识的构建是通过已有的概念对事物的观察和认识开始的。学习就是建立一个概念网络，不断地向网络增添新内容。为了使学习有意义，学

习者必须把新知识与学过的概念联系起来。奥苏伯尔的先行组织者主张用一幅大的图画,首先呈现最笼统的概念,然后逐渐展现细节和具体的东西。

概念图是一种能促进自主学习的工具,能激发学生的学习热情,在概念图的制作过程中,需要独立思考,就像玩积木,需要发挥主观能动性,去尝试、拼接,自己想学、要学。比如,学习维生素 D 缺乏性佝偻病的护理,需要学生熟悉该疾病的定义、病因、发病机理、临床表现、护理诊断和护理措施,在此基础上,才能建立概念图的雏形。为了绘制概念图,学生会主动学习,收集资料,找出该疾病护理的要点、特点以及与其他疾病在护理诊断和护理措施上有何不同,然后进行鉴别。学生会充分调动自己的思维能力,主动思考。

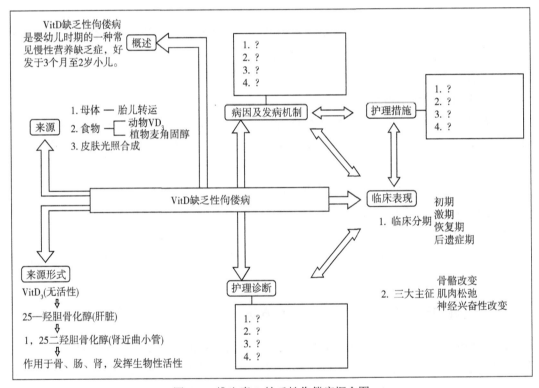

图 6.1 维生素 D 缺乏性佝偻病概念图

(二)问题启发式教学

问题启发式教学通过提出一个焦点问题,从理论(为什么)和实践(如何)两个角度回答,从而将技能的理论和实践联系起来。技能的理论元素依次列在图的左侧,实践元素列在右边,引导学生将理论与实践相结合。教师在教授护理技能时,可以通过不断地问"为什么"和"如果"等问题来激发学生积极思考,利用所学的知识解决潜在的临床问题,如:"如果肌肉注射进入静脉(或神经)会发生什么?""护士如何防止这种情况发生?""如果病人仰卧不动该怎么办？如何选择肌肉注射的替代部位呢？"下面问题以"护士应该如何帮助患者安全移动？"为例：

护士应该如何帮助患者安全移动？	
理 论	**实 践**
重力理论 原则 1.身体保持平衡。 2.患者基本资料是精确评估变化的必要条件。 3.迅速的位置移动可能导致体位性低血压，使身体失去平衡。 4.体位性低血压是由于静脉扩张，血液在肌肉、四肢和腹部积聚，使血液供应不足，无法循环到脑组织时发生的。 5.循环血量不足会导致面色苍白和血压下降。 6.循环血量不足的身体反应是心率加快，以确保可用循环血量。 7.脑供氧量减少会导致头晕和晕厥。	预估病人的不良反应： A.避免受伤 B.验证护理判断的质量 1.在移动前评估病人的面色和脉搏。 2.慢慢地移动位置。 3.在变换位置时观察病人是否眩晕、出汗，以及脉搏、面色情况。 4.如果发现有不良反应，应使病人恢复平卧位，检查血压是否下降。 5.等待病人缓解后，更加缓慢地再次移动。

图 6.2 问题启发式教学

第二节 护理临床实践教学策略

临床护理教育的主要目标是让学生能够把所学的知识运用于临床，促进理论和实践相结合，提升批判性思维能力、专业技能，同时培养他们的职业素养。临床教师在培养学生过程中的重点内容主要有两个方面：培养学生护理专业技能，以及确保学生完全理解护理实践相关的理论基础。

一、临床护理实践教学方法

下面介绍一些临床护理实践教学中最常使用的方法。

(一)演示法

演示法是一种精心设计的护理行为示范，遵循"讲述、展示、引出"的模式，教师解释概念或程序，向学生展示如何应用概念或执行程序，然后引出学生的相应表现。演示通常用于技术技能的学习，是一种常用的教学方法。例如，教师可以通过阐明一个焦点问题，展示其在进行临床判断或应对道德困境时可能会怎么做，即通过分析过程来解决提出的问题。这个过程包括：教师讨论其观察结果和选择相关线索的理由；对某一情况作出初步诊断或假设；在储存的知识中搜索并进一步评估当前情境，获得支持性信息，包括现有的循证实践指南；给出合理的专业诊断；考虑可供选择的最佳护理方法，以及在此情境下选择该方法的基本原理。教师通过阐明自己的分析过程，鼓励学生在面对临床问题时更专注地分析思考。在接下来的教学中，也可以鼓励学生分享自己在面临某种临床情景时的分析过程。

(二) 实战故事法

实战故事法，通过描述过去实践中特别难忘或者非常特殊的事件，并从这个体验中汲取经验，制定针对这类事件的操作规则，以便指导以后在类似情况下的工作。

实战故事法将基于现实的实践与可以从中提取的理论知识相结合。对于学生来说，这个学习经历印象比较深刻，可以让学生了解自己在未来护理实践中可能会遇到的情况。实战故事中所讲述的案例往往是真实生动的，所以从中总结出的经验教训往往会被保留下来，以供今后学习借鉴。实战故事法还有一个优点，就是戏剧性地描述了学生难以应对的高度紧张的临床情况，学生可以通过间接经验直接得出结论，而不需要亲自经历。

这些故事可能包含积极和消极的临床经验，但大多数描述的是遇到的棘手问题和潜在危险。在很多这样的故事中，护士早期的干预 (基于对情况的判断) 可能会避免不良事件的发生或减轻其不良后果；在有一些情况下，情况的发生完全出乎意料和不可预测，需要护士迅速干预，以避免悲剧的发生。实战故事可以由护士长或指导员讲述。为了确保故事的教育价值，教师应该确定讲述的实战故事有明确的意图，学生能够从故事中得到的教训是清晰的。下面为大家提供了一个实战故事例子。

> 从护理专业毕业后，我在该专业的附属医院工作，参加医院为新开的心血管护理病房工作提供的继续教育课程。课程结束后，我被分配到这个有 15 张床位的病房，护理心肌梗死后 3~5 天的病人。其中 3 张床位分配给严重慢性阻塞性肺疾病 (COPD) 病人。在该单元成立之初，单元护士和行政部门同意所有的三班倒最低人员配备比例为 5：1。
>
> 在我工作的第一年，大约 9 个月的时候，我作为 3 名接受过冠状动脉护理培训的注册护士之一被分配到夜班，和我一起工作的还有一名熟悉科室工作的助理护士。我刚到科室工作时，日常工作很轻松：2 名 COPD 患者和 6 名冠状动脉梗死后 2~6 天的患者病情基本稳定。但是接下来，被分配到这个科室的两名注册护士请了病假，主管试图申请调配受过该专科训练的注册护士来支援。与此同时，一名注册护士被派到该科室，并被分配到进行 COPD 患者的护理。
>
> 有一天，换班一小时后，我接到了急诊室的电话，说有两名被诊断为心肌梗死的病人将被送进急救室。我呼叫主管请求支援，但没有得到回答。两名患者在 30 分钟内相继入院，我非常担心自己是否有能力独自监护 8 名危重病人，在主管最后给我回电话时，我把我的担忧告诉了她。她回答说，她没有联系到受过该专科训练的注册护士，也没有人可以派到病房。

当第三个急性心肌梗死的病人来到病房时，我慌了。我一边给病房里所有病人接上持续监测的导线，一边对入院医生说，我没有足够的人手来处理这次入院。把病人安顿好，记录了最初的生命体征后，我和入院医生一起离开了病房，他平静地说，病人的床边不是评论人员配备问题的最佳位置，会增加病人的焦虑情绪。我很懊恼，立刻回到病房，向病人保证他们在我们病房会得到很好的照顾。

经验教训一：说话前要三思，尤其是在恐慌的时候。

第二天，我提交了辞呈，解释说虽然我很珍惜在这个工作机会，但当科室开放前没有提供足够的训练有素的护士时，我无法安全地照顾这些危重病人。在科室管理部门和医院行政部门制定了一套制度，以确保随时都有足够的受过培训的护士后，我在护士长的要求下撤销了辞呈。

经验教训二：坚持为病人提供安全护理的专业原则，并在工作条件危及病人安全时大胆地说出来。

(三)提问法

在临床学习中，提问无时不在。教师向学生提问，学生向教师寻求指导。对教师来说，通过提问，可以了解到学生是否为临床任务做了充足的准备，学生管理分派任务中的护理需求的能力如何，以及他们对病人潜在问题的理解。学生提问寻求的是获取信息，但也表明他们把所掌握的理论概念转移到临床应用中的思考过程。所以，虽然表面上看，提问是只获取信息的主要手段，但也可以是一个强有力的教学方法。

有技巧的提问侧重于帮助学生学习，而不是评估学生的学习情况，这种技巧是需要大量练习的。与评价性提问不同，邀请学生对老师或学生提出的问题进行反思的苏格拉底式提问，要求学生对概念能理解并有一些基本的表达，并需要进一步考虑这些理论知识如何在当前的临床情况中发挥作用。苏格拉底式提问更加重视思考的过程，激发学生积极地思考教师对情境的观察和学生对问题的反应所引出的问题，而评估性问题则往往是结构化的、连续的、格式化的和封闭的。有技巧的提问可以激发学生不断思考，下面是一个很好的例子。

王琦是一名学生，张老师是她的临床带教老师。王琦说："张老师真的会让我保持思考，她会随时跟我分享她的想法，然后一起谈论，比如换药时，她对我说：'你知道我担心什么吗？他的妻子一直和他在一起，看起来，她整晚都没回家……这个伤口很难看，我想知道她有没有吃过早饭。你觉得呢？'这时候我会想：'我怎么就没考虑到他的妻子呢？''我们应该对她说什么？'张老师促使我思考，但我们就是在聊天，不是在测验，因为没有标准答案。我开始想，我该如何建议患者的妻子离开，让她感受到被关心，但如果她愿意留下，那也没关系。"张老师问我："我们怎么才能知道她是否能够忍受继续留下来跟我们一起查看伤口，或者是她应该离开，以免她看到伤口会晕倒？"张老师边聊边让我回想患者妻子以前是否来过这里看到过他的伤口？我想起来她在患者做手术的时候离开了……张老师提供了真正的帮助，而不仅仅是一直提问。这一过程让我思考了很多，护士不仅仅是换药，还应更多地考虑患者及其家人的感受。我开始学着像护士一样思考，而不仅仅是嘴上说的批判性思维，思考的内容包括护理计划、选择的优先级和理由。

（四）倾听法

仔细倾听学生陈述的内容，对学习持续进行至关重要。护士在与患者互动中有几种交流技巧，也可用于与学生的互动。

1. 复述

复述学生的陈述，对学生陈述的内容给予反馈，以便学生能够纠正错误，或进一步阐明自己的观点，有助于老师更好地理解学生的意思。复述不仅强调老师在听学生说什么，而且强调自己对学生所陈述内容的理解。

2. 确认

确认的过程即教师根据学生的陈述或相关行为，阐明自己的推断，要求学生对教师推断的准确性给出反馈。学生可能没有意识到他们在陈述时的非语言行为更能暴露问题。确认可以帮助学生洞察可能出现的问题，给教师提供与学生一起解决问题的机会。

3. 总结

总结涉及教师对学生陈述中所包含主题的识别。当学生对临床情况感到困惑时，陈述时往往有点语无伦次。教师的总结是一种有效的方法，可帮助学生识别自己所陈述的内容之间的联系。总结也是老师对学生陈述的额外反馈，帮助学生纠正错误，并填补知识空缺。

4. 第一人称陈述

第一人称陈述着重于教师对学生陈述的反应。比如："当我听你陈述病人对你说的话时，我感到你非常沮丧和愤怒。你是这么想的吗?"而不是把自己的反应归结于学生，比如"这个交谈让我不舒服"。第一人称陈述表达的是学生所说的话让教师产生的反应，教师应鼓励学生探究为什么自己的陈述可能引起教师的这些感觉。

二、督导学生操作技能表现

在临床学习情境下，技能发展是学生关注的重点，直到他们能熟练掌握这些技能，他们的注意力才会转移到临床技能以外的其他方面。学生往往根据他们所掌握的技能数量和种类，以及他们执行临床技能的熟练程度，来判断自己在临床实践中的进步。

临床实践为学生提供了亲自为病人进行护理操作的机会，实现以具体的、可见的方式帮助病人的目标。与此同时，学生提供实际的护理操作时很容易犯错，这样可能在某种程度上伤害患者。因此，技能学习时伴随着高度的焦虑，这种焦虑可能会干扰学生学习。

当学生成为一名技能成熟的护士后，开始逐渐认识到技能只是护理工作一部分，且不一定是最重要的部分。因为随着学生复杂技能的发展，可能会开始忽视已经掌握的熟练技能。只有当出现特殊的挑战，需要护士创造性地将常规程序适应于复杂的情况时，技能才变得重要。也就是，当一种技能变得十分熟练(自动化阶段)时，带教老师可能会低估技能发展对学生的重要性。

临床教师在临床实践开始时，不仅要关注对学生专业技能的培养，帮助他们拓宽护理视野，还要评估他们应对各种患者需求的其他方面的技能及表现。教师应该充分利用学生的学习意愿，使临床实践变得有意义。

(一)学生掌握技能过程中面临的困难及应对策略

技能的发展始于学习者对任务及其主要组成部分的认知。学习者基于自己的认知，从心理上、身体上做好操作某项技能的准备。最初，学生通过模仿临床教师的示范，技能操作动作往往比较生硬。学生需要通过反复试验，努力将技术技能与理论联系起来，操作时找到让自己的身体舒适自然的状态。通过不断练习，在各种情况下重复这个任务，最终使整个练习过程表现得流畅、协调。

护理操作技能的理论教学，通常需要为学生提供一份执行技能的操作步骤或标准，包括技术原理及原则。对该技能的描述，无论是通过示意图、照片，还是多媒体，都应该简洁明了，方便学生参考学习。技能的现场演示通常需要一个合作伙伴，可以是人体模型、学生或病人。在实验室教学中，学生在完成技能演示的过程中不存在紧迫感，也没有什么需要处理的外部因素。实验室练习使学生对肢体动作有了初步的感觉，并完成技能所需的步骤，但这种练习是在人为的环境中进行的，当学生真正投入到临床实践中时，可能会面临如下困难。

(1)过于关注技能规则，而忽略对环境及病人的关注。当学生将大学实验室中用到的操作步骤或标准等理想化的理论转移到临床实践中对病人实施技能操作时，往往容易关注这些技能的规则(如操作步骤、原理、注意事项)，而忽略对病人自身和护理环境的关注，直接将课堂知识应用于情况较为复杂的临床情景当中。对规则的过度关注，会阻碍学生全面分析临床情境的能力，从而影响其技能表现。临床指导教师可以采取一些有效的措施来改善这一现象。

在实验室环境下，当学生在技能操作时，操作标准一般就在手边，所以学生会忍不住不断地去查看，给自己提示，或检查自己的操作。学生们可以彼此合作，一个学生负责演示，另外一个学生负责观察演示者的操作步骤是否正确，负责观察的学生可以为演示的学生阅读操作步骤。这样形成习惯之后，学生在没有同伴提示的临床环境下进行技能操作时，就不会习惯性地去检查操作步骤，而是会通过自己不断思考，努力回忆这项技能的操作步骤。

为了便于学生摆脱对操作标准的依赖，教师可以与学生一起分析讨论，把整个程序中的步骤进行整理归纳，并对归类的每一组步骤进行标记，这样就可以很容易地回忆起相关的一组步骤。例如，换药可以按如下顺序排列：建立无菌区；取下敷料，观察伤口；处理伤口；换上新的敷料。归类可以把学生从记忆烦琐的操作步骤中解放出来，提高学习效率。

(2)忽略人体力学原理。虽然护理操作一直强调人体力学原理，但学生在提供床边护理时往往表现出各种尴尬别扭的姿势。他们很少注意到一些明显的障碍，比如床的高度、侧栏杆的干扰，以及病人的体位。在执行技能操作时，似乎没有意识到需要为自己和病人创造一个舒适的环境。教师可以在教学中帮助学生建立并强化这种意识，在执行技能操作前的准备工作中进行强调，让这项工作与收集材料和向患者解释手术过程一样重要。

（3）身体过度紧张，影响操作流畅性、协调性。在临床技能发展的早期阶段，学生由于缺乏信心、感到紧张，往往会刻意与实施技能操作的设备、用品及患者保持一定的距离，甚至是远离。可能他们是想用这种空间距离，缓解自身的焦虑和紧张。除了与病人和设备、用物保持一定的距离外，有些学生甚至呈现出一种防御的姿势，似乎想逃离病床。身体过度紧张除了会干扰技能的流畅表现外，也会干扰其接收执行技能所需动作的信号。教师可以让学生尝试进行放松练习，比如收缩然后放松颈部和肩部肌肉，转头，摇晃手臂和手，或者做几次深呼吸，这种放松练习有助于让学生意识到自己身体的紧张状态，并在一定程度上缓解这种紧张。

与学生在技能获得的早期阶段表现出的身体紧张相似的是，他们的技能操作动作时常比较僵硬、不协调。比如，有的学生只用一只手来完成一项复杂的护理操作，或者在操作时手脚僵硬，甚至不知道弯曲或移动手腕和手臂。教师可以给学生一个简单的提醒，用另一只手来辅助操作过程，或与患者离得更近一些，保持身体接触，这样在实施操作时才能更有效地控制自己的身体动作，保持协调。

（4）过度专注技能操作的要求，而忽略了操作技能的基本原理和操作结果。教师在教学过程中，可以将技能操作的最终结果呈现出来，例如，展示敷料的外观和病人的感觉。这样，可以使学生更加全面地从整体上去看待这项技能，而不是将其视为一系列要执行的步骤。这种整体意识能够让学生朝着最终的结果前进，使操作更流畅。例如，提醒学生在取下衣服之前观察衣服的样子，这样就知道操作完成时衣服应该是什么样子。

学生们学习掌握各种技能的能力差异很大，有些学生能够把所有程序的步骤用语言表达出来，但在实际操作时却做不好。还有一些学生虽然在技能操作中表现突出，但在行为上缺乏理性，因此无法适应不寻常的环境。教师必须不断地评估每个学生在发展技术技能方面的进步，并根据评估结果调整自己的教学计划。大多数学生，在临床环境中进行几次试验后，就能掌握基本技能，教师只需要对他们的技术进行抽查，以确保他们安全操作关键技能。随着时间的推移，学生在操作过程中对流程越来越熟练，操作也会越来越流畅。对于少数学习能力比较差的学生，教师要降低要求，多加鼓励，让学生树立信心，最终掌握必要的练习技能。

（二）适时放手

临床教学要适时放手，让学生有机会面对真实的病人实施技能操作。大多数情况下，只有通过实践才能真正掌握一项技能。教师的教学需求不应妨碍学生的学习需求，在学生进行实操时，教师要做到放手不放眼，保持警惕，偶尔对接下来的操作步骤给予鼓励或提示。让学生为病人解释手术步骤是没有问题的，只需要病人和家属能理解学生的表达就可以。在学生与病人进行交流的过程中，教师可巧妙地分散病人的注意力，如帮助学生准备用物或传递所需的用物，从而在看似不经意间辅助学生完成了操作。

在真实的临床情境中放手让学生进行实操，十分重要。但教师看到学生笨拙的动作时，可能会感到不放心。如果这时候打断学生的操作，或者直接接手过来，会打击学生的学习信心，也会破坏学生和病人之间已经建立起来的信任。同时，当老师接手学生的操作时，学生就会从技能学习情境中脱离出来，不再去关注技能本身，而是把注意力集中自己身上，反思自己为什么不能胜任任务，或者自己的方法为什么不对。这时学生处于一种不良情绪中，难以真正地把注意力集中到提高技能上。

当然，在有些情况下，如果学生无法完成当前的操作任务，需要教师帮助时，也要让学生充分参与正在进行的操作，以确保学生持续学习。此时，教师可以鼓励学生继续参与完成这项操作。例如，提示学生转换到助手的角色，打开无菌敷料，撕扯胶带，或安抚病人。当教师完成了需要干预的那部分任务后，再把接下来的操作任务交给学生，这样学生就能重新获得控制权。在任务完成之前，教师应该一直陪伴学生，这样，在事后就可以向学生总结发生了什么，解释出了什么问题，学生应该如何避免出现这种情况。

另一个放手让学生锻炼的机会是，如果病人已经做过几次手术，可以鼓励学生向病人咨询实施手术的最佳方法。俗话说，"久病成良医"的亲身经历和经验给学生提供了有用的信息，同时病人也会对这种互动方式感到满意。

（三）适时介入

当学生的行为、不作为或能力不足可能危及患者安全时，临床教师必须做好干预的准备。危险必须是明确的和存在的，以保证干预必须在伤害发生之前。出现必须从学生手中接管病人护理的情况时，教师应该冷静而果断。例如，教师可以说："小张，我来完成这个伤口冲洗，你打电话给保洁人员，让他们安排人过来拖地，以免有人滑倒。"教师要避免在病人面前指出问题，也不应该这时候去指责学生犯的错，需要立即解决问题。在安全的情况下，教师应将接下来的程序交给学生继续完成。先确保患者的妥善处理，离开患者房间后再对学生进行说明。

教师还必须在学生无法继续操作时进行干预。教师接手去完成某项任务，远比让学生在病人面前发呆、晕倒或呕吐要好得多。在操作结束后，教师必须跟踪学生的身体状况，以确保学生安全，并帮助学生分析出现这种反应的可能原因，以及如何避免以后再出现这样的反应。

（四）与学生共同制订护理计划，满足患者的需求

为了确保患者的需求得到满足，教师可以与学生一起制订护理活动计划时间表，在提供护理时考虑多方面因素，并设定优先级。在提供护理的同时，教师可以引导学生识别并满足患者的安全、舒适和隐私需求。鼓励学生在计划时，注意活动的灵活性，以免学生在一些不可避免的意外情况下会出现慌乱。

1. 确定患者需求的优先顺序

为了能最佳地满足患者的需求，教师可以与学生一起确定患者当天活动的优先顺序。帮助学生回顾当天的活动计划，以及安排活动的基本原理，这一过程有助于发现与患者需求相冲突的不合理安排，从而优化活动计划。这种回顾的方式，也可以帮助学生确定什么是必须完成的，在什么时间完成，则哪些活动可以更灵活地完成，以及如果没有足够的时间来完成，哪些活动可以放弃。以下是在帮助学生进行活动计划和设置优先级时，需要

考虑的一些问题。

（1）病人的护理需求。必须指导学生考虑病人的整个护理计划，除了考虑那些将要执行的护理活动，还要考虑到当天预定的检查或治疗活动。例如，学生需要考虑是在病人离开病房进行其他物理治疗之前还是之后更换敷料。预先制订的治疗计划需要定期进行，当制订的计划与其他活动出现冲突，必须调整计划时，常常使学生感到困惑。例如，如果一个伤口必须每4小时冲洗一次，但是病人要离开病房很长一段时间，那么什么时候冲洗？

医生查房的时间，特别是当医生或助理医生可能要检查病人时，必须要考虑到计划的活动中。例如，应该是把旧敷料留在伤口上，让医生观察渗出物，还是更换敷料，让医生看到伤口愈合的进展呢？教师应该引导学生在工作中建立与医生相互协作的意识。例如，在确定一天的优先事项时，可以引导学生考虑医生可能需要哪些信息来评估护理计划（例如，对于伤口渗出物的性质，学生需要在医生来之前评估），以及需要向医生提出哪些与护理计划有关的问题（例如，为了促进愈合，可能需要把干敷料改为湿敷料）。

（2）病人的个人因素。在制订活动计划时，还需要优先考虑病人的个人因素，如病人自身偏好和护理计划，并尽可能地满足。在有些情况下，学生如满足病人的愿望，则可能会导致其必要的治疗推迟，最终损害病人的利益，所以教师需要指导学生做出判断。如果临床教师能够在计划活动日开始前，积极了解患者与护理活动计划相关的特殊需求，就能很好地避免这种情况的发生。例如，如果一个病人在等待一个特殊的电话，或者一个外地访客的出现，可能会打断一天的计划，这些信息可能会在与病人的一次简短访问中收集到，并借助这个机会让病人知道有一个学生将参与到他的治疗中。教师可以与学生讨论这些信息，并帮助他们围绕患者的需求制订计划。这种对病人个人需求的关注和回应，加强了教师与患者的关系，并建立了病人对学生必要的信任，以便在接下来的护理活动中，学生能够更自如地与病人接触。

（3）科室的日常生活制度。学生在计划护理活动时，还需要考虑到科室的日常生活制度。例如，送餐时间、更换床单时间，以及用物库存补充时间，这些都会对护理活动产生影响。教师指导学生了解这些时间表，以便学生在护理活动开始之前，提前为病人准备好需要的用物。除此之外，还必须要考虑护士自己的休息和用餐时间。教师通常会在这一天的护理活动开始之前，协商好成员各自的就餐和休息时间，所有的工作人员（包括学生）必须严格遵守。

（4）协调多个病人的需求。当学生被分配负责多个病人的护理时，在计划活动时，必须考虑每个病人护理需求的冲突。在确定优先次序时，应鼓励学生与病人协商，解决可能出现的紧急需求，并告知患者预期的治疗时间。

（5）协调学生各方面学习活动。和学生一起做计划的同时也可以帮助老师设定优先级，为自己的教学活动制订计划。例如，教师需要与学生协商确定在什么时间观察或监督学生的学习活动。优先级的设置包括为活动的完成建立一个时间框架，以及各项活动执行的先后顺序。学生应该完成的护理活动还包括记录和向主管护士报告，及时参加一天工作结束后的总结计划会议等。

2. 安全、舒适和隐私需求

由于对技能表现的过度关注，学生往往会忽略护理过程中可能发生的对患者安全和舒适、隐私和心理健康产生不利影响的因素。例如，学生完成换药所需的时间过长，可能会让伤口暴露时间太长，这时如果用无菌敷料覆盖伤口，既可保护伤口，又避免病人看到伤口，同时又不妨碍学生的技能发展过程。又如，在学生准备导尿用物时，使用垫单适当帮助病人遮挡暴露的部位，保护病人隐私，让学生对可能忽略的护理方面更加敏感。

3. 活动的灵活性

教师应该鼓励学生多花时间练习最基本的技能，同时也应该提醒学生在完成任务的过程中，可能出现突发状况，应做好随时中断的准备。教师可以要求学生制订一个备用计划，这样当计划有变时，可以实施备用计划。在临床教学中，要注意培养学生护理工作的应变能力。

三、促进理论和实践相结合

(一)认知领域的层次结构

本杰明·布鲁姆将教育目标分为三大领域：认知、情感和动作技能领域。其中，认知领域包括获取知识、理解、运用、分析、综合、评价六个阶段。

学生在第一阶段首先需要获取临床实践所需的理论知识。然后，把这些理论知识带到临床实践中，通过不断的运用，最终把理论转化为实践。获取知识是认知领域最初阶段，从获取与学习领域相关的信息开始。第二个阶段：理解。学生能够解释所学到的信息。衡量这种学习水平的一个很好的标准是学生可以用自己的话重复信息。认知发展的第三个阶段是应用，体现在学生运用所学知识处理具体问题的能力上。第四个阶段是分析，即学生能够分解所获得的知识的组成部分，以便更好地理解这些组成部分之间的关系。正是在这个认知发展阶段，学生展示了使用知识评估病情的能力，从评估中得出相关线索，并以连贯和有意义的方式组织线索，指导决策和行动。在第五个综合阶段，全面加工已分解的各要素，并再次把它们按要求重新组合成整体，以便综合地、创造性地解决问题。例如，在这个层次上，学生能够将针对存在单一健康问题的患者的常规计划，转换为治疗存在多个因素相互作用的健康问题的患者的复杂计划。综合阶段要求学生不仅要识别信息组成部分之间的关系，而且要选择使用某些组成部分，这就要求学生建立新的知识结构或知识框架。认知发展的最后一个阶段是评价，要求学生综合内在与外在的资料、信息，作出符合客观事实的推断。

(二)促进理论和实践相结合的方法

下面介绍一些在临床教学中促进理论与实践相结合的教学方法。

1. 案例分析

案例分析将临床真实的情境呈现给学生，要求学生进行分析。案例分析可以以书面作业或小组讨论的形式进行。通常需要学生分析案例中出现的问题及其原因，找出预防措施，提出问题的解决方案，并根据建议的措施推测可能出现的结果。这种方法能够激发学生的分析能力、洞察力和创造力。提供给学生的案例可简可复杂，可以是教师自己的实践、教科书中的例子，也可以是教师凭经验设计出来的案例。可以灵活选择研究重点和变量，因为虽然教师对学生考虑的问题有一定的控制，但很多时候学生可能会提出一些教师在准备案例材料时没有考虑到的其他问题或者意见。

教学中，由于不断提出问题，学生大脑兴奋点不断转移，注意力能够得到及时调节，有利于学生精神始终维持在最佳状态。临床案例使教学更加形象、直观、生动，给人以身临其境之感，学生更容易理解。案例分析能让学生接触常见的临床问题，同时，学生对案例进行分析，也为教师提供了了解学生知识基础和思维过程的宝贵机会。

当然，案例分析法也有一些缺点，最突出的是，案例往往不能满足教学的需要。研究和编制一个好的案例，需要花费很长的时间。同时，编写一个有效的案例需要有扎实的技能和丰富的经验。因此，案例可能不适合现实情况的需要。此外，案例法需要较多的培训时间，对教师和学生的要求也比较高.

2. 基于问题的学习

与案例分析不同，基于问题的学习是精心设计的结构化的学习。教师设计的问题情境或"触发点"，首先必须能引出与所学领域相关的概念、原理。在设计问题时，要确定学生需要获得的基本概念和原理，由此出发，设计要解决的问题。例如，一个新诊断为乳腺癌的妇女提出的问题，可能会引发关于性、丧失(lose)和死亡，以及关于治疗方案、康复和身体形象的改变等关于患者生活各方面的讨论。

其次，问题应该是非结构化的、开放的、真实的，并且应该能够激发学生的动机，鼓励他们去探索、学习。问题应该具有一定的复杂性，包含许多相互联系的部分，并且每部分都很重要。学生在解决问题的过程中掌握概念、原理和策略，可以促进知识在新问题中的迁移，可应用先前学习的案例来解决此类似的问题。

此外，好的问题能够随着问题解决的过程自然地给学生提供反馈，使他们能很好地对知识、推理和学习策略的有效性进行评价，并促进预测和判断。

最后，问题的选择还要考虑到教学目标以及学习者的知识、技能水平和动机态度等因素。

3. 研讨会

以学生遇到的临床案例为重点的研讨会，是另一种将理论知识融入实践的方法。研讨会通常以每三到四名学生组成的小组为单位，分享自己的临床经验。

理想情况下，小组中的每个学生都有机会照护到所研讨案例，这样学生们就能针对这个案例的共同经历分享自己的观点，并跟踪该患者取得的进展。如果选取的病人不是所有人都照护过的，小组应该提供该病人的临床病历，每个小组成员回顾分析病人的临床数据，以了解案例相关的背景信息。临床教师最好在研讨会之前与每个小组组员会面，审查他们要研讨的内容，提前指出所出现的错误，让学生在研讨会前做好准备。

在研讨会汇报过程中，学生们介绍病例的背景信息及相关理论知识，以及对患者使用的干预措施，并提出一些问题。提出的问题旨在探究更多的信息，以便真正参与该病人护理的同学们能够将理论与临床病例联系起来。鼓励小组成员共同参与讨论，对教师来说是一个挑战。如果汇报者和小组其他成员之间没有有效的互动，汇报就会变成对临床案例的单调乏味的陈述。教师可以采用一种要求小组成员共同参与问题解决和决策制定的形式，例如让汇报者提供基线数据，让其他小组成员进行补充或者给出建议，而不是只由演讲者简单地详述事件的经过。这样可以使研讨会的形式生动起来，吸引学生的注意力。

4. 护理查房

护理查房，也是一种促进理论知识与临床实践相结合的方法。护理查房需要整个临床小组的参与，并按要求事先向患者解释说明活动的目的，征得患者的同意后，按预定时间在患者床边集合。指导教师或护理该病人的学生都可以主持护理查房，查房的目的是促进问题的解决或对所讨论过的病人案例进行回顾。为了减少对病人的压力，可以在病房外提供病人的背景资料及对病例进行实际讨论。讨论结束后，必须把通过这次查房得出的结论对病人做一个简要的总结。

护理查房的好处是，将病人作为一种临床学习的手段或干预技术。病人可以对查房的内容给予反馈，帮助澄清学生们提出的问题。通过护理查房，护理工作者反思临床事件，有意识地将理论知识带入临床案例的讨论中，有助于解决问题能力的提升。

5. 书面作业

大多数临床学习的相关书面作业是预先确定的，并且规定学生必须完成。临床教师要对作业分数占学生期末成绩的比例有充分的了解，以便向学生说明，并给予学生的作业客观公正的评价。因为常规的书面作业对所有学生的要求是相同的，教师需要了解作业要求，作业的呈现形式（手写或打印的），以及字数、格式、上交时间，如果作业分数不合格，是否有机会重做。同时，教师手里应该有一份作业的范本，以作参考。在书面作业没有明确指导要求的情况下，教师可以根据自己的经验提出作业要求。让学生完成临床书面作业的目的是把所学的理论知识有机地和临床实践相结合，作业内容往往涉及学生护理病人的体验，所以教师设计的书面作业必须与临床实践相匹配。

四、将循证实践指南纳入教学安排

临床实践指南的形成过程，需要复杂的研究方法和统计分析，这对刚进入临床实践的学生来说是比较困难的。但是，可以鼓励学生以"探究精神"来对待护理工作，对现有护理实践的基础以及对患者特定的护理实践的适用性提出质疑。临床教师可以通过列举一些基于临床实践，对传统的护理实践提出质疑，最终改变传统实践的实例。比如，铺床方法就是一个简单的例子。多年前，铺床的标准是床单被罩必须拉紧，还要有直角拐角。这样看起来很整洁，但后来发现过紧的覆盖可能导致卧床病人脚下垂，所以铺床的方法改变了。

探究精神，需要对现状提出挑战，基于当前的护理实践提出质疑，大胆地假设。教师可以引导学生先确定是否存在可能适用于当下临床情境的循证实践指南。如果有，学生还必须全面考虑病人的偏好、可用资源、实施指南可能遇到的问题，以及指南是否能充分解决病人的临床问题等方面，以确定这些指南是否适用于他们所服务的病人。指南一旦应用于临床实践，就必须评估和记录病人的结局。评价过程有助于实践指南的改进，也是临床实践指南在实践中发挥作用必不可少的步骤。在没有循证实践指南的情况下，临床教师提出临床问题，鼓励学生通过各种途径搜索适用的研究。将这一问题作为研究主题，进一步让学生认识到护理实践可以通过科学实验来加强和支持。

五、培养批判性思维和反思性实践能力

在现代社会，批判性思维被普遍确定为教育（特别是高等教育）的目标。尽管一直在强调批判性思维，但这一概念仍然定义不清，在教学实践中难以衡量。即便如此，培养学生的批判性思维能力，仍然是临床教学的主要目标。

反思性实践是从发生的事件中获得新意义的一种手段，是对临床经验进行反思的过程。反思性实践是批判性思维过程中的一个关键因素。反思性实践使学习理论和实践知识的方式更丰富，使临床护理实践更具有挑战性，学生的学习兴趣也更浓厚。

（一）批判性思维概述

批判性思维（critical thinking，CT）又称评判性思维，指以解决问题为目的，基于对问题的认知，训练有素且公正地收集、评估和分析相关信息，不断质疑、反思和评判，进而应用逻辑推理和归纳的方法，做出最佳决策的综合性思维模式。批判性思维过程，始于用开放性的态度去评估当前的情况，评估过程允许模棱两可的质疑或假设。经过评估后，针对问题提出可行的假设。学习者需要从先前获得的知识和技能中搜索与当前情境相关的知识和技能，思考如何将其应用于解决当前的问题。当现有知识和技能出现空白时，就需要通过各种途径大量收集所需的信息。

此外，基于对数据和问题解决过程的反思，在知识和技能应用解决问题后，还需要评估干预的结果、知识和技能应用的适当性、问题识别的准确性，以及评估过程的完整性。护理实践中，批判性思维的应用如下：

（1）评估范围：在进行评估时要广泛考虑线索范围。

（2）对假设的质疑：面临情境中固有的假设受到挑战。

（3）提示识别：从当前情境中提取相关数据和相关模式。

（4）问题框架：选择一个或多个有确定的数据和模式的潜在问题进行解决。

（5）相关知识和技能的汇总：从先前获得的知识储备中寻找与问题解决相关的知识和技能；如果没有解决问题所需的知识或技能，则需要搜索必要的信息。

（6）应用：知识和技能被适当地应用于解决当前的问题。

（7）评估：评估问题解决的质量和适宜性。

（8）反思性思维：对解决问题的过程进行分析性的回顾和反思。

批判性思维是一种解决问题的过程（或科学方法），是护理程序、诊断推理、临床判断和临床决策过程中的必要元素。学生需要通过下列方法进行批判性思维的练习：根据上下文明确问题并定义问题；保持开放的询问态度；学会循环提问而不是线性提问。

（二）反思的作用

反思性教学的渊源可以追溯到 20 世纪早期著名教育哲学家杜威（Dewey）对反思活动的论述。杜威将"反思"概括为一种特殊的探究性思维活动，他认为反思起源于主体在活动情境过程中所产生的怀疑或困惑，是引发有目的的探究行为和解决情境问题的有效手段；强调教学活动本质上具有反思性质，需要根据支持证据，以及可能会出现的进一步结

论，对假设进行积极的、坚持不懈的和仔细的考虑。反思力求从经验中找到意义，并将这种经验融入个人对自我和世界的看法中。反思性实践要求学生"积极地吸取过去的经验，描述经验，处理经验相关的态度和情绪，从而获得对事物的新想法和信息"。反思性学习过程包括以下几个步骤：

（1）由一种生活经历引发内心不适感；

（2）确认或澄清问题，使问题或问题的性质更加明显；

（3）对来自内部和外部的新信息持开放态度，具有从不同角度观察和吸收信息的能力，并愿意放弃快速解决问题的想法；

（4）顿悟：学习者觉得自己改变了或学到了对自己有意义的东西；

（5）由于产生新的视角而出现的自我变化；

（6）通过洞察分析，决定是否对反思的结果采取行动。

（三）促进批判性思维和反思性实践的策略

批判性思维之所以是批判性的，是因为在思考过程中，不管思考的主题或目标是什么，始终保持批判的态度。批判性思维的特点是对任何可替代选择的开放态度及对"模棱两可"的容忍，这为对实践进行有意义的反思奠定了基础。批判性思维和反思性实践是相互作用的，通过批判性思维和反思性实践，学生在课堂上能够积极主动地思考临床环境的复杂性，从而获得知识。临床教师在教学中，可以使用一些策略来培养学生的批判性思维和反思性实践能力。

1. 提问

要想培养学生的批判性思维，临床教师应该基于批判性思维的主要特征，给学生安排正确的训练，主要是鼓励学生发现问题和提出问题。要想达到这一目的，在实际的教学过程中，临床教师应对能够提出问题的学生给予充分鼓励，一定不能敷衍学生提出的问题，而要给以正确详尽的解答。如果有学生提出的问题有比较高的研讨价值，则完全可以把这个问题专门放在课堂上，组织全班学生进行讨论，同时可以给提出问题的学生以充分的肯定。当然，在很多情况下，学生并不能发现有价值的问题，需要教师鼓励学生在课程学习的整个过中程对护理实践进行充分的经验总结。具备了丰富的经验后，学生会增强信心，并养成提问的习惯。

同时，教师可利用各种的复杂性和模糊性的案例研究，刺激和促进学生在临床决策过程中的批判性思维能力的发展。教师可以循序渐进提问或提出假设，与学生讨论，思考分享自己的思维过程。例如，让学生设定护理优先级，引发学生思考在给定的临床情境下，什么是最突出的需要解决的问题。

可以通过提问发展批判性思维，提问不仅是激发对事实信息的回忆，还包括问学生为什么会得出这样的结论。"为什么"的问题要求学生分析目前的状况，以及相关理论知识并将理论的各个方面与临床现实特点相结合。即使学生的推理是准确的，做出的护理决策是正确的，"为什么"的问题也会激发学生对思考过程进行有意识的回顾，这是批判性思维必不可少的。

2. 汇报会议

汇报会议以小组的形式进行，分享临床实践中的个人感受及反应。通过向同伴表达怀疑和恐惧，引起共鸣，学生们意识到他们的感受并非是独特的，而是普遍存在的，自己便不会再感到不安了。

汇报一般在下班后，或会议结束时，作为会后讨论会的一个组成部分进行，由学生发起以病人为中心的讨论。首先学生汇报自己对某一临床情境的反应，解释发生了什么，汇报的临床经历一般与学生本人、医疗系统和其他相关人员有关。接下来，学生汇报他们自己无法解决的问题，汇报的重点就转移到识别学生的个人学习需求上。在汇报中提出自己的疑惑，刺激同伴分享自己的经验及见解，解决问题的方案可能就浮现出来了。随着学生临床实践的发展，汇报会议可能会呈现出协作解决问题的特点，因为学生会在小组中分享一些解决的问题。在这个协作的过程中，让学生对自己的实践以及其他同学的实践进行批判性评价，学生在反思一个特定的临床问题时，会基于他们的集体知识和经验构建新的理解。

汇报会议中，教师的角色是学生临床表现的促进者，而不是评估者。让学生意识到并没有标准答案，每个临床情境都有其独特的解决方法，激励学生寻找可能的答案，并在对经验的反思和分析的基础上创造性地解决问题，而不是仅仅依靠理论知识。在临床实践中，学生刚开始往往会以自我为中心思考问题（"我怎么样？""我为什么会有这种感觉？"），随着实践经验的丰富，逐渐把注意力转换在病人身上（"这对这个病人有什么用？""为什么病人会有这样的反应？"）。这种经历共享，有助于学生实现从自我中心到病人为中心的转换。

3. 日志记录

临床经验的书写过程反映了学生对实践的反思。批判性思维日志不是单纯记录自己在临床环境中发生的事件，而是主要记录学生对临床经验意义的探索。日志可以写成与老师对话的形式，也可以是个人感想的形式。当以学生和教师之间的对话形式进行时，教师有机会从学生的角度更好地理解临床经验，分享看法，纠正错误观念，并对学生感到困惑的情况提供自己的见解。这就要求老师对每一个学生的日志都做出深思熟虑的回应，并尊重作业中学生表达出的心理敏感性。

无论日志使用什么样的方法完成，教师都应该明确告知写日志的目的、目标和格式，并解释该日志在临床实践中的地位，其所占实践成绩的比重是学生最关注的。对学生临床日志进行评级，有可能将学生的注意力引向教师对学生的期望，而不能达到让学生自由探索相关临床问题的目的。当必须对临床日志进行评分时，教师应该关注学生在日志中呈现的思考过程，而不是记录的内容；否则，学生日记只是简单地重复他所认为的老师想要看到的内容，而不是他真正的想法和感受。

日志中提出的关键问题可简单，也可详细，但都要强调批判性思维过程或激发反思性实践。由于在临床实习过程中，临床教师一直与学生在一起，因此日志不需要提供有关临床任务的细节。但是，学生应该提供足够的信息，以便他们能够轻松地回忆起当时的经历。回顾的过程中，可以展示学生在临床经验中取得的进展，并帮助学生识别他们在为各种病人提供护理的方法中存在的共性。

使用开放式的写作提示，例如，"我今天学到的一件新事情是……""当……时我很惊

讶"或"当……时我很失望",可以帮助学生集中注意力。或者,可以给学生一个可能的讨论点列表,每个条目中必须提到:

(1)描述你或其他人所做的护理干预;

(2)描述你的决策过程;

(3)描述当类似的事件发生时你会采取什么不同的做法;

(4)描述临床事件的部分与整体之间的关系;

(5)确定以前学到的知识/临床经验在这种情况下可以帮助你;

(6)描述你对自己的看法;

(7)描述你的强项和弱项,包括你的想法,感知和感受;

(8)描述你确定可利用的资源,以及你的理由。

鼓励学生选择一个事件或经历作为切入重点,包含对客观和主观数据的经验描述,可以使用诗歌、绘画或其他创造性的表达方式。接着从其内在意义方面探索这一经验的意义,并讨论这一经验对自己临床实践的影响,作为护士和/或学习者的看法,以及对其自身的影响。日志记录可以促进实践活动的整体性,当学生记录自身感受和对情境的反应时,可以激发护理实践情感领域的发展。

4. 自我评价

邀请学生参与自我评价过程,鼓励学生定期审查他们的决策过程和由此产生的行动,可以培养批判性思维和反思性实践。与常规的临床学习目标相关的自我评估不同,这个自我评价要求学生提供具体的例子,说明他们是如何实现这些目标的,以及与每个目标相关的实践中有哪些可以改进的地方。为了得到学生诚实的自我评价报告,教师在评价学生报告的时候,应该把重点放在学生自我评价的过程而不是内容上。

六、在临床实践中促进情感领域的发展

促进学生进行反思练习的技巧,涉及情感领域的内容,包括感情、态度和价值观。事实上,在很多情况下,正是学生对所从事的临床工作的强烈情绪反应,激发了关于在这种情况下应该如何应对的问题。这些问题引导学生反观自己的价值体系、关怀行为和道德决策的方法是否符合自己的职业理想。

每一种临床情境都为情感学习提供了机会,临床教师必须注意利用这些机会,对护理专业实践提供潜在的见解、发展的态度和价值观。护理专业人员价值观的五个核心特点包括:人性尊严、正直、自主、利他、社会正义。在临床背景下,情感学习主要围绕这五个核心价值观相关的伦理道德困境,以及与之相关的应对方式。临床教师可以通过以下几种方式,来促进学生情感领域的发展。

(一)引导学生表达自己的伦理道德困境

临床教师要积极引导学生探索自己的感受,更好地表达自己的困境。学生刚开始可能难以阐明临床情境中涉及的伦理/道德问题,他们往往把问题集中于自己在临床情境中情绪反应的适当性,比如"为什么这会困扰我?"学生开始思考这样的问题,表明他们正在关注事件内在的价值。临床教师可以提出一些试探性的问题,让学生表达自身的感受,比

如："你能描述一下你的感受吗？愤怒？悲伤？绝望？当你第一次产生这些感觉的时候发生了什么？你认为是什么导致产生这些感觉？"在学生还没有意识到道德问题的情况下，教师需要指出问题，使学生能够感受当前情况下所涉及的价值冲突。

（二）回应护理实践中的伦理/道德问题

情感领域的下一个层次是回应，在这个阶段，学生开始积极地解决伦理道德问题。教师可以向学生介绍一些解释价值观的技巧，并提供一些可选择的、适用的价值观，鼓励学生针对当前情况，阐明其价值观及理由。这种对价值观描述的练习，通常以小组为单位，用临床情境作为切入点引入问题，要求学生解决相互矛盾的价值观之间的冲突。举个简单的例子，患者不想使用辅助设备行走（反映自主性），但这样做可能会危及患者的安全。这时候，学生无论是为了安全起见选择坚持为患者使用辅助设备，还是选择让患者行使自主权而不考虑后果，其实都在自己的立场做出了出于关怀的选择。但如果学生能够全面掌握，当前情况下患者不使用辅助器行走可能会带来哪些后果以及如何去避免，他就能做出一个既能让患者行使自己的自主权，又能确保安全的选择，这种解决问题的方式就化解了不同立场及价值观之间的冲突。

（三）学会换位思考

让学生想象自己或者家人身处这种情况下会怎么样，学会换位思考，更好地了解患者的需求，以及如何对患者进行人文关怀。在实践中引起学生对伦理道德困境的探索，激发学生的关怀行为，使学生有能力关心别人，并知道关心的意义，学会如何根据自己的感受，以关怀的方式应对病人的需求。

护理人员和临床教师的角色榜样对培养学生在临床实践中的关怀意识至关重要，因此临床教师在自己的护理实践中也要体现出关怀意识。

（张琪然）

第七章　护理实践教学中的师生互动

广义上讲，师生互动是指教师和学生之间所有的相互作用以及相互影响，这种影响无论是发生在师生个体之间或者是发生在师生群体之间，发生在教育教学情境中或者是发生在教育情境以外的社会背景中，都会导致师生双方心理与行为之间发生同向变化或者反向变化。狭义的师生互动是指在教育教学情境下，师生之间相互传递信息、交流思想情感并相互影响、相互作用的活动过程。要在教学中有效进行高效率高质量的师生互动，需要对师生互动的理念、师生互动的模式有新的认识。

第一节　护理实践教学中的师生关系

护理师生关系是护理教学环境中的重要组成部分，是教师与学生在护理教学过程中所建立的一种直接的、专业性的人际关系。教学过程中师生关系的状况对教学活动有直接的影响，良好的师生关系是促进教学活动成功的因素之一，也是促进学生个性和谐发展的重要条件。

临床教学过程中，因有共同的服务对象，师生交流时间相对较长，而且交流方式以双向交流居多，更多的是面对面的交流，因此师生关系较为密切。这有利于教师根据学生的实际情况开展个性化教学，根据学生的知识和能力水平给予针对性的指导。学生也能根据教师的要求及临床实际工作情况来调整自己的学习目标、学习方法和技巧。由于面对面交流的优势，师生之间必须重视建立良好的关系，否则将会严重影响教学质量。

一、师生关系常见类型

常见的师生关系有三种：权威型、放任型和民主型。权威型师生关系是以树立教师权威为导向的师生关系，又可以分为两类，一类是专制型的权威关系，教师主要凭借文化、习俗、制度等外在要素赋予教师的权利而确立自己的权威，学生在教师面前有畏惧感，不能自主、自由地发挥自己的个性，完全按教师的规范接受教育；另一类是教师依靠自己的教学艺术、高尚的人格魅力而赢得学生的尊重、信任、依赖，学生对教师充满着敬佩之感，这种权威是由学生赋予的，是发自学生内心的，教师在学生心目中有崇高、神圣的地位。在放任型师生关系中，教师以完成外在的教学任务为目标，以学生不犯大错为原则，师生互不干扰，在此前提下，宽容学生到放任的程度。在民主型师生关系中，教师以开放、平等的心态与学生交往，无论是教学内容还是课堂管理，学生都是和教师平等参与、探讨、决策的，彼此均以主体的思想、行为置身教育活动中，师生相互促进、共同提高。民主型师生关系的形成，取决于教师的民主意识、平等观念以及较高的业务素质和强大的人格力量，这是理想的师生关系类型。

二、良好护理师生关系的特征

建立良好的师生关系，是护理教学中充分发挥师生积极性、实现最佳教学效果的有力保证。良好的师生关系具有以下几个特征：民主平等、爱生尊师、心理相容、教学相长。

（一）民主平等

虽然护理教师和学生在教育过程中的角色、地位和知识水平等方面存在着差异，但在科学真理面前，师生是平等的。教师尊重学生人格，发扬教学民主，这有助于教师创造性和主导作用的发挥。一般来说，民主平等是建立良好师生关系的基本要求。

（二）爱生尊师

教师热爱学生，就是在师生平等的关系基础之上，尊重、信任并无微不至地关心学生。当学生意识到教师真心爱护自己时，他们将产生巨大的学习热情，效仿教师的思想行为、情感态度、人格品质，接受教师的暗示；同时，学生会自然而然地尊敬老师，尊重教师的劳动，敬重教师的人格风范。爱生尊师是建立良好师生关系的感情基础。

（三）心理相容

心理相容是指护理教师与学生之间在心理上协调一致。在护理教学过程中，师生的心理情感总是伴随着认知、态度、情绪、言行等的相互体验而形成亲密或排斥的心理状态，而不同的情绪反应对学生课堂参与的积极性和学习效率产生重大的影响。在护理教学实施过程中，如果师生关系密切、情感融洽、平等合作，可加强护理师生的情感交流和互动，提高护理教学效果。

（四）教学相长

教学相长有两层意思：一是教与学只有在实践中才能不断提高认识。不学不知自己的不足，不教不知自己的困惑，只有在学习和教学的实践过程中，才能知不足，进而自强修业。二是教与学是教学过程中辩证统一的两个方面，教的过程也是学的过程。在这层意思中，更强调教师在教学过程中要善于发现自身的不足，虚心向学生学习，不断完善，弥补不足，这样才能更好地发挥教师的主导作用。

护理教学活动是由护理教师和学生共同参与的活动，教育教学活动的效率和效果在很大程度上取决于教师教的积极性和学生学的积极性的发挥。

第二节　护理实践教学中的人际问题

师生互动，是教师的教和学生的学之间关系的动态反映，是一个矛盾统一的过程。随着师生互动研究的深入，逐渐形成了平等、开放、互动的师生互动理念。在护理中，人际关系是临床教学角色的核心。人际交往的许多方面看似与教学的实际行为无关，而实际上却是成功的关键。许多沟通技巧和策略可以应用于临床教学，可能为临床教学中遇到的困难提供一般方法，进一步提高教师的沟通能力。本节探讨了各种人际问题以及在临床环境中管理人际关系的策略。

一、临床护理教师的角色

临床护理教师角色是多方面的，在与学生的互动中发生变化。无论是在临床环境中还是在该环境之外遇到问题，教师要认识到学生的各种需求并作出回应。临床教师角色可以描述为一系列连续的师生互动。其中，学生的学习情况在很大程度上由教师把握进程，并朝着合作关系发展。随着学生在临床护理实践过程中的进步，他们对临床知识、临床实践技能以及掌握复杂护理角色的信心越来越大。教师要努力转变传统的师生关系，鼓励学生独立学习，同时提供支持，增强学生对独立发挥专业护理作用的信心。

师生关系发展遵循三个原则。第一，教师在保持界限的同时，培养与学生之间的信任，加强交流关心。在这种情况下，教师要注意边界维护，避免与学生产生深厚的社交友谊。教师可以像对待其他人一样对待学生，但必须保持师生关系，而不是友谊等其他关系，以免角色冲突和混乱。

第二，教师必须沉浸在教学角色中，发挥自己的带教能力，轻松地在不同的临床环境中发挥作用。当教师采取与角色的外部定义相适应的态度和行为时，会处于扮演角色的状态，这样会失去真实性，导致与学生之间的隔离，形成权威关系。这反过来又妨碍师生之间相互尊重和合作的发展。

第三，作为学生学习专业护理的榜样，教师需要保持其"核心位置"。师生关系在许多方面与护士与病人的关系相似，即双方尊重个体的独特性，在学习过程中，教师充分体现出对学生的人文关怀，努力使学生提高临床护理的能力，双方在沟通中升华师生关系。

(一)作为指导者的临床教师

教师为学生学习制定课程学习大纲，有目的地指导学生进行临床实习活动；并设计学习内容，以满足学生在培养目标、课程目标和学院实验室或临床实习中的各种学习需求。无论是临床小组作为一个整体还是对待个别学生，在学习过程中，教师要把握整体情况，确保为学生提供适当的环境。

当学生获得一定的自信和能力时，教师的角色就会转变为教练，继续设计学习内容，但允许学生在整体计划中有发挥的自由，包括根据需要即兴发挥。作为教练，老师持续关注总体的进展，根据需要调整作业，或把学生叫到一边解释新的学习内容，或对护理方法提出建议。当学生在进行已经比较熟悉的护理操作但犹豫不决时，作为教练的老师应避免重新教学生，而是提示操作要点，使学生迅速领悟。最重要的是，作为教练的老师要表达对学生能力的肯定，并使他们对成功抱有期望。

在这一连续过程中，教师也可能扮演导师的角色，通过布置学习内容来设计教学，但更多地倾听，仅在防止不安全的做法时才发起干预。

在教学末期，教师和学生则更多地合作。他们合作设计学习内容，共同寻找临床问题的答案，作为平等的伙伴讨论替代方案并提出建议，并一起评估干预的结果。

(二)作为监督者的临床教师

临床教师大部分时间都花在指导学生完成作业上。与"四处走动"的管理者风格类似，作为监督者的教师时刻注意每个学生在临床领域的进展，包括完成任务，实施对病人的护理。学生可能根据教师不同的监督方法而进行不同方式的解释。比如，学生在病房进行护理活动时，老师偷偷地躲在后面会给学生带来不信任感和忧虑；而如果教师走进房间，热情地问候患者，询问近况，可以给学生提供伺机提问的机会。

作为监督者的教师必须在临床学习中扮演安全员的角色，巡视是为了及时发现学生可能存在的操作安全问题。教师可以决定选择一个特定场合进行监督活动。例如，当学生学习给药时，教师可以坐在药房或药车附近，这样可以随时检查学生为病人准备药物的情况。临床活动结束后，教师可以留在护士站听学生报告相关情况。教师作为安全员，其警惕性和普通监督者一样。对可能出现的错误应持开放态度，加强监督，以防止错误发生。在学生看来，这是教师对他们作为学习者角色的支持，为了使他们自在地专注于进行的活动，而不必担心犯错。教师如果坚持陪伴学生进行某些护理活动，则不仅阻碍了护理活动的进行，而且显得对学生护理能力不信任。

作为监督者，教师可能要扮演纪律执行者的角色，指出学生不可违反的纪律或错误及其后果。在执行纪律时，教师要采取行动，保护病人和维护学生的尊严。当学生的行为是不被接受的，行为不安全时，教师必须立即进行干预，在不惊动病人的情况下安全地完成整个过程。例如，老师可以说，"让我做给你看，或者让我帮你做"，这样的声明向学生发出信号，使学生停止手上的活动，站到旁边观察，而不是继续操作。病人的情况稳定后，可以和学生一起到一个相对私密的地方，讨论为什么老师要干预。

管教学生时应该在病人、工作人员或其他学生听不到的地方进行。管教时，应强调观察到的错误行为以及不被接受或不安全的原因。教师应避免对学生的行为下结论，或对学生的行为做出最终的判断。谈话应该集中在具体的行为，及其对病人护理的影响上。如果该行为是之前已经被评论过的行为的重复，教师应该识别这一事件和过去事件之间的共同点，可与相关的其他问题联系起来进行分析(例如，不可靠或优先级设置的问题)，因为学生自己不太可能建立这些联系。

虽然没有学生喜欢被纪律约束，但教师在维护学生尊严的同时保护病人及学生合法利益的行为，会给人公平和尊重他人的印象。要让学生知道不适当或不安全的做法将会受到纪律处罚，再次说明临床实习的意义，以及教师对这些临床活动的重视。

(三)作为评估者的临床教师

教师在根据课程的期望评估学生的表现方面起着重要作用。对学生进步的持续评估使教师能够塑造最佳的经验，以满足学生群体和个别学习者的需要。这与临床护士实施护理计划时进行的评估并无不同，即护士不断地评估该计划是否适合患者当前的情况，以及是否成功地实现了患者护理的目标。除了向学院教师提供反馈外，还要向实习学生提供反馈，告诉他们在满足课程目标方面进展如何，以及随着临床学习的持续，他们应如何改进自己的表现。如果学生能从自己的表现中得到持续的反馈，并在改进表现方面得到指导和支持，他们就会把评价看做积极成长和进步的手段，是学习过程的自然结果。缺乏这种反馈的学生往往会感到不安，而在尝试新体验时犹豫不决。形成性评价要求教师和学生之间有很强的开放性和互动性，每个人都要交流在临床环境中自己的观察和经验。

总结性评价是对评估数据进行判断，以确定每个学生在该课程的临床部分将要获得的等级的过程。总结性评价包括所有课程目标，确定学生在课程结束时是否成功地实现了这些目标。无论使用的评估流程的性质或程度如何，临床老师均无法避免地要在实习结束时告知每个学生最终的成绩。总结性评价相对容易完成，得到持续反馈的学生不会对他们的最终成绩感到出乎意料。

(四)作为护士的临床教师

尽管临床教师承担着教学角色，但在医护人员和患者眼里仍然是护士。教师要记住，护士角色是教学角色的一个方面。工作人员将教师视为护士，有助于就本单位特有的实践和规程、病人需求、学生表现等方面进行交流。对病人来说，有担任护士角色的教师在旁边支持，会比较安心。

教师作为一个榜样，能够展示护理角色中难以向学生表达的方面，例如以触摸病人的方式或使用非语言沟通表示关心；或示范其他学生没有做到的护理内容，如进行护理操作之前向病人解释程序。这样既弥补了学生的缺失，满足病人的需求，同时也展示了更全面的护理方法，这正是学生学习的目标。

当前的学生未来可能成为同事，临床教师应努力向学生传达其对护理工作的热情和护理专业工作的乐趣。如对自己的教学角色表现喜悦之情，同时表达想要回到病人护理岗位的强烈愿望，传达护理职业的丰富内涵，学生们会潜移默化地受到影响。

作为一名具有专业经验的护士，临床教师可以选择成为一名或多名学生的老师。临床带教角色是一种由有经验的人指导刚入门的新手进行的活动。带教是指导个人做出职业决定的过程，为进一步的成长打开机会之门。临床教师应该避免与临床小组的某个学生建立超越师生的其他关系，或被认为对某一个学生比较偏爱。

二、沟通关怀

研究发现，在护理实践中学生如果感受到教师关怀，以及师生在临床教学中加强沟通，都能促进学生护理能力发展。教师的沟通关怀行为有助于学生护理技能的提高，学生与教师的沟通互动也有助于教学的持续提高。

(一)沟通关怀的作用

汉森和史密斯(1996年)的研究发现，沟通关怀的作用是真实存在的，其特征是积极进行互相帮助。在此基础上，他们分析了一些访谈，本科护理学生在访谈中描述了与教师之间有沟通关怀和没有沟通关怀的互动，发现师生的沟通关怀互动有认可、连接、确认的巨大作用。认可包括：参与(真正倾听学生，不被环境中的其他事件分心)，发起(关注学生的存在，向学生伸出援助之手)，回应(承认学生需要帮助，并提供帮助)。连接包括：联结(允许学生和老师之间发展真诚的人际关系)，共情(承认并回应学生的问题或担忧；

承认老师也会犯错)。确认包括：肯定(提供积极的强化和鼓励,表达对学生的真诚关心),激励(教师对学生的关心,使学生想做到最好)。

被护理教师关怀的经历可能是由教师发起的,也可能是教师注意、观察或倾听学生的反应之后给予的回应。每个学生都是一个独特的个体,有时老师会不加评判地倾听,并传达出接纳及灵活、公平、温暖和真诚的态度。具体的行动或言语有时是指导性的,有时是支持和接受性的。有爱心的老师不仅擅长处理人际关系,而且擅长教学。称职的、准备充分的老师会提供信息、建议,帮助学生解决问题,并努力确保学生有良好的临床体验。对学生来说,这种沟通关怀的结果是一种舒适的感觉,使他们有信心、有能力继续前进。

教师沟通关怀的行为能增强学生的自尊和对自己作为护理人员的积极感受。这种人文主义的行为有利于学生护理技能的发展以及学生实现个人成长,这方面的内容应加入临床实习课程设计中。教师以沟通关怀的方式对待学生,学生模仿关怀的行为,并投射在病人的互动中。当学生目睹教师与病人和其他学生的关怀互动时,他们会明白除了感觉被关怀之外,关怀或被关怀还意味着什么。

对学生的关怀行为是内在的激励,代表对他人的个人价值和潜力的肯定,并传达这样一种信念,即学生会取得成功,能够从学习经验中受益,值得老师关怀。护理专业的绝大多数学生都想成为优秀的、成功的护士。如果得到老师的确认,会促使学生努力成为一名优秀的护理人员。关怀行为也肯定了学生选择护理作为职业的意愿。大多数学生进入这个领域是为了照顾他人,而被他人照顾的体验则使得他们更加关心病人。

(二)临床护理教师向学生成功传达沟通关怀的要素

第一,对教师角色有充分认识,即不必是一个完美的老师(事实上,承认不完美让学生也意识到自己的不完美),但必须是一个真实的人。

第二,教师要把学生当作"人"来看待。

第三,教师需要重视"人"。如果教师没有表达对病人关心的能力,就不可能轻易地培养学生的这种能力。

三、传达热情

临床教师的教学不仅给临床实习定下了基调,还会影响学生对护理职业的看法。临床教师对护理和教学的热情与否直接影响学生,激励着学生参与学习。临床教师通过其临床知识专长,对学生实习的责任及其影响力,展现出对临床实习小组的领导能力。

教师的临床能力不仅体现在护理活动的熟练操作上,而且体现在职业道德上。护理工作是重要的和有意义的,护士有责任以最佳能力进行工作。给学生布置高标准并赋予责任的临床作业,可以使学生意识到努力学习护理知识的重要性。例如,教师可以建议学生多花时间观察黄疸患者,更好地了解何种病情下会出现这种肤色。大多数学生来到临床环境,对参与临床学习活动感到兴奋。教师要学会平衡实习中学生的热情,允许学生偶尔情况下的情绪低落。

教师对护理工作和护理教学的热情对学生是一种促进,并激励学生们效仿其高标准。临床教师对自己选择的护理职业感到满意和满足,间接地肯定了学生对护理的选择,并激励他们全身心参与到临床学习过程中。

最后，教师的幽默感对缓解伴随临床学习而来的压力大有帮助。护理工作可以是有巨大喜悦和乐趣的，鼓励学生在遇到问题时使用幽默。喜爱护理工作和学会关爱，有助于情绪健康，提高工作人员的士气，并在工作中使患者得到安慰和感到安心。

四、对学生压力的回应

由于临床环境的不可预测性和学生经历的独特性，实习对学生来说有内在的压力，如何应对这种压力，是无法在课堂、临床实验室或文本中教授的。压力并不一定会随着实习的进行而消散，临床教师必须对学生的压力作出预测及回应，而无论处于实习的哪个阶段。

(一)临床实习中的压力源

压力是一个宽泛的术语，包含被视为具有挑战性的经历，具有掌握、成长或获得的潜力，以及那些被视为具有威胁性、潜在伤害的经历。挑战总是伴随着兴奋的感觉，而压力的威胁往往会引起学生的担忧。

把新体验当作挑战的人更看重变化和不可预测性，对风险有很高的容忍度，能够识别潜在的收益，尽管可能存在一定的困难。然而，在临床学习情况下，冒险不一定是一个完全积极的特征。帮助学生应对在临床学习经验中遇到的压力，最适合的方法是鼓励他们将感知到的威胁重新定义为成功应对能力范围内的挑战。

无论其来源如何，压力往往表现为一种弥漫的不安感。重新定义压力的一个出发点是阐明焦虑的来源，使其更有限，从而更易于管理。一旦临床教师和学生都清楚压力的来源和性质，就可以采取必要的步骤识别某种情况中固有的挑战，从而达到成功的结果。学生压力的来源之一是对临床环境不确定性的感觉和担心发生自己无法处理的事情。与学生一起探索可能出错的潜在问题，并对每一个问题进行头脑风暴练习，将应对压力置于解决问题的框架中，学生可以将这种压力应对方式应用于其他情况。如果学生无法处理问题，老师会提供支持，让学生放心，这是消除感知到的威胁和挑战的主要方法。

阿德米研究了护理学生在初次临床实习之前、期间和之后所经历的压力，这些压力源于护理学生对他们在最初的临床经验中遇到的压力情况的描述。六类压力源分别是：①临床知识和培训不足；②尴尬的事情；③带教老师的密切监督；④医院资源不足；⑤造成疼痛和痛苦的某种情形；⑥教育与现实的冲突。研究结果表明，除了现实冲突外，不同类别的学生平均压力水平在临床实习开始前都高于实习期间或结束时。虽然阿德米认为，作为控制压力的一种手段，护理教育者有责任帮助学生对临床环境产生更现实的期望。但她没有注意到，对学生来说，实习前的主要压力源是教师。这一结果被奥尔曼的研究所证实。他发现，临床教师仅次于患者护理的需求，是护理学生的主要压力源(尽管护理教师也被认为是学生临床学习的主要促进者)。

(二)帮助学生应对压力

当临床教师自己可能是压力的原因之一时，如何帮助学生应对压力呢? 答案是，表现出关心的行为和同理心，提供即时反馈，回答学生的问题并帮助他们。通过幽默、尊重和热情来营造一种不具威胁性的氛围，对减轻学生的压力也非常重要。给实习学生提供时间应对临床实习带来的忧虑和担心，可能是帮助学生应对压力的有效手段。

由于临床实习的独特性和产生压力的个体性，学生过去用来缓解压力的社会支持可能不适用于应对这种压力，或者学生有应对压力的方法，但未能将这些方法用于临床环境。应鼓励学生将带教老师和临床实习小组作为社会支持。可以鼓励学生分享他们在其他环境中管理压力的方法，并将其应用于临床环境。

临床教师应该意识到压力的潜在不良影响，并鼓励学生在无法忍受时暂时休息一下。另一种缓解压力的方法是建议学生放慢脚步，在采取行动之前仔细考虑，因为焦虑会干扰信息的处理。

临床发生的事件可能会重新激活学生以前的创伤性生活经历（创伤后应激障碍）的反应，或使人联想到另一个人经历的创伤性事件，从而丧失应对压力的能力。当这种压力使学生无法动弹时，临床教师干预的指导方针包括以下几点：①要认识到，未愈合的心理创伤会造成痛苦；②评估那些正在经历心理压力的学生；③鼓励情感和思想的表达；④在学生参与紧张的临床情景后，及时了解情况；⑤鼓励学生在感到压力时休息；⑥鼓励学生参与减压活动；⑦推荐压力超过一般水平的学生接受专业咨询。这些指导方针也有助于帮助学生应对更多的正常来源和水平的压力。教师要避免在学生面前扮演护士或治疗师的角色，但应向那些长期存在压力问题的学生提供适当的指导和咨询。

五、帮助学生应对临床问题

大量的研究显示，患者的痛苦、恐惧，以及与性、排泄物、死亡等相关的问题，均会引起学生在临床学习中的不愉快体验。这些不愉快体验会影响学生的自信心，降低学生对专业的认同感，增加新护士的离职率，也会导致医疗差错，影响患者结局，降低患者满意度。忍受、沉默、躲避、接受现实或者离开护理专业，是学生们常用的消极应用方式。一些学生也尝试积极应对方法，如主动与工作人员沟通、求助家人与朋友、寻找友善的老师支持、学期末的反馈、换位思考、提高自我抗压能力等。

在可能的情况下，需要在学生不愉快的经历前给予警示，并给他们提供一个有效应对那些可能给实习生带来问题的患者的病情或行为的预设。为了在这方面与学生有效地合作，教师必须反思自己应对这些问题的方法。共情、边界维护和人性化是应对这种情形的三个有用的概念。共情是指理解他人感受的能力。通过想象自己处于他人的处境，护士能够认识到需要做些什么来促进他人的舒适和幸福。共情反应的风险是护士可能会被病人的困境所淹没，使提供的护理无效；边界维护是防止被对病人的共情反应所淹没的一种方法，包括认识到护士在满足病人需求方面所扮演的独特角色，这是其他人所不能扮演的角色。作为一名有效的护理提供者，护士必须时刻意识到自己和病人之间的区别。人性化是支持边界维护的有效防御机制。理解病人、家属和护士感受的性质和原因，在情感上与其保持距离，而不是完全脱离。此外，教师还必须为学生提供支持，直到他们自己能够处理这种情况。

(一) 死亡与临终

大多数学生都为初次处理死亡与临终病人的工作感到困扰, 这对学生来说是一个需要考虑如何应对的重大问题。很少学生面临过死亡与临终情景, 即使经历过, 也通常是祖父母去世, 这虽然令人悲伤, 但很可能是意料之中的事情(祖父母年纪很大)。而同样是死亡, 不同情景下, 比如同龄人创伤性死亡(例如车祸), 与年轻母亲因癌症死亡, 或男子因退行性神经系统疾病而死亡, 对学生而言, 所导致的压力和情绪反应有很大的不同。

学生虽然学习过关于死亡阶段的理论知识, 对患者及其家人对即将到来的死亡的反应有所了解, 但这一理论知识不能提供任何线索, 使学生知道应该如何为患者及其家人提供照顾。临床教师要帮助学生探索可以为患者及其家人提供的帮助, 或分享自己在类似情况下的经验, 帮学生找到有效的照顾方法。例如, 让临终患者尽可能保有护理的控制权, 保持尊严, 缓解疼痛, 提供时间与亲人持续互动。学生可以努力实现的护理目标是, 作为一个乐观的、关心患者的人随时在场。

死亡应对能力是指个体在应对和处理死亡时的一系列技巧、技能和行为及信念和态度, 包括认知、情感和行为能力三方面。对任何护士来说, 第一次经历病人死亡都是一个里程碑。护理专业学生作为护理行业的后备军和生力军, 在实习过程中会或多或少地面对死亡, 其死亡应对能力的高低将直接影响患者满意度和临床护理服务质量。

学生对死亡的最初反应可能是担心自己做了什么事情导致或加速死亡。虽然这种情况很少发生, 但一旦发生, 会引起学生的不安, 必须加以讨论和解决; 此外, 带教老师要帮助学生认识到, 护理死者遗体(如清洗和包扎)是必要的工作, 是对病人在世时尊严的延伸, 并将工作重心转移到可能想要查看遗体的家庭成员身上, 这样可减轻处理遗体引起的不适, 使工作变得更容易。比较常见的情况是, 学生们得知自己过去照顾过的病人去世了, 需要一定的时间哀悼。教师可以通过收集有关死亡事件的细节帮助学生有意义地将这一经验融入他们的护理实践过程。

总之, 在临床实习中, 带教老师应督促学生多进病房、多接触患者, 结合实际死亡情境, 面对面指导其进行人文关怀、哀伤辅导等, 对产生的死亡恐惧或逃避等负性情绪应及时倾听、疏导, 提高其死亡应对能力。

(二) 毁容、畸形、伤口和其他身体完整性的改变

学生护理经历过毁容手术、疾病过程或伤口异常、严重感染的患者时, 预见性指导是至关重要的。某些疾病伴随的场景和气味使大多数医护人员难以保持镇定, 但他们对病人的反应会深刻影响病人。临床教师需要帮助学生克服恐惧和焦虑, 进入病人的房间进行护理, 并控制不好的非语言表达方式。

为学生提供关注点, 如患者的眼睛, 使其不会被伤口所影响。在开始护理活动之前, 鼓励学生与病人对话, 使病人对学生有人性化的初步印象, 不是把患者当作护理的接受者, 而是带着同情心去照顾他。学生进入房间之前, 用精确、形象的语言描述伤口或毁容, 使其不会被看到的情形吓倒。

学生第一次提供与身体完整性重大改变相关的身体护理时, 教师能提供的最有用的支

持是在场。类迷走神经反应及将要晕倒的先兆是许多人对特别可怕的景象的反应。让学生有心理准备，一旦出现这种情况，可以离开房间恢复心情。如果学生觉得必须离开房间，或需要得到更多的支持，要给予满足。学生离开房间后，护理教师应继续照顾病人，并鼓励学生准备好了以后尽快回到房间。无论从病人的角度，还是从学生的自信心出发，即使不能完成某一方面的护理，也不能放弃患者。如果可能的话，让学生下一次再完成同样的工作，使其明白自己可以克服最初的反应，应付不可思议的事情。

（三）病人的性行为

对大多数人来说，性是一个非常私人的话题。社会禁忌不鼓励随便与熟人谈论性问题，因此这一方面的沟通经常在病人和护士的互动中被搁置。比如，随着医疗技术、操作器械的不断发展和对解剖的深入认识，直肠癌的治疗已不仅仅要求根治肿瘤病灶，还要求最大程度改善患者术后生存质量。而其中，性功能是患者总体生活质量的重要组成部分。据调查，半数以上接受直肠癌治疗的男性患者和三分之一的女性患者对目前的性生活感到不满意，男性患者通常存在勃起功能障碍，女性患者常出现润滑减少、阴道萎缩和性交疼痛等。加上身体异味、大便失禁、对疾病复发的担忧等因素，均会引起患者心理的焦虑和恐惧，这些问题带来的情绪压力和心理障碍可导致性欲丧失和性功能障碍。此外，性行为的其他方面，如交流、关系和亲密问题，与生理功能同等重要，但目前的研究主要集中在生理功能上，很少考虑到与性有关的心理因素。

当性功能障碍对病人来说是一个实际的或潜在的问题时，需要帮助学生与患者沟通，引起患者的重视，并提供患者所需的信息。研究显示，医务人员与患者及其配偶讨论直肠癌术后性功能问题，有助于其配偶理解并一起面对即将发生的情况。有研究者通过对直肠癌造口患者进行性行为指导，在常规护理基础上增加个人指导和集体咨询以增强患者信心，结果显示，干预组术后3个月性功能和满意度均高于对照组。

受我国传统文化影响，学生对于与患者或家属讨论与性相关的问题或进行某些与生殖器官相关的护理操作（如导尿）可能感到不适。在需要给患者插入导尿管时，带教老师要提醒学生保持专业的态度，以克服这种操作可能引起的不良情绪。实习小组中有男学生时，教师应该认识到，女病人可能不接受他们为其提供护理。教师可以与患者沟通，使其相信学生的专业精神与能力，争取得到患者的理解与配合。但在学生提供这一类护理的时候，教师要在场。

艾滋病是学生临床实习需要面临的重要问题，随着新感染人数的增加和长期存活的AIDS病人人数的累积，艾滋病病毒感染人群总数不断增加。由于HIV病毒与滥交的男同性恋的联系，导致学生对安全非常关注。学生在心里并未对护理AIDS病人做好准备，存在一些畏惧心理。这种畏惧心理的原因有两个：一是对艾滋病疾病本身基本知识没有充分了解，二是既往没有与AIDS病人接触的经历，对艾滋病存在神秘感和恐惧感。

因此，在进行艾滋病临床实习之前，补充艾滋病防治相关的基础知识，以及艾滋病临床相关的基本概念和基础理论知识，并进行严格的普遍防护原则的培训是十分必要的。但是，掌握艾滋病相关防治的知识和临床基本知识，并不能打消学生对艾滋病临床工作的恐惧，因此，在进入临床实习前，要有一个心理适应的训练阶段。另外，可以让学生参与病人的随访，增加其与 AIDS 病人临床交往的机会，这样的训练可以使学生逐渐打消对护理艾滋病患者的顾虑。

第三节 特定情景下的带教策略

在实际的临床教学中，互动建立在教师与学生两者之间相互认识、相互理解、相互解释的基础上，建立在以教学资源(物质资源、非物质资源)作为中介的互相作用的过程中。同时，在师生双方平等对话的前提下，师生、生生相互作用的过程，也是师生共同发展与提高的过程。比如，当你处于温暖和安全的境地时，你很难想象他人的痛苦和不安。同样，处于强势地位的人会低估他们的决定对其他人产生的不利影响。相对于学生来说，老师处于比较强势的地位，会难以理解和体会学生的心情和处境。因此，带教老师需要调整好心态，在充分了解学生的基础上，以非强制的和友好的方式与个体学生互动，这样做不仅可以积极地处理整个学习小组的事务，也可以积极地与特定学生个体进行交往。

一、学生学习动机不足或者不合作

研究发现，教师自我描述的冲突(如自评时勾选"应对这名学生耗尽了我的精力"之类的选项)与学生逃避学习、不愿意参与学习任务、亲社会行为减少以及攻击性行为增加相关。这种情形将增加教师的压力和降低工作满意度。

临床上有些学生表现为不愿意学习。不愿学习的人往往畏缩不前，很少主动尝试新事物，倾向于与病人、工作人员和其他学习者保持距离；他们很快完成临床任务，然后坐在某个地方，装作看病历或课本，而不是主动参与其他单元活动。在临床带教中，需要对不愿意学习的学生的潜在问题进行诊断。他们可能比较害羞、没有安全感、感到无聊，甚至一开始就不想到临床实习，教师可以根据学生的具体情况调整学习计划。比如，有些学生可能认为已经掌握需要学习的内容，或者更喜欢富有挑战性的工作，而不愿意参与目前的学习，这时，教师可以单独给其安排一个任务，鼓励学生参与其中，扩展其知识和技能基础。如果学生比其他人提前完成任务，则检查一下其工作完成的情况；如果工作完成得不错，可考虑增加其任务的复杂性。

有些学生表现为我行我素，不与老师或同伴合作。如果把注意力放在应付学生不合作上，那么就很难发展积极和密切的师生关系。对于不合作的学生，需要耐心了解学生的思想动态，忽视或太快采取惩罚措施都是有危险的。有些看上去"不合作"的学生，只是对老师"忽视"的报复。社会心理学的研究发现，当人们掩饰情绪时，依然会发生大量的情绪泄露。隐藏情绪通常会功亏一篑，甚至当你努力对你发现的不合作的人保持礼貌时，也可能会发生一定程度的情绪泄露。例如，你可能会(无意地)提高词尾的声调，表现出焦虑、嘲讽或假意。因此，遇到这种情况，老师尽量不要有先入为主的看法，要先与学生充分沟通，具体情景具体分析，根据学生的性格特点和老师的个人经验、条件采取相应措施。

二、学生性格内向或沉默寡言

有些学生性格比较内向，在讨论会上老师提问时，回答很简短，或者沉默寡言。教师可以为沉默的学生创造机会，让其在讨论会上有机会积极发言。例如，教师在一对一的对话中评估学生是否有能力清晰地阐述护理活动的基本原理，让学生在实习后讨论会上分享。教师也可以根据学生的发言方式，如是否说话很轻，是否急于发言，来判断沉默（害羞）的其他原因。不断鼓励沉默的学生参与会议讨论，提出开放式的问题，让学生感到不那么被关注（害羞的学生不愿被关注），但可以自由地评论。随着时间的推移，沉默寡言的学生会开始改变。沉默寡言的学生往往更适应自主学习活动，如应用多媒体教学、计算机辅助教学（CAI）、虚拟现实、基于网络的方法、独立学习等。教师拥有丰富的教学技术，可将其整合到临床课程中，使学生获得必要的知识和技能，用于复习，以及学习新的概念和技能。

学生的个体差异影响他们的学习方式。一些学生在进入临床课程时拥有广泛的知识和技能，而另一些学生则可能缺乏参与学习活动的先决条件。学习风格、对教学方法的偏好、文化和民族背景以及学习节奏的差异表明，需要开展反映学习者个体差异的自主活动。

自主学习活动指的是学生自我导向的活动。虽然这些活动可能是教师作为临床活动计划的一部分，或用于满足特定的学习需求，但自主活动的目的是让学生自己完成。这些活动通常是独立的教学单元，学生根据他们自己的时间，在自己选择的场所独立完成。例如，计算机辅助教学可以在几乎任何地点完成，学生可以在方便的时间使用移动计算设备。根据学习的需要，学生可以或快或慢地完成教学，并可以重复内容和活动，直到达到要求。许多自主活动包括对学生进行测试，以便在教学结束时评估他们的进步和学习情况。

自主学习活动可以是所有学生要完成的，以达成某些临床结果，也可以根据个体学生特定的学习需求完成。一些临床课程和轮转，所有学生都需要完成，这是作为获取基本知识的手段。在缺乏必要的知识和技能的时候，一些学生需要补救性教学，自主活动为满足这些学习需求提供了一种选择。因此，自主活动是临床教学的重要辅助手段。允许学生在他们选择的场所和方便的时间学习，鼓励他们为自己的学习承担责任。教师可以制定策略，例如定期提交反思日志，以监督学生完成学习活动的进展，提供反馈，并帮助学生发展自律。在某些课程中，教师可能会为完成某些活动设定时间框架，以更好地监控进度，并确保在临床课程结束前完成。

三、学生行为表现不当

学生如果表现出原则性错误的行为，教师必须迅速果断地说服学生改变其行为。例如，如果学生拒绝取下订婚戒指，学校会要求他在10分钟内取下戒指，否则就离开学校；如果不遵守老师的警告，可以要求学生离开。

有些学生的行为与临床环境不相符，但他们没有意识到自己违反了专业标准，比如，告诉患者一些不准确或没有根据的有关患者病情或治疗的信息，与患者讨论学生的个人问题，在公共场所交谈中违反患者的隐私，与患者及其家人进行与护理无关的交流(传道、传播政治信息、销售产品)，帮病人携带违禁品(香烟、毒品、酒精)，以及其他明显不适当的活动。

在临床实习过程中，有的学生可能会谎称参加了必要的病房活动，或者在为病人提供的护理方面撒谎，或者伪造病人的生命体征，这违反了诚信和责任的专业原则，这时应与学生一起讨论其撒谎的原因，以确定是否可以挽回。例如，学生可能会通过撒谎掩盖自己的不足。学生不愿承认自己在某些活动中遇到的困难，也不愿承认自己犯的错误，而是装模作样，希望没有人会注意到自己的不足。如果教师已经建立了一种允许出错、开放和诚实的学习氛围，让学生感觉到，即使承认自己不知道如何做某件事，也会受到尊重，那么他撒谎的可能性就会降低。

教师必须面对撒谎的学生，找出谎言的本质，让学生明白谎言最终会如何影响病人的安全，并要求学生解释撒谎的原因。应该公开地和学生探讨，例如，老师可能会说："B先生的血压读数与以前的读数一致，但与他目前的状况不一致。我担心您没有准确地记录。你确定这是你看到的吗？让我们一起检查一下他的血压，确认是否正确。"这种方法使教师能够确定学生的技术是否有问题，也为讨论准确测量记录血压的重要性做好铺垫。"您向护士报告说，给C先生换药了，但换药日期是昨天。你能给我解释一下吗？"如果学生坚持辩解，则强调及时准确报告的重要性。在这两种情况下，教师保持对潜在谎言的警惕性，使学生今后不会撒谎。

当学生撒谎被发现时，教师必须让学生对自己的行为负责。对于涉及病人护理的谎言，决不能容忍。对撒谎的学生口头和书面警告，如果再次撒谎，这门课程的临床部分就不及格。学生档案中应该有学生和临床指导老师签署的事件记录和第二次不诚实行为的后果。当一个学生在老师发现或当面质问他之前承认撒谎时，老师可以适当宽大处理，特别是在不涉及病人护理活动的情况下。

学生的判断能力差，不知道自己的行为是不合适的，那么以后可能会再次出现问题。对此，首先，教师需要与学生见面，讨论这种行为以及为什么这种行为是不合适的；给学生一个机会来解释这样做的原因，以了解学生对其行为不当的洞察程度。在学生的文件夹里要放上事件记录和会议记录。如果该学生的行为太过分，以致该学生可能不适合继续留在临床，则应安排与项目协调员或部门主席召开联席会议进行审查，并最终决定该学生是否继续留在临床。

总之，每个学生都有不同的学习方法，一部分学生主动学习，对遇到的问题喜欢刨根问底；另一部分学生则被动学习，喜欢老师讲授越多越好；实践中，有些学生坦率、热情，但也容易形成粗心、冒失，易出差错；有些学生沉着、冷静、踏实，但办事拖拉；有些学生不善言谈，缺乏较好的语言沟通能力。带教老师要了解每个学生的特点，合理安排教学内容，对不同气质类型、学习类型的学生采用不同的教学法，因人施教。

(张希，蔡春凤)

第八章　护理实践教学中的技术

本章囊括了临床护理教学中的一些核心技能，研究和阐述了临床实用护理技术（安全与舒适、观察与记录、治疗性干预和并发症预防）、临床教学技术（临床护理语言沟通、教学查房、健康教育和信息化教学）以及某些特定情境下的护理教学（母婴情境、儿科情境、精神卫生情境和社区健康情境），为临床护理教学提供一定的理论指导和技能技巧。

第一节　临床实用护理技术

临床实用护理技术是治疗与护理患者的重要手段，是临床护理工作得以完成的重要保证。临床教学技术是通过一定的方式将护理理论知识科学地、策略性地传授给护生，实现理论与实践相结合，提高护生的综合素质与能力。特定情境下的护理教学通过一个个案例的学习和情境的模拟，帮助护生更好地进入临床角色。

一、安全与舒适

护理操作与患者的安全和舒适有着十分密切的关系。许多护理措施，如患者的卧位、跌倒及压力性损伤的预防措施，实际上都是安全和舒适措施。

（一）卧位安置

卧位指患者休息和为适应医疗护理需要所采取的卧床姿势。依据病人的自主性和活动能力，卧位分为主动卧位、被动卧位和被迫卧位。

1. 常用卧位

表 8.1　　　　　　　　　　　　　常用卧位示例

卧　位	适用范围	实　　施
去枕仰卧位	全身麻醉未醒、昏迷病人、椎管内麻醉或脊髓腔穿刺	病人去枕仰卧，头偏向一侧，双臂放于体侧，枕横放于床头
中凹卧位	休克病人	病人仰卧，两臂放于体侧，头、胸部抬高 $10° \sim 20°$，双下肢抬高 $20° \sim 30°$
屈膝仰卧位	腹部检查、导尿、会阴冲洗的病人	病人仰卧，两臂置于身体两侧，两膝屈起并稍向外分开

续表

卧　位	适用范围	实　施
侧卧位	灌肠、肛门检查及配合胃镜检查；预防压疮	病人侧卧，两臂曲肘，一手在胸前，一手在枕边，下腿伸直，上腿弯曲，膝间、胸腹、背部放软枕
俯卧位	腰背部检查或配合胰、胆管造影检查；脊椎手术后或腰、背、臀部有伤口；胃肠胀气致腹痛	病人俯卧，两臂屈曲于头两侧，两腿伸直，头偏向一侧，胸下、髋部及踝部各放一软枕支撑
半坐卧位	面部、颈部术后；心肺疾病引起呼吸困难；腹、盆腔手术后或有炎症；病人需要进食时；恢复期体质虚弱者	病人仰卧，根据需要的高度摇起床头支架，抬高上半身，再摇起膝下支架，以防下滑，必要时床尾放一软枕垫于病人足底，支撑病人，增加舒适感
端坐位	左心衰竭、心包积液、支气管哮喘发作的病人	患者坐在床上，身体稍前倾，床上放一跨床小桌，上置软枕，供患者伏桌休息
头低足高位	肺部分泌物引流；十二指肠引流；妊娠胎膜早破；跟骨或胫骨结节牵引	患者仰卧，头偏向一侧，软枕横立于床头，以防碰伤头部，床尾的床脚用木墩或其他支托物垫高15~30cm
头高足低位	颈椎骨折作颅骨牵引；颅脑损伤或术后的病人	患者仰卧，头偏向一侧，床头垫高15~30cm，或视病情需要而定，将一软枕横立于床尾，以免足部触碰床尾而引起不适
膝胸位	肛门、直肠、乙状结肠镜检及治疗；矫正胎位不正或子宫后倾；促进产后子宫复原	患者跪卧在床，两小腿平放于床上稍分开，大腿和床面垂直，两臂屈肘置于头部两侧，头转向一侧，胸部尽量贴近床面，腹部悬空，背部伸直，臀部抬起
截石位	会阴、肛门部位检查、治疗或手术；产妇分娩	患者仰卧检查台上，两腿分开放于支腿架上，臀齐台边

2. 舒适卧位的基本要求

舒适卧位指病人卧床时，感到轻松自在，身体的各个部分处于合适的位置。应满足：①符合人体力学的要求，降低关节的压力和活动限制，维持正常的功能位置，避免关节及肌肉挛缩；②经常变换体位，至少每2小时变换卧位1次，加强受压部位的皮肤护理，预防发生压疮；③卧位时也要促进身体各部分的活动；④注意保护病人隐私，促进身心舒适。

3. 操作流程

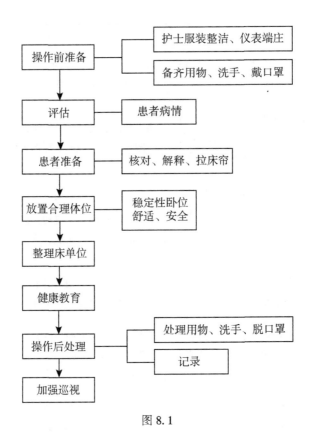

图 8.1

(二)跌倒的预防

跌倒指突发、不自主的、非故意的体位改变，倒在地上或更低的平面上。

1. 高危人群及跌倒原因

(1)老年人：老年脑血管病患者由于体质差、反应迟钝、行动缓慢、步态不稳、平衡功能下降，更易发生跌倒。

(2)糖尿病患者：疾病本身易合并周围神经病变、血管病变和足部病变等慢性并发症，出现下肢感觉及血液循环障碍，常发生步态异常、体态不稳和行走摇摆，在行走时发生跌倒、外伤的机会明显增多。

(3)耳科眩晕患者：眩晕是平衡障碍的一种主观感受，是空间定位障碍的运动错觉及体位障碍之错觉。常以头重脚轻，自身或周围物体旋转、飘忽及迷离为特征，多发生于周围前庭系统的急性损害时。

(4)下肢无力患者：下肢无力多数是由脊髓型颈椎病引起的，表现为下肢无力、麻木、发紧、抬步沉重感等症状，还会出现跛行、颤抖、步态摇晃、容易跌倒等现象。

(5)偏瘫患者：与患者运动与平衡功能障碍、言语障碍、意识障碍、日常生活活动能力下降、安全的忽视和健康教育不到位等因素有关。

2. 跌倒评估

表 8.2 　　　　　　　　　　**Morse 跌倒评估量表(MFS)**

评估内容	评估标准	得分
近三个月内跌倒史	无 有	0 25
超过 1 个医学诊断	无 有	0 15
行走辅助	不需要/卧床休息/护士辅助 拐杖/手杖/助行器 依扶家具行走	0 15 30
静脉输液或使用肝素帽	无 有	0 20
步态/移动	正常/卧床休息/不能移动 虚弱 受损伤(严重虚弱)	0 10 20
精神状态	正确评估自我能力 忘记限制	0 15
总分		

注：累计总分 0~24 分为零危险；25~45 分为低危险；≥46 分为高危险。

3. 操作流程

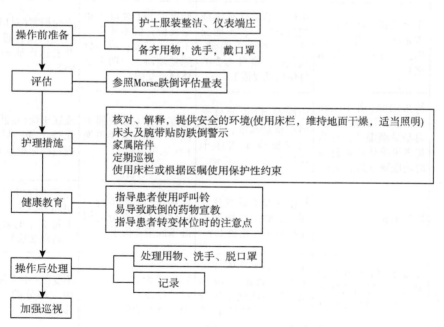

图 8.2

(三)压力性损伤的预防

压力性损伤是发生皮肤和/或潜在皮下软组织的局限性损伤,通常发生在骨隆突处或与医疗或其他医疗设备有关的损伤。

1. 发生的原因

压力性损伤常见原因有剪切力、垂直压力及摩擦力,局部潮湿或排泄物刺激,石膏、绷带及夹板使用不当,全身营养不良和水肿。

2. 高危人群

老年人,瘦弱及肥胖者,瘫痪和意识不清者,营养不良、贫血及糖尿病患者,水肿及发热病人,疼痛者,因医疗护理措施限制不能活动者,均是压力性损伤的高危人群。

3. 临床分期

(1)淤血红润期:损伤限于表皮,红、肿、热、麻木或触痛。

(2)炎性浸润期:损伤达到皮下脂肪层,紫红、硬结,有水泡、疼痛感。

(3)浅度溃疡期:全层皮肤缺失,损伤深达皮下组织,但肌肉、肌腱和骨骼未暴露,有脓性分泌物,坏死组织,结痂,皮下隧道。

(4)坏死溃疡期:感染向周围及深部扩展,侵入真皮下层和和肌肉层,常可深达骨面,坏死组织发黑,脓性分泌物增多,可造成脓毒血症和败血症。

表8.3　　　　　　　　　　　**Braden 危险因素评分表**

评分内容	评分及依据			
	1分	2分	3分	4分
感觉知觉	完全受损(对疼痛刺激无反应;或全身瘫痪,全身大部分没知觉)	中度受损(只对疼痛刺激有反应,不能交流,只呻吟或躁动;或截瘫,全身1/2的身体痛觉受限)	轻度受损(对口头指令反应,但不能表达不适或需要;或部分感觉障碍,一两个肢体痛觉受限)	未受损害(对口头指令反应,没有感觉限制及表达疼痛不适的缺陷)
潮湿程度	持久潮湿(由于二便失禁、汗液等,皮肤总是呈潮湿状,每当患者更换体位或翻身时均能观察到潮湿)	中度潮湿(皮肤经常但不总是潮湿,每班至少更换1次床单位)	轻度潮湿(皮肤偶尔潮湿,每天需要更换1次床单位)	皮肤干燥(皮肤经常性保持干燥,只需要常规更换床单位)
活动能力	卧床不起	局限于椅(不能独立步行,必须在协助下坐在椅子或轮椅上)	偶尔步行(能步行一段时间,大部分时间卧床或坐在椅子上)	经常步行(每天至少在房间外活动2次,日渐每2小时在房间至少活动2次)
移动能力	完全受限(没有帮助时身体或远端肢体不能做任何轻微的移动)	中度受限(身体或远端肢体偶尔轻微移动,但不能独立频繁移动或做明显的动作)	轻度受限(身体或远端肢体能独立进行小的、频繁的移动)	不受限(不需帮助即可做大部分的、频繁的移动动作)

续表

评分 内容	评分及依据			
	1分	2分	3分	4分
营养状况	非常差(食欲差，进食少；喝水很少，未进流质饮食或禁食，或只能喝水，静脉补液5天以上，或贫血，血清白蛋白<30g/L)	中量不足(进食少，或摄入的流质或营养饮食低于最佳需要量)	少量不足(进食一般，或以鼻饲或全肠道营养而维持营养需求)	良好
摩擦力剪切力	有(移动时需要帮助；经常有床单位的摩擦，经常滑下床或椅，痉挛/牵缩或振动导致持续的摩擦)	有潜在危险(移动需要小部分帮助，皮肤可能与床单等摩擦；大部分时间能在椅子或床上保持良好的体位，只是偶尔会下滑)	无(能独立移动，移动时有足够的力量支撑，没有摩擦，能保持良好的体位)	

注：≤9分为极高危；10~12分为高危；13~14分为中度高危；15~18为低度高危。

4. 操作流程

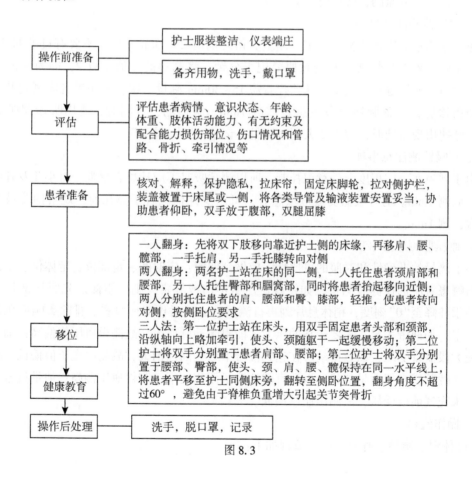

图8.3

125

二、观察与记录

临床护理工作包括两大方面，一是医嘱执行、各种治疗措施、护理操作、患者的生活护理等；二是护理观察，如生命体征、意识状态、心理状态、特殊检查或药物治疗的观察等。护理观察能力的培养不仅为学生今后的临床工作奠定基础，还有助于其评判性思维能力的全面提高。护理记录与护理观察密不可分，学生还应学习护理记录的方法。

(一)生命体征监测技术

生命体征是体温、脉搏、呼吸和血压的总称。

1. 体温监测注意事项

测量前，清点体温计数量，检查体温计有无破损，水银柱是否都在35℃以下。测量前30分钟应避免剧烈运动、进食、进冷热饮料、做冷热敷、洗澡、坐浴、灌肠等。对婴幼儿，以及昏迷、精神异常、口腔疾病、口鼻手术、张口呼吸者，禁用口腔测量法。对腹泻者、直肠或肛门手术者，以及心肌梗死患者，不宜用直肠测温法。发现体温与病情不相符时，应在病床旁监测，必要时作对照复测。

2. 脉搏监测注意事项

患者在测量前应保持情绪稳定。测量脉搏之前的20~30min尽量不要有过度的活动，不要有紧张、恐惧的情绪。测量脉搏要记半分钟，将测得的数值乘以2，即为脉搏的数量。手术后，病情危重或接受特殊治疗者需15~30min测量一次。偏瘫患者应测健肢。不可用拇指诊脉，异常脉搏及危重患者需测1min。脉搏弱，难测时，要用听诊器听心率1min。脉搏出现短绌时，应由2人同时测量，记录"心率/脉率"。

3. 呼吸监测注意事项

由于呼吸在一定程度上受意识控制，所以测呼吸时不应让患者察觉。对小儿及呼吸异常者，应测1min。对呼吸微弱或危重患者，可用少许棉花置于鼻孔前，观察棉花被吹动的次数，测1min。

4. 血压监测注意事项

为了测量的准确性和对照的可比性，应做到四定：定时间、定部位、定体位、定血压计。偏瘫患者应选择健肢测量。如发现血压听不清或异常，则应重测。先驱尽袖带内空气，使汞柱降至"0"刻度，稍休息片刻再行测量，必要时作对照复查。排除影响血压值的外界因素，如袖带太窄，需要较高的压力才能阻断动脉血流，故测得血压值偏高；袖带过宽，使大段血管受压，以致搏动音在达到袖带下缘之前已消失，故测出血压值偏低；袖带过松，使橡胶袋充气后呈球状，以致有效的测量面积变窄，测得血压偏高；袖带过紧，使血管在未充气前已受压，故测出血压偏低。

5. 操作流程

(1)体温、脉搏、呼吸的测量流程如下：

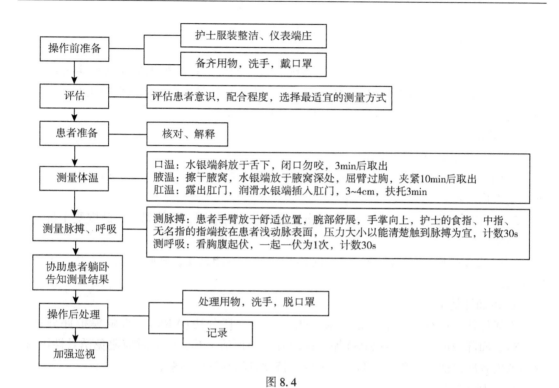

图 8.4

（2）血压的测量流程如下：

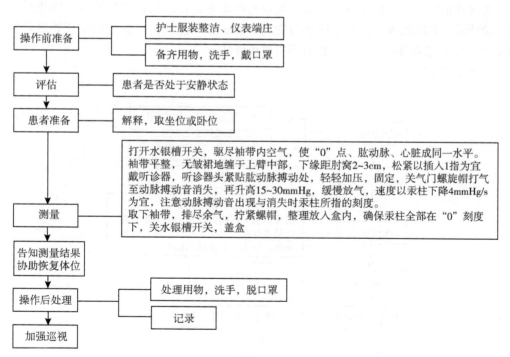

图 8.5

(二)疼痛评估

疼痛是一种不愉快的感觉体验,是伴随着现存的或潜在的组织损伤而产生的情绪体验,是机体对有害刺激的一种保护性防御反应。疼痛认知是一种身体的保护机制,有复杂的主观感觉、生理及心理行为反应,通常可治疗或治愈。

1. WHO疼痛分级

0级(无疼痛):0分,指无痛。

1级(轻度疼痛):1~3分,平卧时无疼痛,翻身咳嗽时有轻度疼痛,但可以忍受,睡眠不受影响。

2级(中度疼痛):4~6分,静卧时痛,翻身咳嗽时加剧,不能忍受,睡眠受干扰,要求用镇痛药。

3级(重度疼痛):7~10分,静卧时疼痛剧烈,不能忍受,睡眠严重受干扰,需要用镇痛药。

2. 疼痛评估工具

疼痛评估工具有:数字评定量表(NRS)、语言评分法(VRS)、视觉模拟评分量表(VAS)、面部表情疼痛量表(FPS)等。选用合适的评估工具,评估时应避免诱导性语言,评估的内容应包括疼痛性质、部位、强度、持续时间及发生频率。

3. 疼痛评估频率

入院4h内完成评估。疼痛评分≤3分,每日常规评估一次;疼痛评分4~6分,每日评估2次;疼痛评分≥7分,报告医生处理,每4小时评估一次,直至疼痛评分<4分。

实时评估:当患者报告疼痛,或出现新的疼痛时进行评估;镇痛治疗方案更改后评估;给药后,非消化道途径给予镇痛药物后30min必须评估,口服途径给予镇痛药物后1h必须评估;患者昏迷及正常入睡时不需要再评估。

4. 操作流程

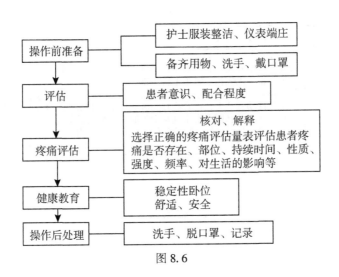

图 8.6

（三）意识状态评估

意识障碍是指人对周围环境及自身状态的识别和觉察能力出现障碍。意识障碍可分为嗜睡、意识模糊、昏睡、昏迷、谵妄等类型。

通过交谈了解思维、反应、情感活动、定向力，痛觉、角膜反射、瞳孔对光反射检查判断意识障碍的程度，还可以通过格拉斯哥昏迷评分量表测评意识障碍及严重程度。

表8.4 　　　　　　　　　　　　**格拉斯哥昏迷评分（GCS）**

睁眼（E）	自发睁眼	4
	语言吩咐睁眼	3
	疼痛刺激睁眼	2
	无睁眼	1
语言（V）	正常交谈	5
	言语错乱	4
	只能说出（不适当）单词	3
	只能发音	2
	无发音	1
运动（M）	按吩咐动作	6
	对疼痛刺激定位反应	5
	对疼痛刺激屈曲反应	4
	异常屈曲（去皮层状态）	3
	异常伸展（去脑状态）	2
	无反应	1

注：最高分为15分，表示意识清楚；12~14分为轻度意识障碍；9~11分为中度意识障碍；8分以下为昏迷；13~15分为轻型，9~12分为中型，3~8分为重型。分数越低，则意识障碍越重。

（四）心理状态评估

心理状态评估内容包括思想、动机、情感、精神状态、人格类型、应激水平和应对能力。

1. 精神状态

评估包括：面部表情、姿势、衣着；谈话是否连贯，对言语的组织和反应情况；手势步态，是否有咬指甲、扭手、颤抖、不自主移动等行为；思维过程有无犹豫不决、怀疑、强迫观念、人格解体；定向感、近远期记忆、计算能力、思考能力、判断能力等认知能力；有无幻听、幻视及情绪状态变化等。

2. 对健康的理解

护士要了解病人对自身的健康认识程度，可以通过询问，了解病人对健康问题的理解。

3. 应激水平和应对能力

主要是评估对应激原的应对情况，如既往工作、人际关系或家庭中出现问题时，睡眠、食欲是否受到影响。

（五）护理记录单书写规范

所有住院病人护理记录均要建立护理记录单（一般或危重）。护理记录单必须由有执业证的护士书写并签全名，无证人员不能单独书写或签名，见习护士、无证人员书写的护理记录单必须由有执业证护理人员审阅、修改后画斜线签名，无证人员以分母签名，有证人员以分子签名。

1. 时间的书写

时间应是书写者提笔开始书写的时间，不能提前或拖后，要实事求是，一天内只写一次日期即可，其他只写具体时间。

2. 书写格式

段落开头空两个字，上下不撞线、签名后应留有两个字的空隙。统一使用钢笔或签字笔，统一颜色，一张护理记录单上不能出现深蓝、浅蓝、深红、浅红颜色不一的字迹。保持书面美观、赏心悦目，文字工整，字体大小尽量保持一致，字迹清晰，不能龙飞凤舞，不易辨认。签名也要整齐清晰，不能随意行事，不得涂改，若出现错字，应用原笔在错字上画双横线，然后将正确的字写在上面，不必因一两个错字而将整页重新抄写。一页内若涂改 3 处，则应重新书写。代抄者要保留原稿，一并放入病历中。不得用刮、粘、涂等方法掩盖或去除原来的字迹，特别是关键数据如有涂改或不清，如抢救时患者的心率、血压、死亡的时间等，在法律上易引起争议。

护理记录单应存放在病历夹中，书写后归位，以免沾到水渍、污渍。记录频次原则上随病情变化及时记录。一般情况下，一级护理每天至少记录一次，二级护理至少三天记录一次，三级护理每周至少记录一次。护理记录中的诊断尽量用文字书写，如有特殊，且确实是国际统一规定的，用符号书写也可以，但是必须与医疗记录一致。

在护理记录单页数排序方面，危重与护理记录单互转时应该连续编排，不需要重新再编页数。首次病程、每页病程及出院记录护士长要在 24 小时检查审阅并签名。数字一律有阿拉伯数字及公认的英文缩写字母。

三、治疗性干预

护理干预（nursing intervention）是基于一定科学理论，在护理诊断的指导下，按事先预定的干预方法从事的一系列护理活动。护理干预的方法有临床护理技术、各种检查措施、药物干预、社区健康教育、社区健康促进、心理社会干预、家庭入户干预等。

（一）临床护理技术

临床护理技术是一名合格护士必须掌握的技能。常见的临床护理技术有手卫生技术

(一般洗手法)、无菌技术、生命体征监测技术、口腔护理技术、鼻饲护理技术、留置导尿管技术、胃肠减压技术、大量不保留灌肠技术、氧气吸入(氧气筒供氧)技术、氧气吸入(中心供氧)技术、换药技术、氧气驱动雾化吸入技术等。以综合医院临床科室设置为线索，分为外科护理技术、内科护理技术、妇产科护理技术、儿科护理技术、五官科护理技术及急诊科护理技术。临床护理工作中，在执行各项护理操作时，护士应具备高度的负责精神，操作前做好告知和解释，操作时认真执行查对制度，严格遵守操作规程，防止发生差错、事故，确保患者的安全。同时，因护理操作技术的内容重复性强，并且需要一定体力，因此护士必须注意节力原则，以提高工作效率，避免疲劳，预防软组织损伤。

(二)各种检查措施

各种检查措施的目的是预防、诊断、治疗人体疾病和评估人体健康。医院中常见的检查措施包括临床基本检查法(视诊、触诊、叩诊、听诊)、医学检验技术(对取自人体的标本进行生物学、细胞学及免疫学等方面的检验)及影像学检查技术(如常见的 B 超、X 光、CT、磁共振等)。这些检查措施为患者的疾病诊断和鉴别诊断提供辅助，确定病变部位和严重程度，帮助医生进行疗效监测和预后判断，为健康咨询和疾病预防提供检测依据。

(三)药物干预

药物干预是相对于非药物干预而言的，是指采用药物手段对某种与健康有关的现象进行干预，以达到某种效果和目的。临床情景中，更为常用的概念是药物治疗，即用一切有治疗或预防作用的物质用于机体疾病，使疾病好转或痊愈，保持身体健康。药物治疗的目的有两个：一是对抗疾病，二是维持健康。保证药物干预效果的前提是依从性，即患者的行为与医嘱一致，通常称病人"合作"，即便最好的治疗，如果不依从也会达不到效果，疾病不能缓解或治愈。

(四)社区健康教育与健康促进

社区健康教育是以社区为单位，以社区人群为教育对象，有目标、有组织地进行健康教育的活动，通过卫生知识教育达到改变人们危害健康的不良行为的目的。

社区健康促进是采用行政的手段，协调和动员社会相关单位，使有益于身体健康的因素不断增多，使损害身体健康的因素大幅减少，改变社区内人群的行为、生活方式和环境，降低社区的发病率和死亡率，提高社区人群的健康水平和生活质量的所有社会活动过程。

社区健康教育和健康促进具有特别重要的意义，其涉及个人、家庭、群体身心健康，贯穿于社区医疗保健服务的各个方面，既适用于急、慢性疾病的防治，又适用于社区生态和社区环境的改善，既可促进社区居民对社区医疗保健服务的利用，又能促进医疗保健服务质量的提高，为社区居民创造健康的社区环境。

(五)心理社会干预

心理社会干预(psychosocial intervention)或心理社会处置(psychosocial treatment)，是

各种心理性和社会性康复措施与手段的总称，是指应用心理学及社会学的方法和技能，减轻或消除患者在心理认知和社会方面的功能损害。比如世卫组织精神卫生差距行动计划（mhGAP），该计划的目标是为国家，特别是低收入和中等收入国家，扩大精神卫生和物质滥用服务，通过适当的护理、社会心理援助和药物治疗，使数千万人得到抑郁症、精神分裂症和癫痫的治疗，防止自杀，并开始过正常的生活——即使在资源匮乏的地方也是如此。

Schooler（1987）认为，心理社会干预举措包括社会生活技能训练、个别与集体心理治疗、家庭治疗以及调整环境支持的措施（如加强社区看护、改善医院病室环境、设立日间医院或寄养看护等）。心理社会干预措施大体可概括为：教育、行为训练、团体或个体支持治疗、认知行为训练、催眠、支持性干预、信息咨询、正念减压疗法、认知心理治疗、应急管理治疗等。目前，心理社会干预被广泛应用于多种疾病社会康复领域的护理研究中。

（六）家庭入户干预

家庭是以婚姻关系为基础，以血缘关系或者收养关系为纽带而建立的，有共同生活活动的基本群体。社会发展阶段和社会背景的不同，对家庭的界定也有所区别，家庭基本归纳为两大类，传统家庭和现代家庭。传统家庭是靠婚姻、血缘或收养关系联系在一起的，两个或更多人组成的一个社会基本单位，大多数家庭都属于这一种。现代家庭是一种重要的具有血缘、婚姻、供养、情感和承诺的永久关系，家庭成员共同努力来达到生活目标和满足需要，它除了强调婚姻关系和法定收养关系外，也认可多个朋友组成的具有家庭功能的家庭。

国外学者将家庭护理干预定义为，以家庭为单位，提供专业性的家庭护理服务，使家庭全体成员健康状态达到最佳。我国专家提出，家庭护理干预是以家庭全体成员为服务对象，以家庭护理理论为指导，以护理程序为工作方法，护士与家庭成员共同参与，确保家庭健康的一系列护理活动。家庭护理干预的实施是以家庭为单位，在干预过程中，护理人员为家庭成员提供技术指导和信息支持，并给予相应的帮助。

家庭护理干预主要围绕心理护理、安全护理、生活护理、功能训练、社会支持等方面开展，在慢性病、认知功能障碍、安宁疗护及某些癌症患者中应用广泛且有一定效果。

四、并发症预防

并发症是一个复杂的临床医学概念。学者对并发症的定义有以下几种：一种定义认为并发症是指一种疾病在发展过程中引起另一种疾病或症状的发生，后者即为前者的并发症，如消化性溃疡可能有幽门梗阻、胃穿孔或大出血等并发症。另一种定义认为并发症是指在诊疗护理过程中，病人由患一种疾病合并发生了与这种疾病有关的另一种或几种疾病。

在临床护理工作中，有些经常进行的、看似简单的护理操作，有可能引起一些严重的并发症。如在进行口腔护理时，由于护理人员动作粗暴，裸露的止血钳尖端碰伤患者口腔黏膜及牙龈，特别是放疗期肿瘤患者，口腔有感染及凝血功能差的患者，容易引起口腔黏膜及牙龈的损伤。并发症预防措施是护理人员所必须掌握的，在完成各项护理操作时，应关注操作前、中、后可能发生的对患者健康不利的情况，掌握其预防和处理措施。

表8.5　　　　　　　　　　　肌内注射法操作并发症的预防及处理

并发症	临床表现	原因	预防及处理措施
疼痛	注射过程中局部疼痛、酸胀、肢体无力、麻木，可引起下肢及坐骨神经疼痛，严重者可引起足下垂或跛行，甚至可出现下肢瘫痪	1. 药物刺激，药量过多 2. 注射速度过快 3. 进针过深或过浅 4. 注射部位不当	1. 配制药液浓度不宜过大，每次推注的药量不宜过多，速度不宜过快，股四头肌及上臂三角肌施行注射时，若药量超过2mL时，须分次注射 2. 注射时推药用力均匀，用干棉签在注射部位周围5cm以外范围擦拭，分散患者注意力 3. 进针深度为针梗的2/3，消瘦患者和儿童酌情减少深度 4. 轮换并选择合适的注射部位
神经性损伤	注射过程中出现神经支配区麻木、放射痛、肢体无力和活动范围减少。注射后，除局部麻木外，可出现肢体功能部分或完全丧失，发生于下肢者行走无力，易跌跤。上肢受累时，可出现局部红肿、疼痛，肘关节活动受限，手部有运动和感觉障碍	1. 肌内注射时位置不当，针头直接刺伤坐骨神经 2. 注射药液过于靠近周围神经，或药物刺激性过大	1. 注意注射处的解剖关系，准确选择臀部、上臂部的肌内注射位置，避开神经及血管 2. 避免刺激性药物作肌内注射 3. 在注射药物过程中若发现神经支配区麻木或放射痛，应考虑注入神经内的可能性，须立即改变进针方向或停止注射 4. 对可能有神经损伤者，早期行理疗、热敷，同时使用神经营养药物治疗，对完全性神经损伤，尽早行手术探查，做神经松解术
局部或全身感染	1. 注射后数小时局部出现红、肿、热和疼痛，局部压痛明显 2. 若感染扩散，可导致全身菌血症、脓毒败血症，患者出现高热、畏寒、谵妄等	1. 注射部位消毒不彻底 2. 注射用具、药物被污染	出现全身感染者，根据血培养及药物敏感试验选用抗生素
针口渗液	推注药液阻力大，注射时有少量液体自针眼流出，拔针后液体流出更明显	1. 一次注射药量过多 2. 反复在同一部位注射药液 3. 局部血液循环差，组织对药液吸收缓慢	1. 一次注射量以2~3mL为限，不宜超过5mL 2. 每次轮换部位注射，避免同一部位反复注射 3. 选择神经少、肌肉较丰富处注射

并发症	临床表现	原因	预防及处理措施
针头堵塞	推药阻力大，无法将注射器内的药液推入体内	1. 一次性注射器的针尖锐利、斜面大，造成微粒污染或栓塞 2. 针头过细，药液黏稠，粉剂未充分溶解，或药液为悬浊液	1. 选择合适的针头 2. 充分将药液摇匀，检查针头通畅后方可进针 3. 注射时保持一定的速度，避免停顿导致药液沉积在针头内 4. 如发现推药阻力大，或无法将药液继续注入体内，应拔针，更换针头并另选部位进行注射 5. 使用一次性注射器加药时，以45°角进针，减少针头斜面与瓶塞的接触面积，减轻阻力
注射时回抽出血液	注射时回抽活塞，注射器内出现血液	刺破血管	1. 注射时避开大血管 2. 推药前回抽活塞，若无回血，再均匀、缓慢推注药液 3. 回抽有血液时，立即拔出针头，充分按压注射部位，更换注射器、药品，选择另一侧臀部注射
断针	患者感觉注射部位疼痛，若针体折断，则折断的针体停留在注射部位上，患者情绪惊慌、恐惧	1. 针头质量差 2. 患者紧张，肌肉紧绷，针头碰到骨头或硬结 3. 操作人员注射时用力不当	1. 选择粗细适合、质量过关的针头 2. 注射前做好宣教工作，取得患者配合，进针时避开骨头和硬结。对于过瘦患者，可握起注射部位肌肉，使局部肌肉隆起，进针深度为针梗的2/3 3. 持针时，右手食指固定针栓，勿将针梗全部插入皮肤内 4. 如发生断针，立即用一只手握紧局部肌肉，嘱患者放松，保持原体位勿动，迅速用止血钳将折断的针体拔出。若针体已完全没入体内，需在X线定位后通过手术将残留针体取出

第二节　临床教学技术

本节以护理实践中的教学技术为主线，将护理技能、教学技术与特定情境相结合，层层深入，引领学生进入临床思维的训练过程，达到巩固知识、强化技能、提升能力的目标。

一、临床护理语言沟通

以下是一个护理工作情境，请思考该护士运用了哪些沟通技巧。

> 患者，女，53岁，因腰椎间盘突出症住院，遵医嘱给予盐酸曲马多注射液肌内注射。护士甲核对医嘱后，来到病床前与患者交流。
>
> 护士甲："王阿姨，您好，今天感觉怎么样？"
>
> 患者："腰还是疼得厉害，坐着也疼，躺着也疼。"
>
> 护士甲："腰疼是腰椎间盘突出症的常见症状，医生给您开了盐酸曲马多注射液。通过臀部肌肉注射该药物，可以暂时缓解您的不适。您不要害怕，我会很仔细地为您进行注射，如果有不舒服，请您随时告诉我，好吗？"
>
> 患者："好的。"
>
> 护士甲："先让我拉上隔帘，检查一下您注射部位的皮肤。"确定无红肿、硬结后，"王阿姨，请您稍做准备，过一会儿我来给您打针。"
>
> 准备好用物及药物后，推车至患者床旁，微笑着说："王阿姨，让我协助您摆好体位，以放松臀部肌肉，减轻疼痛，请将要打针一侧的下腿弯曲，上腿伸直。打针的过程中请您放松，我会尽量轻柔。"
>
> 在操作中，仍注意与患者的交流，如"如有不适，请您告诉我"，"坚持一下，马上就好了"，以分散其注意力，使患者在轻松的环境中接受护士的操作。

通过上述示例，我们可以看出，沟通贯穿整个护理操作的始终，称呼上使用敬语，体现了护士温和的态度，拉近了护患的心理距离，使患者感到亲切与信任；通俗易懂、简洁明快的语言，解释了操作目的，介绍了疾病知识，使患者更加配合，护理操作得以顺利进行。

（一）护理语言沟通的内涵

沟通是人与人之间信息（包括意见、情感、观点、思考等）的交换过程，通过沟通取得彼此间的了解和信任，建立良好的人际关系。当语言非常得体，能够使对方获得心理满足时，对方就会更加信任你；反之，则会引起对方的不快，甚至会使对方产生误解。

随着护理学的发展及"以患者为中心"模式的实施，语言在护理工作中的作用显得尤为突出。护理语言沟通是指在护理环境中护理人员与病人或其他相关人员之间以语言为中介进行沟通交流的行为，它以护理过程中护理人员的言语行为为主要研究对象。随着医学技术的进步、社会的发展，医学已由单纯的生物医学模式转变为生物-心理-社会医学模式，护理学科也被引向新的发展方向，即护理学不能只要求了解病体，同时还必须了解病人并与之沟通。在护患的沟通过程中，护士的语言可以起到辅助治疗、促进康复的作用，处理不当，也可以产生扰乱患者情绪、加重病情的后果。

(二)护理语言沟通的基本要求

1. 使用礼貌用语

交谈中使用礼貌性语言,如:"您好""谢谢""请""对不起""打扰了"等,使患者感受到护士的亲切与文明。对患者使用得体的称呼语,如对年迈者称呼"爷爷""奶奶",对年长者称呼"大伯""阿姨"等,给患者留下好印象,为建立良好的护患关系打下基础。在选择称呼语时,应考虑到患者年龄、职业、身份,不可单纯以床号取代,对待患者家属也应使用敬语,以示尊重。

2. 对待患者有真情实感

成功的护患沟通需要的不仅仅是技巧,而是护士真正地关心患者、同情患者,以和蔼可亲的态度来感染患者,以沉着冷静的心情来安慰患者,把对患者的爱心、同情心和其他各种真挚的感情融入护理语言中,加上文雅、谦虚、和气的语言表达,使患者感受到无微不至的关怀,使护患关系变得更加和谐与融洽,使护理工作得以更好地开展。

3. 语言交流中体现职业素养

在与患者接触中,切忌使用恶性刺激性语言,如输液时药水滴完,很多病人急于换药或拔针,护士不假思索脱口而出:"催什么催,没看到我在忙吗?"使患者自尊心受损,产生不悦,甚至产生护患矛盾。对于患者的隐私,护理工作者应该为患者保密。在未经患者允许的情况下,护理工作者绝不能将患者的隐私透露给他人(司法行为除外)。在需要避讳的情况下,采用委婉的表达,如将"耳聋"表达为"重听",将"跛子"表达为"腿脚不便"。

4. 注意沟通的通俗性

交流时,需考虑到病人的认知水平和接受能力,忌用医学专用术语或医院内常用的省略语,在所表达意思不变的基础上,尽量使用简朴且清晰易懂的语言。当患者对一些专业医用名词产生疑问时,应以最为通俗的语言向其解释说明,以帮助患者了解陌生医用名词。例如交代患者服药时,应告知每天吃两次,而不应该说"Bid",以免病人因弄不清而导致吃错药。

5. 表达时讲究科学、谨慎、严肃

在交谈中引入的例证或资料应有科学依据,不要把民间传闻和效果不确定的内容纳入健康指导,在描述治疗效果时不要扩大化,以免引起纠纷,同时也不要为了引起患者的重视而把后果严重化,危言耸听。护患沟通是"工作式"的交谈,言语不可太随便,以免给人以不肃穆的感觉,致使病人产生不信任感。

6. 重视非语言表达方式的作用

非语言交流又称体态语言,常与语言交流同时出现,是以表情、眼神、仪表、姿势、手势及空间距离来传递信息的方法。非语言交流往往是无意识的,因而显得更真实。端庄的仪表、稳重的举止、得体的微笑和恰当的眼神能使患者获得亲切感;抚摸可以缩短护患之间的距离,娴熟的技术可以消除病人的疑虑。在语言交流时,重视非语言表达方式的作用,往往能获得意想不到的效果,当然,如果处理不当,则可能会引起患者反感,导致护患沟通的失败。

（三）临床操作中的语言沟通

护理技术操作不应是技术操作加辅助性简单劳动，而应是有宣教、有回应、有关怀、有感谢的互动过程。护士为病人进行护理技术操作时的沟通，如自然亲切地问候，耐心细致地解答，温和善意地提醒，比操作本身更能传达对病人的关怀。病人感受的人文关怀越深，其对护理的满意度就越高。

护理操作中的语言沟通一般分为三大部分，即操作前解释、操作中指导和操作后嘱咐。

1. 操作前解释

①礼貌语及自我介绍；②本次操作的目的；③讲解主要方法；④病人的准备及需配合的要点；⑤告诉病人可能出现的不适。

2. 操作中指导

①具体指导病人配合的方法；②使用安慰性、鼓励性语言。

3. 操作后嘱咐

①询问病人的感觉；②有关注意事项；③必要的健康教育；④感谢病人的配合。

【示例】

护理操作——氧气吸入

丁某，男，教师，58岁，慢性咳嗽15年，进行性气喘加重入院。遵医嘱给予吸氧治疗。

（1）操作前解释："丁老师，您好！现在感觉怎么样？……还是胸闷、气喘呀，您这是缺氧症状，先让我为您取个半坐卧位（边做边说）……您还需要吸氧治疗，吸上氧气后，可以纠正您的缺氧状态，改善您的气喘，您会感觉舒服些。吸氧时间比较长，您可以先上个厕所，我回治疗室准备用物，待会儿就过来。"

（2）操作中指导："丁老师，请您放松，我先用湿棉签清洁一下您的鼻腔，让气体进出更通畅一些……我已将输氧装置连接好，氧气流量也已调节好，现在我来为您插上鼻导管。"

（3）操作后嘱咐："丁老师，氧气已经为您输上了。刚插上可能会有些不习惯，过一会儿就好了……鼻导管的松紧度合适吗？合适是吧？那就好……氧气属于易燃易爆物品，用时要注意安全。请您及家属不要在病房内吸烟或用火，不要用带油的手去触摸氧气装置，更不要随意调节氧流量，以防发生意外，有什么需要可以按床边的呼叫铃通知我，我也会经常来看您。"

（四）特殊情况下的沟通

1. 发怒

在患者发怒时，护士应以语言或非语言行为表示对患者的理解，再帮助患者分析发怒的原因，并规劝他做些其他的活动，有效地对待患者的意见、要求，重视并满足他的需要是较好的解决办法。

2. 哭泣

当患者哭泣时，最好能陪伴他一会儿(除非他愿意独自待着)，可以轻轻地安抚他。在患者哭泣停止后，用倾听的技巧鼓励他说出流泪的原因。

3. 抑郁

抑郁的患者常说话较慢，反应少和不自然，护士应以亲切而和蔼的态度提出一些简短的问题，并以实际行动使他感到有人关心照顾自己。

4. 病情严重

与病情严重的患者交谈应尽量简短，不要超过 10~15 分钟。对无意识的患者，可持续用同样的声音说话，或用触摸等方法加强沟通效果。

5. 感觉有缺陷

对感觉有缺陷的患者，如听力障碍者，讲话时应让患者看到你的脸部和口形，并可用手势和脸部表情来加强信息的传递；对视力不佳的患者，要告诉患者你在走进或离开病房，并告知你的姓名，及时对对方所听到的声音作出解释，避免或减少非语言性信息，要想到为这些患者补充因看不到而被遗漏的信息；对语言障碍的患者，应尽量使用一些简短的句子，可以用"是""不是"或点头来回答，给对方充分的时间，态度要缓和，不可过急，也可用文字进行交流。

(五)沟通中应掌握的技巧

1. 学会倾听

成功的护患沟通，先要主动聆听患者的诉说，弄清楚患者最关心和最需要解决的问题，切忌在患者结束他的重要诉说前打断其谈话，要鼓励患者积极表达信息。在护患沟通中，患者可能说不清自己的病情感受，护士要通过一些应答与提问来启发、帮助患者说出自己的症状和感受。适时地回应患者，如"嗯""是"或点头示意，做必要的重述和澄清，以确定自己理解的是否正确，如"您说您感到心慌，是吗?""能否请您再讲得仔细一点儿。"

2. 沟通前做好准备

首先应选择合适的环境和时间，使沟通过程中不致因环境因素及个人情绪影响沟通效果。沟通前应了解患者一般情况，如患者姓名、性别、年龄等，并复习病人的病史、诊断、治疗和护理等有关资料。明确沟通的目的，并写下自己准备要谈的问题，以便沟通能集中在一个目标上。

3. 正确实施沟通

沟通开始，护士要有礼貌地称呼对方，主动地自我介绍，向患者说明沟通的目的和所需的时间，并表示患者可随时提问和澄清问题，使病人了解沟通的意义，并在良好的气氛中开始沟通交谈。开场方式:

(1)问候式，如:"您今天午休了吗?"

(2)关心式，如:"这两天气温变化，注意添减衣服，别着凉了。"

（3）夸赞式，如："您今天气色真不错。"

4. 科学引导沟通

在进行沟通交谈时，护士有责任首先鼓励患者说话，把话题引向重点。可先提一些开放式的问题，避免闭合式问题影响沟通的继续和深入，也要避免一些模棱两可、难以作答的问题，使病人一时答不上而感紧张和尴尬。开放式疑问词有"什么""如何""为什么"等，通过开放式提问，可获得较多信息，封闭式疑问词有"是不是""对不对""要不要"等，容易使问题局限。一般采用开放式问题和封闭式问题结合使用的方式。与此同时，提问一定要基于患者的实际情况和能理解的语言、文字。另外，护士在沟通交谈时，要及时地用语言或非语言的沟通方式表达反馈。

5. 沉默技巧

适当的沉默是为了给患者时间考虑他的想法和回顾他所需要的信息，在患者遭遇情绪打击时允许其宣泄，患者会感到护士是真正用心在听，同时护士可以观察患者的非语言行为，有时间组织问题并记录信息。打破沉默时可说："您是不是还想说什么？（停一下）如果没有的话，我想我们可以讨论其他的问题了。""您是否可以告诉我您现在正在想些什么？""您是否可以告诉我这个问题对您所造成的困扰？"

二、临床护理教学查房

临床护理教学查房是临床带教工作的重要组成部分，其形式多样，内容丰富，易于传授，接受度高。通过这种教学方式，在提高护生理论知识的同时，可有效提高护生发现问题、分析问题与解决问题的临床应变能力。

（一）临床护理教学查房的概念和分类

临床查房（clinical nursing ward round）是指对一位患者或若干位患者在床边进行观察、交谈、查体，了解患者的情况，并通过对病史和其他资料的回顾，讨论护理方案及其效果，并在此基础上调整护理方案。护理教学查房通常在患者床边进行，是护理专科理论知识和临床技能的统一结合的方式，通过介绍护理过程中的经验对护理查房进行探究，从而将护理思维和实践有效结合，并针对典型病例进行分析、归纳、总结，然后进行选择性的传授。

护理教学查房包括两种：一种是由临床护士参加的，由护士长或护理部组织的，选择一种疾病或问题为重点而进行的护理查房，适用于对各级护士的长期培训和继续教育；另一种是由带教老师负责，根据护生所在学校的教学大纲要求组织护生进行的护理查房。

（二）护理教学查房的流程

1. 查房前准备

（1）主查者准备：选择评估病人，学生可在带教老师帮助下选择病例，准备病史，拟提问题，查阅文献。制定查房方案（查房目标，重点分析内容，拟提问题），将病史和拟提问题提前发给参与者。

（2）参与者准备：熟悉病情，翻阅资料。

2. 进入病房

查房站位如下图：

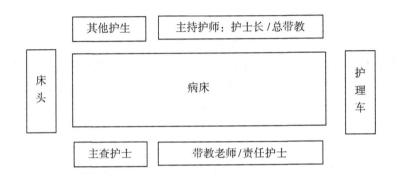

其他护生	主持护师：护士长 / 总带教

床头	病床	护理车

主查护士	带教老师 / 责任护士

主查者和参与者到床边评估病人(带体检物品)。

3. 主查者汇报病史

流程如下：汇报入院病史(包括生理、心理、社会)→病情的演变过程→主要治疗、护理→提出目前护理诊断、相关因素，以及护理措施→带教老师补充病史→学生提出护理过程中感到困惑的问题。

4. 讨论和分析

主查者按查房教案重点分析内容提出讨论与分析，如：护理问题是否恰当，相关因素是否确切，护理措施是否得当，是否符合病人需求，是否落到实处，是否有效果评价。

5. 介绍新进展

结合本病例介绍有关国内外治疗护理的新进展。

6. 小结

评价病史汇报、评估方法是否完整、准确；评价护理程序的运用程度；提出该病人目前存在的问题，以及需进一步解决的问题；评价查房效果以及目标达到程度。

(三)护理教学查房方法和技巧

1. 进行充分评估，精选查房内容

应根据评估的结果明确查房的目的、重点及所要达到的目标，并选择合适的查房形式与病例。根据带教计划，带教老师选择查房病例时，可采取由简到难、循序渐进的方式。先选择科室的常见疾病，再选择较为复杂的疑难、危重、大手术后的病例。

2. 准备充分，避免临场发挥

查房前，带教老师或护士长将症状、体征较典型的患者作为临床查房示例，并准备相关疾病治疗与护理过程汇报的资料，精心备课，有针对性地设置查房中需要的提问，同时明确本次查房应达到的目的。带教老师在做查房准备工作的同时，参加查房的护生也要做好对相关疾病知识的掌握，学习该疾病临床表现、治疗方法及预后等多方面知识，并积极参与到准备工作中。

3. 解决实际问题，避免只见疾病不见人

要改变以往侧重疾病讨论，而针对病人实际病情讨论较少的情况，应通过查房强化学生对个体病人的整体护理理念；以为病人解决实际问题为目的，理论联系实际，力戒空谈，重点围绕病人现存或潜在的护理问题及采取的护理措施进行讨论。

4. 鼓励讨论，避免"独唱式"发言

带教老师以查房重点为主线，针对设置的问题引导学生积极主动发言、参与讨论，对学生的发言，带教老师要及时给予评价，对发言积极主动、有个性见解的学生要及时给予肯定和表扬；对理解不全面、不到位的发言内容，则要及时给予补充和完善。

5. 重视护理查体，强化薄弱环节

护理查体是学生的弱项，带教老师应利用每次查房的机会，带领学生进行护理查体的练习。针对查房进行的护理查体可以不必做整套流程，只需根据具体疾病的特点以及可能出现的阳性体征选择性地进行护理体检。鼓励学生进行实际操作演示，带教老师及时纠正不规范或不到位的操作方法，加深学生的记忆。

6. 利用多媒体技术，传授知识更直观

可采用 PPT 的形式，配合相关图片(如生理解剖图、X 线片检查结果、心电图图例、阳性体征的照片等)进行讲解，一方面有助于参加者深刻理解查房的知识点，另一方面使查房的思路清晰，更具条理性，从而达到良好的教学效果。

(四)护理教学查房注意事项

临床护理教学查房是临床带教工作中最基本、最主要的活动之一，在实施时应注意以下几方面：

1. 注意查房中的伦理问题

在查房前，应征得患者同意，取得患者配合。要注意保护患者隐私，如查体时为患者遮挡，谈及私生活方面的隐私时应尽量避开其家人，遵守保护性医疗制度。注意不要在患者面前讨论病情，不要让患者知道不必要的相关病情信息，如一些恶性肿瘤患者可能正处于焦虑或恐惧状态，不合时宜的讨论可能会加重他们的负面情绪，从而导致严重的后果。可在床前介绍病史，进行简单的查体，回到办公室再进行讨论。

2. 选择病例

为保证教学质量，教学查房时间通常安排为 1~2 个学时，每次选择 1~2 个病例。根据学生在科室的轮转周次，一般每周安排一次教学查房。根据教学大纲及本病房病种选择病例，同时带教老师可采取由简到难、循序渐进的方式选择查房病例，先选择科室的常见疾病，再选择较为复杂的疑难、危重、大手术后的病例。

3. 查房过程控制

临床教学查房的重点在于基本知识、基本理论渗透，临床推理展示，以及融会贯通应用。学生汇报病史应简明扼要，要应用护理程序的方法，体现整体护理实施情况，教师对学生的汇报应进行适当点评分析。

4. 体现人文关怀和良好的职业道德

在称呼患者时，以尊称代替床号或直呼其名，让患者得到应有的尊重。在制定护理方案时，护士要将各种护理方案告知患者，让患者在知情的情况下选择最优方案，并鼓励其积极参与，共同制定护理方案。

5. 尊重学生

临床带教老师要尊重学生，不得当众指责和批评学生，提出建议时要中肯。学生需在带教老师的严格指导下完成查体等护理操作，不得脱离专业老师或带教老师的指导单独操作，以免损伤患者的利益，引发法律纠纷。

(五)护理教学查房模式

随着科技和时代的进步，护理教学查房的方法越来越多样化。根据查房目的、查房内容、学生层次等多方面的综合因素实施不同的教学方法或将不同的教学方法相结合，可达到事半功倍的效果。

1. 以问题为基础的学习(problem based learning, PBL)

与传统教学模式相比，PBL 的基本特点就是以教师为引导，以学生为中心。具体实施如下：学生入科时即布置查房任务，由总带教老师选择具有专科性或代表性的典型病例，设置 3~5 个相关问题，学生分组完成对病人资料的收集及整理，并制作多媒体。主查护生负责病史简介、病情评估、护理措施、对病人和家属的健康教育，参与护生针对提出的问题进行观点阐述和讨论。最后，由带教教师补充，肯定正确的地方，纠正偏差，指出被查病例的疾病特点，引导护生同病异护。

2. 情景模拟法

情景模拟法是护理人员通过扮演医生、护士、病人等角色创造护理情景，对突发状况、治疗、护理等各种场景进行编排，将护理程序应用于临床的教学查房方法。具体实施如下：带教教师结合教学计划、专科特点等设计病例，由护生来扮演病人、家属、医生及护士等各类角色，编排病人在住院过程中发生的护理场景，如病人入院、治疗、手术前后、突发紧急状况、护患沟通、出院等，并结合临床护理规范和护理服务礼仪规范提出思考问题。

3. 多媒体教学查房

多媒体计算机辅助教学(MACI)作为一种现代化的教学技术，已被广泛地应用于各学科的教学过程中。具体实施如下：先由责任护生将收集到的该疾病的发病机制、临床表现、治疗原则、护理计划及措施通过 PPT 形式表述，插入相关 Flash 以及病例的影像学资料。然后在病房结合病人病情，设置相应的问题，示范护理工具的使用、功能锻炼动作要领等，以充实教学内容。在此期间，带教教师给予补充与点拨，使护生了解护理新进展、新理论，最后带教教师做总结发言。

4. 移动智能手持终端 iPad

护生在查房过程中可借助移动智能手持终端 iPad，在查房过程中即时查询病人基本信息、体征、病情、医嘱、检验等，讲解相关解剖、生理、病理变化等知识。具体实施如下：教学查房时借助移动智能手持终端 iPad，将病人的病情、治疗、护理及各项指标等进行详细病情汇报，必要时通过 iPad 向病人及家属展示检查结果、影像学变化。针对病人目前恢复情况，查房者通过 iPad 以图片、视频等形式向病人介绍不同阶段的运动、饮食、注意事项等。

5. 目标教学法

按照规定的教学目标和形成性测试手段，充分调动学生学习的积极性，以达到预定的教学目标，培养学生技能，开发学生智力。具体实施如下：首先以目标教学的内容为引导，结合专科的病例特点制定总体目标，然后进行相关物品准备和资料准备，围绕教学目标应用多种教学方法进行教学查房，让护生实战训练，带教教师给予总结，对护生进行现场指导、点评与操作示范。

6. 循证护理

循证护理是指护士在护理实践中运用现有的、好的科学证据对病人实施护理。具体实施如下：带教教师在查房前 1 周将查房对象及内容通知护生，确定一个具体的循证护理问题。护生通过查询相关文献数据库，系统查询国内外相关文献，寻找来源于此研究领域的实证。带教教师检查护生所获得的信息是否全面、准确，必要时给予指导。护生运用评判性思维整理相关资料，并打印成稿，对引用的信息注明出处，以便查阅原稿及分析讨论。其他护生也可以对这些资料提问及更正，并与临床实际对比，提出自己的疑问和看法。对查房中护生的提问与文献报告有不一致之处，带教教师应根据临床实际情况进行解答。

（六）护理教学查房的效果评价

表 8.6 护理教学查房评价表

流程	规范与标准	评核重点	分值	得分	意见
选择查房对象10分	1. 根据查房目的/教学目标选择查房对象 2. 制定护理教学查房教案 3. 内容难度适合查房人员的知识水平	1. 紧扣查房目的/教学目标，选择病例具有代表性、典型性	4		
		2. 熟悉教学内容，相关知识准备充分	3		
		3. 内容难度适合查房人员的知识水平	3		
查房前准备10分	1. 用物准备 ①基本用物 ②专科用物 ③病人资料 2. 患者准备 查房前与患者沟通，消除患者恐惧、紧张情绪 3. 环境准备 ①环境安静、舒适、安全，床单位整洁 ②有必要的遮挡设施	1. 用物准备齐全，体现专科特色	4		
		2. 患者理解，能够且愿意配合	3		
		3. 环境友好	3		
汇报病史20分	1. 主查人向参加人员介绍自己以及查房目的 2. 护生/低年资护士全面汇报病历，包括"十知道"、阳性体征、特殊治疗和检查 3. 责任护士作补充 4. 主查人补充遗漏或纠正错误，作简要评价	1. 学生：熟悉病情，病情介绍条理分明，简洁扼要	8		
		2. 主查者：有明确查房的知识点	9		
		3. 时间控制合理	3		

续表

流程	规范与标准	评核重点	分值	得分	意见
床旁查房20分	1. 依次进入病房，站位规范： ①右侧：初级责任护士、高级责任护士 ②左侧：护士长、护理组长 2. 护患交流 ①主查人向患者问好，介绍查房的人员，解释查房的目的 ②护生/低年资护士根据病种和患者病情进行必要的体格检查，视、触、叩、听，方法正确，主查人引导或指导体检重点，并作查体示范 ②主查人根据汇报情况及病情记录情况，亲自询问病史，提示病情观察要点，检查护理措施实施情况等 ③查房过程中应如实、恰当地回答患者提问 3. 健康教育 ①个性化：根据患者知识水平、心理状况等进行个性化健康教育 ②针对性：根据病情针对性告知、指导及教育	1. 结合病情，重点体查。指导床边查体，手法规范，发现重要阳性/阴性体征，并分析其临床意义	7		
		2. 为人师表：仪表端庄，语言亲切，体贴患者，保护隐私，对患者进行健康教育，体现人文关怀	6		
		3. 师生互动	4		
		4. 时间控制合理	3		
讨论40分	1. 主查人对病史汇报、护理查体、护理措施未落实等进行评价 2. 针对患者存在的主要护理问题进行讨论 3. 护生回答主查人的提问或阐述自己的见解 4. 根据患者实际情况制订新的护理计划 5. 介绍专科护理新进展 6. 总结学习内容与收获 7. 布置作业(护生查房过程中体现的不足之处)	1. 临床分析：结合目前病人的临床情况展开分析，解决临床问题	10		
		2. 引导思维：正确引导学生进行科学的临床思维，耐心解答有关问题	10		
		3. 归纳总结：理论结合实际，归纳总结突出重点难点内容，语言生动，易于理解	10		
		4. 师生互动，气氛活跃	4		
		5. 介绍专科护理新进展	3		
		6. 时间控制合理	3		
		7. 主查者：有明确查房的知识点	9		
		8. 时间控制合理	3		
		9. 为人师表：仪表端庄，语言亲切，体贴病人，保护隐私，对病人进行健康教育，体现人文关怀、爱伤意识	6		
		10. 师生互动	4		
		11. 时间控制合理	3		
督导者：		总　分			

三、临床健康教育技能

健康教育是一门综合性学科，内容涉及医学、教育学、心理学、社会学、经济学、管理学等领域。随着医学模式的转变和护理模式的更新，在医院履行其职能时，健康教育发挥着重要作用，并且已成为护理工作的重要组成部分，护理人员成为健康教育的主要实施者。在临床护理工作中，选择合适的健康教育方法促进患者的康复，是健康教育的重点。

（一）健康教育与健康促进

健康教育和健康促进是两个比较常见的相关概念，但到目前为止，仍有许多人对这两个概念理解模糊不清，甚至理解错误。有人认为健康促进涵盖了健康教育；也有人认为二者是相同的概念，可以相互替代。

1. 健康教育（health education）

健康教育是以传播、教育、干预为手段，以帮助个体和群体改变不健康行为和建立健康行为为目标，以促进健康为目的所进行的一系列活动及其过程。部分学者引用国外专家的定义，认为健康教育是"有计划、有组织、有系统的社会教育活动"，而健康教育不仅在于传播信息，其核心是教育人们树立健康意识，促使人们改变不健康的行为生活方式，养成良好的行为生活方式，以降低或消除影响健康的危险因素，所以并不能认为没有组织的个人（如护士）在没有预先计划的情况下，利用健康教育的理论和方法来改变患者对健康保健的错误认识和行为，就不是健康教育。

2. 健康促进（health promotion）

健康促进是指运用行政或组织手段，广泛动员和协调社会各相关部门以及社区、家庭和个人，使其履行各自对健康的责任，共同维护和促进健康的一种社会行为和社会战略。健康促进包含以下内容：健康促进涉及整个人群的健康和人们生活的各个方面，而不仅仅是针对某些疾病或者某些疾病的危险因素；健康促进主要是直接作用于影响健康的病因或危险因素的活动或行动；健康促进不仅作用于卫生领域，还作用于社会各个领域，健康促进指导下的疾病控制已非单纯的医疗卫生服务，而应采取多部门、多学科、多专业的广泛合作；健康促进特别强调个体与组织的有效和积极的参与。

3. 健康教育与健康促进的区别与联系

（1）健康教育要求人们通过自身认知、态度、价值观和技能的改变而自觉采取有益于健康的行为和生活方式。因此，从原则上讲，健康教育最适于改变自身因素即可改变行为的人群；而健康促进则是在组织、政策、经济、法律上提供支持环境，它对行为改变有支持性或约束性。

（2）健康教育作为健康促进的重要组成部分，与健康促进一样，不仅既涉及整个人群，而且涉及人们社会生活的各个方面。在疾病三级预防中，健康促进强调一级预防甚至更早阶段。

（3）健康教育是健康促进的核心，健康促进需要健康教育的推动和落实，营造健康促进的氛围，没有健康教育，健康促进就缺乏基础。而健康教育必须有环境、政策的支持，才能逐步向健康促进发展，否则其作用会受到极大的限制。

（4）与健康教育相比，健康促进融客观支持与主观参与于一体。健康促进包括健康教育和环境支持，健康教育是个人与群体的知识、信念和行为的改变。

（二）健康相关行为及理论

健康相关行为是指任何与疾病预防、增进健康、维护健康及恢复健康相关的行动。按行为对自身和他人健康状况的影响，健康相关行为可分为促进健康行为和危害健康行为。

1. 健康促进行为

健康促进行为是指个体或群体表现出的、客观上有益于自身和他人健康的一组行为。可分为五类：基本健康行为、戒除不良嗜好、预警行为、避开环境危害和合理利用卫生服务。例如，日常生活中合理营养、平衡膳食、积极锻炼、积极的休息与适量睡眠等，属于基本健康行为；戒烟、戒毒、不酗酒与不滥用药品等属于戒除不良嗜好行为；驾车使用安全带，溺水、车祸、火灾等意外事故发生后的自救和他救行为，属于预警行为；以积极或消极的方式避开环境危害，离开污染的环境行为，属于避开环境危害；求医行为、遵医行为、预防接种等，则属于合理利用卫生服务。

2. 危害健康行为

危害健康行为指的是偏离个人、他人乃至社会的健康期望，客观上不利于健康的一组行为，可分为四类：不良生活方式与习惯、致病行为模式、不良疾病行为和违反社会法律或道德的危害健康行为，如吸烟、酗酒、缺乏运动锻炼、高盐高脂饮食等不良的生活习惯与肥胖、心血管系统疾病、早衰、癌症等的发生关系密切；致病行为模式，如研究较多的A型行为模式，被证明与冠心病密切相关；不良疾病行为则有疑病、恐惧、讳疾忌医、不及时就诊、不遵从医嘱、迷信，以及自暴自弃等；吸毒、性乱属于违反社会法律或道德行为，这些行为既直接危害行为者个人健康，又严重影响社会健康与秩序。

3. 改变健康相关行为的模式

（1）"知信行"模式：是改变人类健康相关行为的模式之一，它将人类行为的改变分为获取知识、产生信念及形成行为三个连续过程：知识—信念—行为，其中，"知"为知识、学习，"信"为信念、态度，"行"为行为、行动。"知信行"模式认为：知识是基础，信念是动力，行为的产生和改变是目标。人们通过学习，获得相关的健康知识和技能，逐步形成健康的信念和态度，从而促成健康行为的产生。以戒烟过程为例，为改变一个人的吸烟行为，使其戒烟，首先要让吸烟者了解吸烟的危害和戒烟的益处，掌握如何戒烟的方法，从而使吸烟者形成吸烟危害健康的信念，产生自觉、自愿戒烟的积极态度；最终才可能产生戒烟的行为。

（2）健康信念模式：是运用社会心理方法解释健康相关行为的理论模式。根据健康信念模式，人们要采取某种促进健康行为或戒除某种危害健康行为，必须具备以下三方面的认识：①认识到某种疾病或危险因素的严重性和易感性，其中对疾病严重性的认识是指个体对罹患某种疾病严重性的看法，包括个体对疾病引起的临床后果的判断，如死亡、伤残、疼痛等；对疾病引起的社会后果的判断，如工作烦恼、失业、家庭矛盾等。对疾病易感性的认识是指个体对罹患某种疾病可能性的认识，包括对医生判断的接受程度和自身对疾病发生、复发可能性的判断等。②对采纳或戒除某种行为所遇障碍的认识是指人们对采纳或戒除某种行为所遇困难的认识，如费用的高低、痛苦的程度、方便与否等。只有当个体对这些困难具有足够认识和充分的心理准备，才能有效地采纳或戒除某种行为。③对自身采纳或戒除某种行为能力的自信也称为效能期待或自我效能，即一个人对自己的行为能力有正确的评价和判断，相信自己一定能通过努力，克服障碍，完成这种行动，到达预期结果。综上所述，健康信念模式在采取促进健康行为、放弃危害健康行为的实践中遵循以下步骤：首先，充分让人们认识到其危害健康行为的严重性；然后，使人们坚信一旦戒除这种危害健康行为、采取相应的促进健康行为，会得到有价值的后果，同时也清醒地认识到行为改变过程中可能出现的困难；最后，使他们充满改变行为的信心。

(3)行为改变阶段模式：将行为变化解释为一个连续的、动态的、有五个阶段逐渐推进的过程。具体如下：第一个阶段是无准备阶段，这一阶段的个体对危险行为毫无认识；第二个阶段是犹豫不决阶段，当个体开始意识到问题的存在及其严重性，并考虑是否需要改变自己的行为时，在此阶段会产生犹豫不决的心理；第三个阶段是准备阶段，个体开始树立必胜的信念，做出行为转变的承诺，开始有所行动；第四个阶段是行动阶段，开始采取行动，改变危险行为，这个阶段开始会遭遇更多困难，最需要帮助和支持；第五个阶段是维持阶段，行为转变已经取得初步成果，需要维持并加以巩固。许多人取得了行为转变成功之后，往往放松警戒而造成复发。

(4)理性行为理论：又叫作"理性行动理论"，是由美国学者菲什拜因(Fishbein)和阿耶兹(Ajzen)于1975年提出的，主要用于分析态度如何有意识地影响个体行为，关注基于认知信息的态度形成过程，其基本假设是认为人是理性的，在做出某一行为前，会综合各种信息来考虑自身行为的意义和后果。理性行为理论是一个通用模型，它提出任何因素只能通过态度和主观准则来间接地影响行为，这使得人们对行为的合理产生了一个清晰的认识。该理论有一个重要的假设：人有完全控制自己行为的能力。但是，在组织环境下，个体的行为要受到管理干预及外部环境的制约。

(三)护理健康教育

护理健康教育是护理学与健康教育学相结合的综合应用学科，它以病人及其家属为研究对象，利用护理学和健康教育学的基本理论和基本方法，通过对病人及其家属进行有目的、有计划、有评价的教育活动，提高病人自我保健和自我护理能力，以达到预防疾病，保持健康，促进康复，建立健康行为，提高生活质量的目的。

1. 护理健康教育实施

根据患者病情的轻重，护理人员恰当地采取正式的教育活动和非正式的教育活动。

(1)非正式的教育活动：是点滴的、非系统的，适用于刚入院或病情紧急患者，可对患者的心理需要做出应答，此时患者处于紧张焦虑状态，不适合正式的、有计划的健康教育活动。对于刚入院的患者，可在日常护理过程中随时向病人讲解疾病相关知识，如饮食、药物指导、康复训练方式。在患者紧急救治时，指导配合方法，如心绞痛患者发作时，指导患者正确舌下含服硝酸甘油。这种非正式的教育活动多以语言为主，以便对患者的心理需求做出及时的应答，有助于各项护理操作的顺利实施，促进护理质量的提高。

(2)正式的教育活动：一般都是有计划、有组织的，其基本步骤如下：

第一个步骤是评估，评估健康教育对象的学习需要及接受能力。应从患者入院开始收集有关患者及家属信息，建立良好的护患关系，它是准确收集患者详细信息资料的基础。由于病情是变化发展的，思维是动态的，病人对健康教育的需求会有相应的变化，所以评估也应该是动态的。护士要分阶段连续不断地进行评估，时刻了解病人对疾病的认识，以及对治疗、护理、检查、操作、手术、用药的态度与反应，及时收集相应的资料，以确定健康教育的具体内容。评估的内容涉及患者的身心、文化、社会以及经济等各方面的资料，包括：①患者的一般特点，如性别、年龄、教育程度、生活背景、方言等；②患者的学习需求和学习态度，如询问患者："最想了解什么？最想改变什么？"③患者的学习能力，如年龄、学历、视力、听力、反应速度；④目前周围环境中可利用的学习资源。

第二个步骤是制定相适应的目标，目标的制定要注意分期性、一致性、可测性和参与性原则，制定目标时，可将目标分解为各阶段的短期目标，循序渐进、环环相扣；患者的学习目标要与患者的学习需求、护理要求相一致；制定目标时，应有可测量指标，并包含知识、技能、态度和行为等内容；鼓励患者及家属共同参与健康教育目标及计划的制订。

第三个步骤是拟定适宜的健康教育内容。健康教育的内容包括获取知识、学习操作技术、改变个人心理和情感状态三大范畴，应根据病人的具体情况确定。具体内容的选择上应有所侧重，如对糖尿病患者应注意饮食控制教育，对患肺气肿的吸烟者应加强吸烟有害健康的教育等。

第四步是根据教育对象选择健康教育的形式。在选择健康教育的方法时，应根据患者的年龄、文化程度、职业特点、信念和价值观，以及护理人员的业务水平和医院具备的资源条件进行选择，常见的教育方法有口头讲解、图文宣传、视听材料播放和示范训练。对于文化层次较高患者及家属，可推荐一些宣教手册和书画，让其自学并给予自我护理操作技能指导；对于文化层次较低、接受能力差的患者及家属；可采取个别讲课、个别辅导的方式，尽量避免使用难懂的术语。

第五个步骤是实施，将计划中的各项教育措施落到实处。在对患者实施健康教育过程中，帮助其树立科学的健康观念和正确的健康行为，及时根据反馈的信息调整计划，并记录实施效果。

第六个步骤是评价，这是健康教育程序的最后阶段，其目的是检测患者是否达到预定的目标。根据教育内容是否被接受，可评价为完全掌握、部分掌握和未掌握。重审教育计划，对部分掌握和未掌握的患者要分析原因，针对分析出的原因，进行讲解或重新进入宣教过程的再循环直至达到目标。通过重审教育计划，可以从中吸取经验教训，把将来的宣教教育工作做得更好。

2. 护理健康教育的方法

护理健康教育的方法可分为许多种。近年来，在医院护理健康教育工作中较常采用的教育方法可归纳为如下六个类别：

(1)语言教育方法，即通过语言的交流与沟通，讲解及宣传护理健康教育知识，增加受教育者对健康知识的理性认识，具体有讲授法、谈话法、咨询法、座谈法等。语言教育方法的特点是简便易行，一般不受客观条件的限制，不需要特殊的设备，随时随地均可进行，具有较大的灵活性。

（2）文字教育方法，即通过一定的文字传播媒介并借助受教育者的阅读能力来达到护理健康教育目标的一种方法，具体有读书指导法、作业法、标语法、传单法、墙报法等。其特点是不受时间和空间条件的限制，既可针对大众进行广泛宣传，又可针对个体进行个别宣传，而且受教育者可以对宣传内容进行反复学习，也比较经济实用。

（3）形象教育方法，即利用形象艺术创作护理健康教育宣传材料，并通过人的视觉的直观作用进行护理健康教育的方法。常以图谱、标本、模型、摄影等形式出现，如美术摄影法、标本模型法等。形象教育方法要求制作者有较高的绘画、摄影、制作等技能，否则，粗糙的形象反而会影响护理健康教育的效果。

（4）实践教育方法，即通过指导受教育者实践操作，使其掌握一定的健康护理技能，并用于自我、家庭或社区护理的一种教育方法。例如，指导糖尿病病人掌握自测血糖的方法，指导高血压病人掌握自测血压的方法，指导骨折病人功能锻炼的方法，指导长期卧床病人床上排便的方法，等等。

（5）电化教育方法，即运用现代化的声、光、电技术，向受教育者传送教育信息的教育方法，如广播录音法、电影电视法、计算机辅助教育法、网络教育法等。电化教育的特点是将形象、文字、语言、艺术、音乐等有机地结合在一起，形式新颖，形象逼真，为受教育者所喜闻乐见。但此法的运用对技术设备与人员专业技术条件有较高的要求。

（6）综合教育方法，即将口头、文字、形象、电化、实践等多种健康教育方法适当配合、综合应用的一种护理健康教育方法，如举办护理健康教育展览或通过电视举办知识竞赛等。综合教育方法具有广泛的宣传性，适合大型的宣传活动，在医院也可举办一些小型的健康教育专题展览或知识竞赛，也可收到良好的健康教育效果。

3. 护理健康教育的技巧

护士有效地实施护理健康教育计划，需要掌握护患关系、护患沟通、知识灌输以及行为训练等基本技巧。这些基本技巧的掌握，有利于护理健康教育工作的顺利开展，也是做好护理健康教育工作的重要基础。

（1）护患关系技巧：护患关系是指护理人员与病人为了治疗性的共同目标而建立起来的一种特殊的人际关系，在医院诸多人际关系中处于非常重要的位置。护患关系的好坏，对病人态度的取向和护理工作的质量有直接影响。许多护理实践已证明，不良的护患关系不仅会增加病人对护士的不信任感，产生不配合行为，而且还会导致病人对护理工作的不满，造成病人投诉和医疗纠纷。因此，建立良好的护患关系是做好健康教育的必要前提条件。

（2）护患沟通技巧：沟通是人与人之间在共同的社会活动中彼此交流各种观念、思想和感情的过程，是护理健康教育活动中建立良好护患关系的必要条件，在护士与教育对象的教学互动关系中发挥着十分重要的作用。没有沟通，就无法进行有计划、有目的的教学活动；没有沟通，也无法实现健康教育的目标。护患沟通技巧包括提问、倾听等语言沟通技巧，以及体语、触摸等非语言沟通技巧。护患沟通技巧是实施护理健康教育活动中不可缺少的重要技巧。

（3）知识灌输技巧：知识灌输是护理健康教育的重要方法，教育对象健康知识的获得主要依赖于医护人员的健康教育服务，掌握知识对教育对象形成健康行为十分重要。因此，掌握知识灌输的技巧，对满足教育对象的健康需求、提高护理健康教育效率非常必要。常用的知识灌输方法有讲授、演示和阅读指导等，其中包括对文字教材、图画教材、板书教材、立体教材等常用教材的选择技巧，投影仪、幻灯机、录音机、录像机以及电脑多媒体视听教具的应用技巧等。

（4）行为训练技巧：健康教育的主要目的是改变人们的不健康行为，培养、建立和巩固有益于健康的行为和生活方式。学习是行为发展的促进条件，行为学习的方式包括模仿和强化训练两类。在护理健康教育实践中，为了帮助教育对象建立起有益于疾病康复的健康行为，护士必须掌握行为训练的技巧，以便教会病人提高自我护理的能力。行为训练技巧通常包括自我护理能力训练技巧、住院适应能力训练技巧以及康复能力训练技巧等。

（四）护理健康教育示例

1. 胃溃疡穿孔患者健康教育

急性穿孔是胃溃疡的严重并发症之一，急性穿孔起病急、病情重、变化快，发现病变需要紧急处理，若治疗不当，可危及生命。胃溃疡穿孔可分为急性、亚急性和慢性三种类型，但临床上急性胃穿孔较为常见。主要诱因为饮酒、劳累或者服用非甾体如阿司匹林、吲哚美欣等。

（1）临床表现：

①腹痛。为突发性的剧烈腹痛、大汗淋漓、烦躁不安，其症状服用抑酸剂不能缓解，疼痛多自上腹开始迅速蔓延，遍及全腹，腹肌呈板样僵直，有明显压痛和反跳痛，肝浊音区消失伴肠鸣音减弱或者消失，患者呈急性面容，表情痛苦，蜷曲卧位。

②恶心、呕吐。早期为腹膜受到刺激引起的反射性恶心、呕吐，后期为肠麻痹所致，呕吐加重，同时伴有腹胀、便秘等症状。

③休克。继发化脓性腹膜炎和肠麻痹时，患者可出现中毒性休克表现。

④其他症状。如发热、脉快，但一般都在穿孔后数小时出现。

（2）住院健康教育：

①生活起居指导。病室环境整洁、安静，空气新鲜，阳光充足，温、湿度适宜。无休克患者应取半卧位，可促使腹腔内胃肠道渗出物流向盆腔，有利于炎症局限；可使膈肌向下，有利于改善循环和呼吸；可使腹肌放松，有利于缓解腹痛；休克患者取平卧位或中凹卧位，尽量减少搬动。

②饮食指导。患者禁食、禁饮，禁食期间给予静脉补液和营养支持。

③心理指导。向患者说明本病的发病规律、诱因及治疗效果，指导病人保持乐观的情绪，采取放松疗法，增强其对治疗的信心。鼓励家属多陪伴患者，给予亲情支持；鼓励病友之间多沟通，交流疾病防治经验。

④用药指导。应用抗生素控制感染，如使用头孢类抗生素时，在给药期间应密切观察有无过敏反应，一旦发生皮肤瘙痒、心跳加速、呼吸困难等症状，应立即报告医护人员。应用抑酸药物，如使用 H_2 离子受体拮抗剂时，如西咪替丁、法莫替丁等药物，易发生腹泻、腹胀等副反应，故应注意观察大便情况，腹泻严重时，应报医生处理。

⑤围手术期指导。

术前指导：遵医嘱给予患者胃肠减压，妥善固定胃管。向患者讲解胃肠减压管的作用及引流管的维护方法，以取得患者的配合。劝吸烟患者戒烟，预防上呼吸道感染，指导患者练习深呼吸、有效咳嗽等肺功能锻炼的方法。

术后指导：术后全麻清醒后，若患者血压稳定，可予半卧位，减轻腹部切口张力，减轻疼痛，也有利于呼吸和循环。观察伤口敷料渗出情况，指导患者保持胃肠减压管、腹腔引流管和导尿管的通畅。引流管位置应低于插管部位，以防引流液逆流引起感染；指导患者避免各管道受压、扭曲、折叠，改变体位时避免牵拉和脱出，一旦脱出，应及时告知医护人员，不可自行回插。若胃管、腹腔引流管短时间内引流大量鲜红色血液，必须及时告诉医护人员予以相关处理。术后禁食、禁饮，注意保持口腔清洁湿润。拔胃管当日，告知患者可饮少量水或米汤；如无不适，第 2 日进半量流质饮食，每次 50~80mL；第 3 日进全量流质饮食，每次 100~150mL；如无不适，第 4 日可进半流质饮食，第 10~14 日进温软、易消化软食，少量多餐，避免辛辣刺激性食物。胃大部切除术后的患者，为避免倾倒综合征的发生，饮食宜高蛋白、低碳水化合物，流质饮食不宜过咸、过甜、过浓，少量多餐，进食后平卧 20 分钟。鼓励患者早期活动，术后第 1 日协助患者坐起并轻微活动，第 2 日协助患者在床边活动，第 3 日可在室内活动，活动情况根据个体差异而定，可逐步增加活动量。

（3）出院健康教育：

①生活规律，避免疲劳。注意保暖，根据气候变化及时增减衣物。

②饮食以质软、少渣、易消化、定时进食、少量多餐为原则，在术后 1 个月内宜每天进食 5~6 次，术后 3~6 个月起逐渐恢复原来的进食规律。进食时，注意细嚼慢咽，减少对胃黏膜的刺激。忌食辛辣、肥甘、过咸、过酸、生冷食品，戒烟酒、浓茶、咖啡。

③指导患者自我调节情绪，保持乐观的心态，避免精神过度紧张。

④避免服用对胃黏膜有损害性的药物，如阿司匹林、皮质类固醇等。

⑤出院后遵医嘱定期进行门诊复查，若有不适，及时就诊。

四、信息化护理教学

在当今信息化时代，信息技术已渗透到生活的各个角落，学生获取知识的方式也发生了较大的改变。随着我国医疗卫生事业的发展，先进的护理设备和检测仪器已在医院广泛使用，借助信息化手段，在将医疗设备的使用方法和先进的护理经验传授给学生时，可把抽象、不易理解的知识内容变得更加生动、具体，充分激发学生的学习兴趣。信息化教学生动、有趣、新颖，慕课、微课、云课堂、雨课堂等已经成为当今教育教学的"标配"。

（一）信息化教学模式

1. 微课模式

作为一种新的教学模式，微课具备时间简短化、知识碎片化、情境案例化、解析深入化、资源呈现非线性化等特征，能够促进学习者有针对性地选择适合自己的学习资源、自主控制和调整学习的进度，有利于知识技能的接受、记忆、迁移与应用。例如，在临床护理教学中，对于较复杂的知识点和较强的专业操作技能，可以利用微课分解难度，并且可以提供生动形象、易于理解的视频资源，便于学生更加立体地学习，可以通过慢放、循环播放以及截图的方式加深知识点的记忆，学生可以随时随地进行反复学习。微课的设计与制作包括微视频、微教案、微课件、微练习、微反思、微点评和微反馈。其中，微视频作为微课的核心资源，在制作时应注意避免模式化和技术化，应根据教学内容的特征定位进行制作，从而保证微课的效果与质量。

2. 雨课堂模式

雨课堂覆盖了课前、课上、课后每一个教学环节，通过嵌入在手机微信中的一个公众号和小程序，将预习视频、课上课件、课上练习题、课后复习测试分门别类地放在雨课堂"我听的课"中，用弹幕交流实现师生线上的互动。雨课堂顺应了现在学生使用手机获取信息的习惯，提升了学生学习知识的积极性，帮助教师运用先进信息技术提升教学水平和质量，同时具备实时反馈的数据处理能力，让教师第一时间掌握教学节奏。雨课堂完美地把传统课堂讲授和现代信息网络相结合，可实现"教—学—测"一体化，扫码进课堂、"随机点名""课堂测验"等功能可反映学生到课情况，督促学生用心学习。

3. 慕课模式

随着教育改革的深入及网络技术的不断发展，慕课——大规模网络在线课程（massive open online course，MOOC）应运而生。慕课相比于传统教育模式，具有大规模、开放和不受时空限制等优势，重点体现在"互动开放"，慕课所呈现的课程往往是名校、名师的名课，课程内容往往是精心编排和反复推敲，有系统的教学体系和结构，保证了课程质量。在网络平台播放，实现了优质教学资源的共享，学习者和教学者可留言互动。慕课学习不受时间地点限制，可以暂停和回放，学习者可自由学习。

4. 翻转课堂模式

翻转课堂，又称"颠倒课堂""反向教学"，是指通过将知识传授和知识内化进行颠倒安排，以改变传统教学中的师生关系，同时对课堂时间进行重新规划的新型教学模式。近年来，护理领域研究也逐渐掀起了研究以及应用翻转课堂的浪潮。翻转课堂包括课前准备、课堂学习、课后指导三部分，中间穿插了 PPT 自学、视频教学、小组学习、互动游戏、角色扮演、课后点评等。凭借先进的信息化教学理念，优质丰富的视频资源，打破了传统课堂固定时间、地点和进度的局限，同时学生不只是掌握知识本身，还能在小组讨论中提高自己的表达能力和学习能力，由被动接受知识变成了主动学习，提升了学生的综合素质。

（二）信息化的实际应用

1. 课前准备

教师准备好课程所需参考书籍、教学视频及 PPT、导学材料和教案，对课程的环节设计、情景模拟、讨论形式、思考题及效果评价进行反复推敲和详细研究，从而拟定具体方案和实施流程。视频、音频作为教学资料的核心内容，需提前录制好，内容应突出重点，将繁多、复杂的护理知识直观、准确、完整地加以呈现，刺激学生的感官，实现兴趣的引发。课程内容准备完毕，按要求将资料上传到 Blackboard 教学平台（简称 BB 平台，可以协助教师创建、发布和管理课程教学，用来开发没有面授环节的网络课程）、微信公众号或慕课平台。

2. 课中学习

在视频的辅助下，教师进行教学情境的创设，如游戏、问题、生活等情景，让课堂教学更加丰富，让学生有一种身临其境的感觉。在课堂教学过程中，教师可以通过视频，进行测试题与作业的布置，以考查学生的课前预习情况，规范与约束学生的学习行为。

3. 课后反馈与评价

课程结束后，可在 BB 平台、QQ、微信、网页留言区等平台上进行交流讨论、答疑，编辑一些 Flash 小游戏，检测学生学习效果。相较于传统教学评价，信息化护理教学可通过对视频点击率、任务完成情况、回复讨论次数、作业在线测评情况等进行计算分析，对学生的学习过程、学习态度、学习策略和效果进行综合评判。

第三节　特定情景下的护理教学

临床护理情景具有多样性。临床情景教学是护理教学中的一个重要组成部分，是理论联系实际，提高教学质量的重要环节，使学生进一步熟练掌握护理操作技能，培养学生发现问题、解决问题的能力，在不同护理情景下形成科学的临床思维和学习工作能力。

一、母婴情景

母婴护理的对象既包括母亲，也包括其胎儿与新生儿，这两者在生理与病理变化上既相互独立又相互影响，在考虑护理问题与护理措施时，既要保护孕产妇健康、安全，也要保障胎儿在宫内的正常发育以及新生儿的健康。护理过程涉及女性不同孕期对应的不同的心理和生理的变化，这一时期的女性易出现害羞、焦虑、紧张、情绪不稳定、忧郁等心理问题，同时还会遇到许多涉及个人隐私的问题，护理时应特别注意给予保护。妊娠、分娩已不仅仅是孕产妇的个人行为，而是孕产妇及其家庭支持系统共同参与的家庭行为，在护理工作中，同样要考虑到对家庭成员提供相应的护理支持，鼓励家庭成员积极参与妊娠、分娩的全过程，以促进产后新家族的建立与和谐发展。

下面以妊娠高血压综合征为例，展示母婴情景下的护理教学。

（一）案例资料

王某，女性，30岁，汉族，本科，单位职工。

【主诉】停经39周+4天，发现血压升高1个月，加重1天。

【病史】患者停经39周+4天，平素月经规律，周期3~4天/32天，末次月经为2021年1月1日，预产期为2021年10月08日。停经40天始，患者出现早孕反应及尿HCG（+），4月余始觉胎动，停经期间无感染及用药史，无腹痛，无阴道出血、流水史。妊娠期共孕检7次，未发现异常。1个月前无明显诱因出现双下肢水肿，产前检查血压为：140/92mmHg，尿常规检查正常，未遵医嘱用药。入院前1天患者自觉头晕不适，无眼花及恶心呕吐，无胸闷、心悸，测血压为165/108mmHg，无临产征兆。由急诊入院。患者既往身体健康，否认传染病及家族遗传病史、否认高血压、糖尿病史。27岁结婚，配偶体健。孕 1 产 0，月经初潮 14 岁。父母健在。

【护理体检】T 36.6℃，P82 次/分，R 22 次/分，BP 165/108mmHg，身高 164m，体重 70kg。患者神志清楚，查体合作；心肺检查未发现异常，妊娠腹型，肝脾肋下未触及，四肢活动正常，下肢水肿（++）。专科检查：腹围 100cm，宫高 30cm，胎先露：头，胎心音：140 次/分，先露：半定，宫口未开，宫颈管厚，居后。阴道无异常流血及流液，胎膜存。未及规律宫缩。骨盆外测量（cm）棘间：24，嵴间：26，骶耻外径：19，坐骨结节间径：9。

【辅助检查】血常规：WBC $7×10^2$/L，Hb 134g/L，HCT 37.1%，PLT $170×10^2$/L。血 PT、KPTT 均正常。血电解质：K^+ 4.53pmol/L，Na^+ 136.8umol/L，CF105.9mmol/L。血生化检查：肝肾功能均无异常。血糖 OGTT：4.17-6.10-6.47mmol/L。B 超：单活胎，双顶径（BPD）9.5cm；胎心率 140 次/分；左后壁胎盘，成熟度 Ⅱ+级，位于宫底部，厚 43mm；羊水指数（AFI）101mm，脐血流（S/D）2.2。ECG：窦性心律 88 次/分，正常心电图。眼底检查：眼底 A：V=1：3，视网膜未见水肿，未见渗出及出血。尿常规：蛋白（++），其余无异常。

【入院诊断】第一胎妊娠 39 周+4 天待产，LOA；妊娠高血压综合征（重度子病前期）。

【诊疗过程】患者入院后遵医嘱给予 25% 硫酸镁 20mL+5% 葡萄糖 100mL 快速静脉滴注；继而 25% 硫酸镁 60mL+5% 葡萄糖 500mL 静脉滴注维持。完善相关检查，24h 后行剖宫产术终止妊娠。

【护士查房情景】术后第二天上午十点，责任护士来到病房为患者测量体温。

护士：王女士，您和宝宝的体温均正常，您是 36.7°，小宝宝是 36°，今天感觉怎么样？伤口还痛吗？

患者：伤口还是有点儿痛，插尿管的位置还是不舒服，昨晚我基本没睡着。

护士：这是正常的，请您不要担心，今天会为您拔出尿管。您母乳喂养还顺利吗？

患者：（轻声哭泣）说到这，我就伤心。我不好翻身，也不太会喂，而且宝宝把我的乳头都吸破了，痛的我受不了，家里人埋怨我太娇气。

护士：（拉住患者手）是的，乳头吸破了确实很疼，可以备一点乳头膏，我来指导一下您母乳喂养的姿势，您看好吗？

（二）案例教学

妊娠期高血压疾病（hypertensive disorders in pregnancy）是常见的妊娠期特有合并症，包括妊娠高血压（gestational hypertension）、子痫前期（preeclampsia）、子痫（eclampsia）、原发高血压并妊娠（primary hypertension coincidental pregnancy）及妊娠合并慢性高血压等。其中，妊娠高血压、子痫前期及子痫统称为妊娠高血压综合征（pregnancy-induced hypertension，PIH，简称妊高征）。

妊娠高血压综合征（重度子病前期）的临床表现：孕妇妊娠期 BP>160/110mmHg；尿蛋白>2.0g/24h 或随机尿蛋白（++）；血肌酐>10^6μmol/L；血小板<$100×10^9$/L；出现微血管溶血（LDH 升高）；血清 ALT 或 AST 升高；持续性头痛或视觉障碍；持续性上腹部不适等症状。

教师提问：

(1)该患者确诊为妊娠高血压综合征(重度子病前期)的依据有哪些？

答：该患者系生育期女性，第一次妊娠，停经 39 周+4 天，发现血压升高 1 个月，加重 1 天，停经 40 天始，出现早孕反应及尿 HCG(+)，4 月余始觉胎动，1 个月前无明显诱因出现双下肢水肿，未遵医嘱用药。既往体健，无高血压等病史。入院前 1 天患者自觉头晕不适，无眼花、恶心呕吐，无胸闷心悸，测血压为 165/108mmHg。进一步相关检查异常结果：下肢水肿(++)，蛋白(++)。

(2)该患者存在的主要护理问题有哪些？该采取哪些护理措施？

答：该患者目前存在的主要护理问题：①体液过多，与下腔静脉被增大的子宫压迫导致血液回流受阻或营养不良性低蛋白血症有关；②潜在并发症，如子痫、胎盘早剥。

护理措施如下：

①体液过多的护理：重度子痫患者需住院治疗，每天休息时间必须大于 10h，以左侧卧位为宜，此卧位可减轻子宫对下腔静脉的压迫，改善胎盘供血，增加回心血量，24h 可使舒张压降低 10mmHg；调整饮食，妊娠期轻度高血压的患者需要摄入足够的蛋白质、维生素及钙、铁元素等，不必严格限制食盐，因长期低盐饮食会造成低钠血症，易发生产后血液循环衰竭，不利于母儿健康。但是全身水肿的患者应限制食盐的摄入量；用药时遵医嘱给予镇静、解痉、降压、利尿等处理，护士应明确药物的使用方法、毒性反应及注意事项等。

②并发症的观察及护理：子痫是在子痫前期的基础上出现抽搐发作，或伴昏迷。预防措施有：密切观察患者有无发生抽搐前兆，做好患者一旦发生抽搐，尽快控制的准备工作。硫酸镁为首选药物，必要时可加用强有力的镇静药物，常用药物为地西泮和冬眠合剂，分娩期慎用。子痫发生后，首先应保持患者呼吸道通畅，并立即给氧，必要时，用吸引器吸出喉部黏液或呕吐物，以免窒息。减少刺激，以免诱发抽搐。患者应安置于单人暗室，保持绝对安静，以避免声、光刺激。密切注意血压、脉搏、呼吸、体温及尿量，记录液体出入量。及时进行必要的血、尿化验和特殊检查，及早发现脑出血、肺水肿、急性肾衰竭等并发症。做好终止妊娠准备。

胎盘早剥是全身小动脉发生痉挛或硬化，引起胎盘毛细血管变性坏死甚至破裂出血，从而导致胎盘与子宫壁分离，高血压、水肿、蛋白尿、抽搐、昏迷是胎盘早剥的主要诱因。应提供安静的环境，保障充足的睡眠，让患者卧床休息，准确记录 24h 液体出入量，密切监护患者面色表现、生命体征、生化指标，以及胎儿的胎心、胎动情况等。遵医嘱及时给予解热镇静药等治疗，并严密观察用药效果和毒性反应及注意事项等。

(3)产后对该患者心理护理措施有哪些？

答：护士应及时评估患者心理状况，向患者提供心理支持。剖宫产术后产妇卧床生活不能自理，同时，产妇对切口瘢痕的担心、对新生儿状况的担心，以及对母乳喂养的担心等因素使产妇产生心理负担，加上长时间卧床，产妇出现腰酸、背痛、焦虑、失眠等，因而拒绝检查和护理。护士应主动进行宣教，安慰患者，消除产妇的紧张情绪和顾虑，使其在心理上获得满足及安全感，增加产妇的自信心，从而使产妇处于较佳的身心康复状态。鼓励患者家属参与进来，家属与患者之间的亲密关系和熟悉的表达方式能使对病人的心理护理达到事半功倍的效果。

(三)课后总结

妊娠高血压综合征是女性妊娠期特有的一种疾病,在护理此类患者时,应根据患者疾病的不同时期、不同的治疗方案给予不同的监测指导,针对患者存在的问题采取相应护理措施,从饮食、睡眠、自觉症状、生命体征的监测及药物的中毒表现等方面对患者进行护理。同时,在护理过程中,要体现人文关怀,注意关注患者及家属的心理状况。

二、儿科情景

在儿科,护理对象是0~14岁的儿童。患病儿童普遍对医护人员有惧怕感,不能准确诉说症状,不会表达情感,需要护士有责任心、爱心和耐心,并掌握一定的沟通技巧,与患儿建立平等友好的关系。同时,患病儿童的父母往往表现得格外紧张、焦虑,对护理操作提出较高要求,护士除了具备过硬的穿刺技术,还应动作轻柔、准确、迅速、态度和蔼,合理规避矛盾。儿科疾病起病急、变化快,加之患儿年龄小,不会叙述病情,所以要求护士在病情观察时格外细心,通过观察患儿的面部表情、行为举止、哭泣声、叹息声、呻吟声、咳嗽声等,察觉到患儿的疾苦和需要,从而及时报告医生。

下面以小儿细菌性肠炎为例,展示儿科情景下的护理教学。

(一)案例资料

刘某,男,11月龄,汉族。

【主诉】发热伴腹泻1天余,最高体温38.9°。

【病史】患儿于1天前开始出现发热、腹泻,最高体温38.9°,排黄色稀烂便,每天5~6次,量少,无腹痛、呕吐,无咳嗽等。家长自行给予"美林""布拉氏酵母菌散""蒙脱石散"口服,体温下降后,数小时又复升,病情无明显好转。今晨抱送医院急诊,拟诊为"小儿细菌性肠炎"收住院。患儿既往无特殊病史。患儿系第一胎,足月剖宫产,母亲妊娠期正常。出生后母乳喂养,6个月开始添加辅食,按时预防接种。父母身体健康,否认有家族性遗传病史。精神疲倦。呼吸平顺,皮肤略干燥、弹性稍差,前囟、眼窝稍凹陷,口周无发绀,肺部呼吸音清,心率110次/分,律齐。腹软,稍胀,肝脾未触及,肠鸣音5~6次/分。肛周皮肤略红,无皮疹。四肢暖,生理反射存在,未引出病理反射。

【护理体检】T37.9℃,P120次/分,R30次/分,体重8.45kg。患儿发育正常,营养欠佳。

【辅助检查】血常规:RBC 4.2×10^{12}/L,Hb 121g/L,WBC 5.9×10^9/L,N% 48%,L% 50%。血生化:钾4.6mmol/L,钠139mmol/L,氯103.6mmol/L,钙2.3mmol/L,HCO_3^- 18mmol/L。粪便检查:黄色水样,WBC 10-20/HP,RBC 1-2/HP,轮状病毒抗原阴性。

【入院诊断】细菌性肠炎;轻度等渗性脱水。

【诊疗过程】入院后完善相关检查:三大常规、血生化检查、胸部X线片、心电图等。头孢静脉滴注,应用口服补液盐(ORS)、布拉氏酵母菌散、酪酸梭菌活菌散、蒙脱石散等对症支持治疗。

【护士查房情景】入院当天，患儿父母找到护士。

患儿母亲："护士，我家宝宝喂药很困难，把嘴巴闭得紧紧的。"

护士："你好，这个是正常的，这个时候不要强喂，避免哭闹引起呛咳，可以陪孩子玩耍一下，待孩子心情平复后，可以换成小勺子一勺一勺地喂，看宝宝更接受奶瓶还是勺子。"

患儿母亲："小宝宝吃这么多药，会不会不好？我们很担心。"

护士："放心，宝妈，这些药都经过临床试验，安全性是比较高的，疾病是个暂时的阶段，短期用药不会对长远健康有过多影响。"

（二）案例教学

小儿腹泻（infantile diarrhea）是多病原、多因素引起的以大便次数增多和粪便性状改变为特点的消化道综合征，是我国儿童保健重点防治的"四病"之一。根据病因，小儿腹泻可分为感染性腹泻和非感染性腹泻，其中以肠道内感染最为常见。秋冬季腹泻80%由病毒引起，以轮状病毒最为常见；夏季腹泻多由大肠埃希菌所致；长期使用激素或广谱抗生素导致菌群失调，可发生金黄色葡萄球菌肠炎和真菌性肠炎。根据病程，小儿腹泻可分为急性（2周内）、迁延性（2周至2个月）和慢性（超过2个月）腹泻。根据病情，小儿腹泻可分为轻型腹泻和重型腹泻。

轻型腹泻多由饮食因素或肠道外感染引起，以胃肠道症状为主。大便次数增多，每天10次以内，黄色稀水样便，酸味，偶有呕吐，无脱水及全身中毒症状。多在数天内痊愈。

重型腹泻多由肠道内感染引起，有严重胃肠道症状。腹泻频繁，每天十余次到数十次，水样便或蛋花汤样便，量多，有少量黏液，少数有血便。全身中毒症状较重，患儿表现为发热、烦躁不安或精神萎靡，重者昏迷、休克。患儿存在水、电解质紊乱及酸碱平衡失调。表现为脱水、代谢性酸中毒、低钾血症、低钙血症和低镁血症等。

还有一种常见的小儿腹泻类型——乳糖不耐受性腹泻，是由乳糖酶分泌少，不能完全消化分解母乳或牛乳中的乳糖所引起的非感染性腹泻，又称为乳糖酶缺乏症。小儿腹泻因肠道黏膜受损，使小肠黏膜上的乳糖酶遭到破坏，导致对母乳或牛乳中的乳糖消化不良，引起乳糖不耐受性腹泻。特别是轮状病毒性肠炎，容易继发乳糖不耐受。近年研究发现，婴儿生理性腹泻也可能是乳糖不耐受的一种类型。乳糖不耐受患儿食用含双糖（包括乳糖、蔗糖、麦芽糖）的饮食可使腹泻加重，所以应暂停乳类或采用去乳糖配方奶粉。

患儿脱水程度，由患病后丢失的体液量来反映。一般根据临床表现综合判断，可将脱水分为轻度脱水、中度脱水、重度脱水。轻度脱水：失水量约占体重的5%，表现：精神稍差，皮肤稍干，弹性稍低，眼窝、前囟稍凹陷，口腔黏膜稍干，尿量稍减，哭时有泪。中度脱水：失水量为体重的5%~10%，表现：精神萎靡，皮肤干燥、弹性差，捏起皮肤皱褶后展开缓慢，眼窝和前囟明显凹陷，口腔黏膜干燥，四肢稍冷，尿量减少，哭时少泪。重度脱水：失水约占体重的10%以上。

临床上，根据血钠浓度，可将脱水分为低渗、等渗、高渗三种不同性质的脱水。低渗性脱水血钠浓度<130mmol/L，等渗性脱水血钠浓度为130~150mmol/L，高渗性脱水血钠浓度>150mmol。

教师提问：

（1）患儿入院诊断为细菌性肠炎、轻度等渗性脱水，依据是什么？

答：患儿 11 个月，主因发热、腹泻 1 天就诊。查体：皮肤黏膜略干燥，弹性稍差，眼窝、前囟稍凹陷，尿量略减少。实验室检查结果 WBC 5.9×10^9/L，N% 48%，L% 50%，钠 139mmol/L，粪便检查 WBC 10-20/HP，RBC 1-2/HP，轮状病毒抗原阴性。

（2）患儿目前存在哪些护理问题？

答：①体温过高，与肠道感染有关；②腹泻，与感染有关；③体液不足，与腹泻、呕吐使体液丢失和摄入不足有关；④营养失调，低于机体需要量，与腹泻、呕吐使营养丢失过多和摄入不足有关；⑤有皮肤完整性受损的危险，与粪便对肛周皮肤刺激有关。

（3）应采取哪些护理措施？

答：①发热护理：注意休息，减少能量的消耗，有利于机体康复。使用药物退热时，口服药不可擅自更改剂量，应注意观察药物作用及可能出现的副作用。退热期患儿可大量出汗，应及时擦干汗液，更换衣服和床单，防止受凉，保持皮肤的清洁、干燥。加强病情监测，密切注意小儿发热情况是否改善，需观察发热的具体程度、持续时间、是否反复以及有无其他伴随症状。

②腹泻护理：调整饮食，继续母乳喂养，可减少哺乳次数，缩短每次哺乳时间，暂停辅食。人工喂养儿可喂腹泻奶粉、米汤等，少量多餐。病情好转后，逐渐过渡到正常饮食，并每天加餐一次，共两周。防止交叉感染，感染性腹泻患儿应进行消化道隔离。护理患儿前后要洗手，对患儿的食具、衣物、尿布等进行分类消毒处理，防止交叉感染。合理用药，遵医嘱正确使用抗感染药物、微生态制剂、肠黏膜保护剂，补充微量元素锌及维生素 B、维生素 C 等。此处特别指出，肠道内菌群失调是小儿腹泻的一个重要原因，尤其是应用抗生素的患儿，为了恢复肠道正常菌群的生态平衡，抑制病原菌的定植与侵袭，临床上常用双歧杆菌、嗜酸乳杆菌、粪链球菌、需氧芽孢杆菌等活菌制剂补充肠道益生菌，恢复肠道菌群平衡而达到止泻功效。

③纠正脱水：患儿伴有轻度等渗性脱水，遵医嘱口服 ORS（50~80mL/kg），应少量多次服用，每 1~2min 喂 5mL，若患儿呕吐可停 10min 后再慢慢喂服，如患儿出现眼睑水肿，应停服 ORS 溶液。服用期间，观察患儿腹泻、呕吐及尿量情况，观察患儿有无酸中毒、低钾、低钙及低镁的表现，如出现异常，应及时报告医师。

④维持皮肤完整性：保持患儿会阴部清洁、干燥，选用柔软、吸水、透气的尿不湿。勤换尿不湿，每次排便后用温水清洗臀部并拭干，涂护臀膏。

（4）从护士与患儿父母的沟通中你能体会到什么？

答：儿科患者因年纪小、配合度较差，需要护理人员及父母更多的爱心与耐心，可用小勺代替奶瓶喂药，变换喂药方式，以提高患儿对口服药的接受度。儿科患者父母出于对孩子的关心，常产生焦虑心理，护士应多沟通，细讲解，勤疏导。

（三）课后总结

小儿腹泻是多病原、多因素引起的以腹泻为主要症状的一组疾病。主要特点为大便次数增多和性状改变，可伴有发热、呕吐、腹痛等症状及不同程度水、电解质、酸碱平衡紊乱。病原可由病毒、细菌、寄生虫、真菌等引起。肠道外感染、滥用抗生素所致的肠道菌群紊乱、过敏、喂养不当及气候因素也可致病。本案例患儿主要出现体温过高、腹泻、体液不足、营养失调、有皮肤完整性受损的危险等护理问题。应针对患儿存在的问题，从调整饮食纠正脱水、合理用药、维持正常体温、臀部皮肤护理等方面采取相应的护理措施，同时对患儿家长进行健康教育。在护理患儿的过程中，要体谅患儿家长焦虑的心理，体现人文关怀。

三、精神科情景

精神科护理的工作对象是各种精神疾病患者，他们大多无自知力，受幻觉妄想的支配，常出现行为异常，如自杀、自伤、伤人、损物、外走等，意志缺乏，生活懒散，自理能力下降，甚至不能自理，不能叙述病情，不能正确表达自己的感受和要求。精神科护士不仅要关注患者精神与行为方面的异常，还要掌握精神疾病与躯体疾病的相互影响。因此，精神科护理的工作有其特殊性。精神科护理工作的内容除了基础护理、危机状态的防范、特殊治疗的护理以外，还主要体现在心理护理、安全管理、医嘱执行、饮食护理及睡眠护理等方面。

下面以精神分裂症为例，展示精神科情景下的护理教学。

(一) 案例资料

徐某，男，39岁，未婚，汉族，初中文化。

【主诉】疑心被害，自语自笑27年余。

【病史】患者于1995年5月无明显诱因渐起精神异常，主要表现为自语自笑，称有人会害自己，觉得邻居议论自己，无故发脾气，砸东西，有时会打人，胡言乱语，称"有人在他水里下毒"，有外走行为，有次外走10余天被派出所送回家。曾先后6次住院，均诊断为"精神分裂症"，先后服用氯丙嗪、氯氮平等药物治疗，具体剂量不详，起初疗效可，因未坚持服药，病情常反复，表现为自言自语，打人，外走，后在家人督促下服药，打人情况好转，但自语自笑情况一直持续存在。近1年病情控制不佳，发脾气、打人频繁，自言自语，内容零乱，与家人断绝往来，晚上不能入睡，在自家院子里走来走去。一周前，在村里持棍伤人，由民警按肇事肇祸送入我院，门诊以"精神分裂症"收入院。否认父母两系三代家族成员曾有精神病、癫痫、异常人格、痴呆及自杀史，否认近亲婚配史，否认家族性遗传病、传染病史，否认冠心病史，否认高血压糖尿病家族史。无食物及药物过敏。

【自理能力】尚可，生活懒散，个人卫生情况差。

【精神状况】患者意识清晰，定向力完整，简单问题尚切题，深入交谈时明显思维松散，情感不协调、易激惹。

【心理社会情况】病前性格：内向、孤僻、胆小、固执、不合群，无知心朋友。

精神状况：神清，定向力完整，焦虑。

对疾病的认识：患者认为自己健康无病，不希望了解疾病知识。

应对能力：遇小事、大事均自己解决。

周围环境人际关系：居住平房，环境一般，与亲戚邻里关系差，不走动。

其他：公费医疗，无经济负担。

【其他检查】T 36.6℃，P 92 次/分，R 20 次/分，BP 125/88mmHg，身高 170m，体重 70kg。体格检查及神经系统检查未见异常。实验室检查未见异常。

【目前治疗】利培酮片 2mg Bid，氯氮平片 300mg Bid，艾司仑 1mg Qn。

【护士查房情景】护士：(语气平和)叔叔你好，我是这里的护士，有什么情况您可以先跟我讲一下，我来帮助您处理。

患者：隔壁床刚吐了一口痰在我旁边，对我不尊重，我心里很不舒服，今天非揍他不可。

护士：哦，原来是这样。我很理解您的心情(同理)。这样吧，您先跟我到护士站来，我让卫生阿姨先把脏了的地板清扫一下(帮患者脱离刺激性环境)。

患者：我很生气，不打他，我出不了这口恶气。

护士：我明白，气大伤身，我来教您放松和平息愤怒的方法好吗？

(二)案例教学

精神分裂症是一组病因未明的精神病，多起病于青壮年。常缓慢起病，具有感知、思维、情感、行为等多方面的障碍和精神活动的不协调。一般无意识障碍，智能尚好，有的病人在疾病过程中可出现认知功能损害，自然病程多迁延，呈反复加重或恶化，多数患者最终发展至精神衰退。仅少部分病人可保持痊愈或基本痊愈状态。发病原因与遗传、大脑结构异常、神经生化因素、生物社会因素等有关。精神分裂症分为Ⅰ型精神分裂症(阳性症状为主)和Ⅱ型精神分裂症(阴性症状为主)。其中，阳性症状以精神活动异常或亢进，幻觉、妄想、行为冲动紊乱、情感不稳定且与周围环境不协调为特征；阴性症状以精神活动减弱或缺乏，思维贫乏、情感淡漠、意志活动减退、社会隔离、反应迟钝为特征。

临床分型：

偏执型：以"疑"为特征，中年起病预后好。以相对稳定的妄想为主，往往伴有幻觉。情感、意志、言语、行为障碍不突出。妄想以被害、关系、嫉妒妄想多见，幻觉以言语性幻听多见。

青春型：以"乱"为特征，起病急、进展快，以思维形式障碍、情感不协调、行为幼稚为主要表现，有时会伴有片段的幻觉、妄想。行为不可预测(如意向倒错，吞脏食，喝脏水)，缺乏目的。病情进展迅速，预后欠佳。

紧张型：以"呆"为主要特征，青壮年起病，起病急，以明显的精神运动紊乱为主要表现。可交替出现紧张性抑制与紧张性兴奋，或自动性顺从与违拗。

单纯型：以"懒"为主要特征，早期多表现类似神经衰弱的症状，逐渐出现日益加重的思维贫乏、情感淡漠、行为退缩、意志减退、社交活动贫乏、生活毫无目的。

教师提问：

(1)精神分裂症的药物治疗原则是什么？

答：①早期，强调早发现、早诊断、早治疗、降低未治率；②足量，从低剂量开始逐渐加量；③足程，首次维持 1~2 年，多次至少 5 年，尽量单一用药，促进患者回归社会。

（2）患者目前有哪些护理诊断？

答：①有暴力行为的危险，与被害妄想、缺乏自知力有关；②思维过程改变，与思维内容障碍有关；③睡眠型态紊乱，与兴奋、妄想等有关；④社交隔离，与妄想影响沟通有关；⑤不合作，与自知力缺乏有关。

（3）目前需要采取哪些护理措施？

答：①基础护理：协助患者做好个人卫生，训练患者养成良好的洗漱习惯，定期安排患者洗澡、更衣、理发、修面、剪指甲等，监督患者完成自理任务。②保证充足的睡眠：评估并了解患者出现睡眠障碍的原因。该患者可能因为存在被害妄想而影响睡眠，可以为他提供良好的睡眠条件，保持环境安静、温度适宜，避免强光刺激。睡眠过程中加强巡视，不能让患者蒙头睡，及时发现外逃、自杀的企图。③确保患者安全：密切观察病情，防止意外事件的发生，加强巡视，有自伤、自杀、兴奋冲动的患者应安置在重点病房，必要时由 24h 专人护理，极度兴奋时给予保护性约束措施。严禁带危险物品入病房，病房的门窗锁要定期检查。④用药护理：做到送药到手、服药到口、咽下再走，防止患者藏药、吐药。观察药物的不良反应，如锥体外系的反应、体位性低血压。⑤心理功能方面：建立良好的护患关系，该患者无自知力，拒绝治疗和住院，护士应主动接触、关心、尊重、接纳患者，温和、冷静、坦诚对待患者，鼓励患者用语言表达内心感受，而非采取冲动行为。与患者交谈时，态度亲切温和，不与患者争论有关妄想的内容，避免一再追问妄想内容的细节。

（4）如何识别暴力行为？发生时该如何处理？

答：识别：①先兆行为，有踱步、不能静坐、握拳或用拳击物、下颚紧绷、呼吸增快、突然停止动作；②语言方面，有威胁真实或想象的对象，强迫他人注意，大声喧哗，妄想性言语等；③情感方面，表现为愤怒、敌意，异常焦虑，易激惹，异常欣快，情感不稳定，思维混乱，精神状态突然改变，定向力缺乏，记忆力损坏，无力改变自身现状。

处理方式：①寻求帮助，当有攻击他人或破坏物品等暴力行为发生时，首先要呼叫其他工作人员，集体行动；②控制局面，可以指定一位工作人员转移被攻击对象，疏散其他围观者离开现场；③解除武装，当语言制止无效时，一组人员转移患者注意力，另一组人员乘其不备快速夺下危险物品；④隔离与约束，必须在有医嘱的情况下进行，目的是为了保护患者，使患者不会伤害他人或自己，帮助患者重建行为控制的能力，并减少对整个病房治疗体系的破坏。将患者与他人分开，隔离于一个安全、安静的环境中。隔离的原则是封闭、孤立及减少感官刺激；⑤行为方式重建，暴力行为控制后，应运用心理治疗等方式来对患者进行长期性的行为干预。

（三）课后总结

精神分裂症是一种由于个体大脑功能出现问题，导致不正常的思维、情感及行为的疾病。其主要特征是精神活动与环境的不协调，临床表现为思维、情感、行为等方面的障碍。患者自知力常缺乏，在各种精神症状的支配下易产生自杀、自伤、兴奋躁动、外走、饮食障碍、木僵、睡眠障碍等各种问题。在照顾精神分裂症患者时，应该尊重患者的人格，以热情、耐心、周到的服务取得患者的信任，建立良好的护患关系，体现人文关怀。

四、社区卫生情景

相互有联系、有某些共同特征的人群共同居住在一定的区域，形成社区，社区是重要的社会系统。社区护理借助有组织的社会力量，将公共卫生学及护理学的知识与技能相结合，以社区人群为服务对象，对个人、家庭及社区提供促进健康、预防疾病、早期诊断、早期治疗、限制残障等服务，以提高社区人群的健康水平。社区护理是护理学的重要分支，是护理工作内容在社区的延伸，是护理服务范围扩大的体现。与医院内护理不同，社区护理是立足社区，面向家庭，以社区内居民的健康为中心，以老年人、妇女、儿童和残疾人为重点，向他们提供综合、连续、便捷的健康服务护理。它强调以人的健康护理为中心，以家庭为单位，以居民整体健康的维护与促进为方向的长期负责式护理。社区护理的工作方法有护理程序、社区健康教育、家庭访视、居家护理等。

下面以脑梗死后遗症病人的家庭访视为例，展示社区卫生情景下的护理教学。

(一)案例资料

王大山，男，40岁，某信息公司市场部经理，平时工作十分繁忙，需经常出差，其妻子张晓梅，38岁，为一中学教师，他们有一儿子王雷，现年12岁，为小学五年级学生，王大山的父亲王老爹，76岁，现已退休，与他们生活在一起，王大山的母亲去年因胃癌离世。

王老爹前年被诊断为脑梗死，临床表现为左侧偏瘫，运动性失语，伴有轻度老年痴呆。去年6月，出现症状性癫痫再次住院。通过抗凝药物治疗和康复锻炼，病情稳定，机体功能和能力有所恢复，达到预期目标，于7月出院。病人虽然能认识和接受自己疾病的现实状况，但是由于患有老年性痴呆症，全部日常生活自理有些困难。因此，张晓梅到社区卫生服务中心询问康复锻炼事宜。社区护士在与张晓梅的交谈中获悉，丈夫经常出差，所以张晓梅除了上班以外，回家后还需照顾儿子、老爹及干家务，感到非常累，经常失眠。

护士接待张晓梅后，查阅了社区居民家庭健康档案，了解王大山家里的相关情况，重点查阅了王老爹的个人健康档案。通过初步了解后，通过电话与王大山联系，约好时间后，准备开展一次家庭访视。

【护士查房情景】

护士：王先生，您好！我是社区卫生服务中心的护士小刘，这是我的工作证。

王大山：你好，护士，请进。

护士：您父亲王大爷在家吧？我先给他做个简单体检，测量一下血压、心率。

……

护士：测量完毕，王大爷的血压和心率都很平稳，皮肤完好无破损，肌力和活动能力还不错。在护理王大爷的过程中，您家有什么困难吗？

王大山：我太忙了，家里一切事务都靠我老婆一个人，我们也缺乏照顾偏瘫患者的经验。

护士：好的，咱们来一起探讨并制定您家适用的计划和目标吧！

(二)案例教学

家庭访视的全过程可以分为访视前准备、访视中的工作和访视后的工作三个阶段。访视前的准备包括选择访视对象、明确访视目的、准备访视用物、联系被访家庭和安排访视路线等。家庭访视又分为初次访视和连续性访视,初次访视应注意建立信任关系,之后的访视中则按照护理程序进行,包括个人、家庭及环境评估,评估完成后,社区护士与服务对象共同协商,制订可行的家庭护理计划,完成急需的护理及健康指导工作。结束访视后,应总结并记录。

教师提问:

(1)社区护士进行家庭访视的目的是什么?

答:社区护士进行家庭访视,进行护理的同时,倾听张晓梅的诉说,给予鼓励的同时,教张晓梅如何省力照顾病人的技巧。社区护士同家属一同探讨护理王老爹的最佳护理方案,给家庭以支援。

(2)目前存在哪些家庭健康护理问题?(支持该问题的依据)

答:①自我护理缺陷:与偏瘫脑梗死、老年痴呆有关;②语言沟通障碍:与左侧偏瘫所致的失语症和构音障碍有关;③潜在损伤的危险(跌倒、骨折、皮肤损伤):与感觉、运动和认知功能低下有关;④服药和康复等相关知识缺陷;⑤照顾者角色紧张:与长期护理疲劳有关。

(3)该家庭的健康护理目标有哪些?

答:①针对自我护理缺陷的护理目标:病人维持出院时的自理能力,尽可能自己使用勺子进餐,自己能穿健侧上、下肢的衣裤,能使用轮椅去厕所排泄。病人不能自理的部分则需要得到家属的帮助;②针对语言沟通障碍的护理目标:能够看到病人交流和沟通能力得到改善,家属能理解并实施改善交流沟通的方法;③针对潜在损伤的危险的护理目标:病人没有发生过跌倒等事故,家属能够检查生活环境中的危险物品并予以排除;④针对知识缺陷的护理目标:家属能够理解和叙述病人服用的药物、效果和进行康复锻炼的内容;⑤缓解照顾者角色紧张:照顾者能够胜任角色,以合理的方式应对照顾过程中可能出现的紧张焦虑情绪。

(三)课后总结

社区护士通过访视服务对象的家庭,对家庭及时地做出健康评估,尽早发现家庭及其成员现存的或潜在的健康问题,确认阻碍个人和家庭健康的危险因素,寻求在家庭内解决问题的方法,进而有效地促进家庭功能。在为服务对象及其家庭提供全面的基础医疗服务的同时,可以与访视家庭建立良好的关系,体现人文关怀。

(张冬翌 蔡春凤)

第九章 护理实践教学评价

评价是评价主体对评价客体的价值判断过程，最核心的是评价标准的制定。在教育背景下，制定评价标准是教育评价工作的关键环节，也是评价的一项基础性工作。教学评价标准的制定是否客观、科学和可靠，在很大程度上决定了评价结果的有效和可靠与否。在课堂教学评价系统中，由于评价对象涉及课堂教学过程和效果两个方面，因此，评价标准也应包括课堂教学过程评价标准和课堂教学效果评价标准。那么，在实验室与临床情景下，应该采取什么样的评价标准与评价策略呢？护理教师需要掌握护理实验室与临床教学评价的概念，临床教学评价的过程以及临床教学评价的方法；熟悉临床教学评价的原则和反馈，以及临床教学评价的类型；了解护理临床教学评价的相关理论。

第一节 护理实践教学评价的理论基础

教学评价是促进高校护理教育教学的一种手段，教学评价的合理性、科学性直接影响临床实践教师教学与科研的积极性。合理、科学的教学评价能使教师及时了解自己在教学中的优势与不足，激发教师不断钻研教材、努力研究教法的热情，促使其有目的、有针对性地探索教学规律、探讨教学艺术，从而取得良好的教学效果。

一、护理实践教学评价概述

(一)实践教学评价的相关概念

1. 评价(evaluate)

评价是通过一个或多个测量工具收集数据的过程，以便更好地对评估的主题或对象做出判断。

2. 教育评价(evaluation of education)

教育评价是指在一定教育价值观的指导下，依据确立的教育目标，通过使用一定的技术和方法，对所实施的各种教育活动、教育过程和教育结果进行科学判定的过程。

教育评价具有许多功能，包括鉴定功能、导向功能、诊断功能、监督功能、激励功能与诊断与改进功能。鉴定功能是指教育评价的认定和判断评价对象合格与否、优劣程度、水平高低等实际价值；导向功能是指教育评价本身具有引导评价对象朝着理想目标前进的作用；诊断功能是指通过教育评价对教育的成效、矛盾和问题作出判断；监督功能是指通过教育评价对被评价对象起到检查、督促的作用；激励功能是指激发和维持评价对象的内在动力；诊断与改进功能是指通过教育评价发现教育、教学过程中存在的问题和不足，提出改进措施。

3. 实践教学评价(evaluation of clinical teaching)

实践教学评价是教师在临床实践中对学生能力进行判断的过程。护理实践包括对病人、家庭和社区的护理、其他类型的临床学习活动、模拟活动,以及在实验室学习各种技能,或使用多媒体学习的活动。最常见的实践教学评价包括观察学生的表现,并对学生的能力作出判断。

实践教学评价是一个主观的过程,教师的价值观会直接影响他们对于学生的判断。例如,如果教师更喜欢能够发起讨论并积极参与会议的学生,这个价值观可能影响他对学生在其他领域能力的评估。

4. 教学与评价的关系

评价是课程实施和教学实践中一个重要环节,对于实现教育的有效性,提高教育质量,起着不可缺少的作用。最传统的关于评价的看法是,评价是对所学内容的检验,甚至简单地把评价理解为考试。应该强调评价的过程性、发展性、多元化,评价是与教学过程并行的、同等重要的过程,评价不是完成某项任务,而是一个持续的过程。

(二)实践教学评价原则和反馈

1. 实践教学评价原则

(1)公平性原则:是指在评价活动中,人人平等,一视同仁。这是实践教学评价中最重要的原则。实践教学评价需要建立一个公平的评价体系。为实现公平性,要求教师树立正确的价值观、态度、信念,防止偏见。

(2)客观性原则:是指评价的过程和结果都应符合客观实际,尊重客观事实,实事求是。在调查研究、整理资料、分析资料和做出评价结论时,都应贯彻客观性原则。

(3)导向性原则:是指对教职工、学生和教学管理人员提出一套评价指标和标准。

(4)科学性原则:是指教育评价过程的各个环节都应符合科学要求。

(5)可行性原则:是指评价指标、标准以及方案符合实际、具体可行。

(6)发展性原则:是指在进行教育评价时,要为以后的发展指明方向。

2. 实践教学评价反馈

教师应该及时向学生反馈他们的表现如何以及如何进一步提高成绩。反馈是根据教师的评价向学生传达信息,使学生能够反思自己的表现,确定持续的学习需求,并决定如何满足这些需求。反馈可以是口头的,也可以是书面的。作为实践教学评价的一部分,教师提供反馈时,应该遵循五大原则:第一,反馈要准确、具体;第二,对于流程、技能和任何心理沟通技巧的使用,教师应该向学生提供口头和书面反馈。具体做法是:教师应首先以口头或书面形式展示和解释错误的地方,然后演示正确的流程或技巧。第三,给学生的反馈要及时。教师反馈的时间越长,反馈的效果越差。第四,学生需要不同程度的反馈和积极的标准。第五,反馈应该是诊断性的。

二、实践教学评价的相关理论

实践教学评价的过程涉及一些相关的理论,主要包括目标方法论、服务导向论、判断视角论、建构主义论。

（一）目标方法论

目标方法论是将实现课程目标和计划目标作为评价重点的方法。该理论的特点是强调实现课程目标和计划目标，假设学习者缺乏受教育的知识、技能和/或态度，强调学习者表现（从现有的水平到课程目标和计划目标中描述的理想水平）。

（二）服务导向论

服务导向论将评价视为对学习者和教育过程做出决策的一种手段。在该理论中，相对课程目标，教师对教育过程目标有更全面或整体的观点。这些目标被整合为一定的模式，代表处于这种发展水平的典型或理想学生的标准。教师建立评价模型，作为评价每一位学生的标准。对于坚持以服务为导向的教师来说，重要的是要反思为评价目的而选择的目标，能代表实践教学所要达到的最终效果。以服务为导向的教师还需要将评估过程视为识别学生在整个实践学习中存在哪些优点和缺点的一种手段，并作为促进学生向模范生学习的指南。因此，以服务导向论为基础的评价为教育过程和学生交流提供信息。

（三）判断视角论

判断视角论侧重于评价的结果，即确定学生表现的可接受性以及确定该学生的表现等级。在护理实践教学中，常使用两种实践教学评分系统——通过/失败评分，以及字母或数字评分。其中，通过/失败评分是护理教师的首选。通过/失败系统允许评估过程中不可避免地带有主观性，并能显示出学生的差异。判断视角使教师能够识别和标记某些不可接受的操作，有这些操作的学生将不达标。

（四）建构主义论

建构主义论最充分地考虑了各个利益相关方，包括已经毕业的护理学生、医疗机构、患者，还包括在校学生及其父母、教师和学校。这些利益相关方决定了新护士培养计划是否能取得成功。具有建构主义观点的教师会询问利益相关方什么是最重要的，并根据这些制定标准评价学生。教师可以更加重视医疗机构认为重要的那些特征和能力，如熟练的技术。具有建构主义观点的教师通常会在评价学生表现时询问患者和工作人员的意见，并在最终确定学生的实践成绩时考虑这些信息。但同时也存在一些问题，不同的人认识或阐明护理实践中的理论知识的能力有限，例如，一个学生正确执行操作，但不能解释操作的理由或患者需要治疗的原因，那么，这个学生的临床成绩是否能通过考核，是一个有争议的问题。

第二节　护理实践教学评价的主要内容

护理实践教学评价是通过一种或多种方法收集和分析数据，对学生的护理实践能力做出判断的过程。在护理实践教学中，通过评价来确定学生的进度和技能目标的实现。护理教师在实践教学情景中的评价，为护理学生将来进入临床打下坚实的基础。这一节是主要介绍护理实践教学评价的类型，如何进行护理实践教学评价，以及护理教师在进行实践教学评价时可以采用哪些方法。

一、护理实践教学评价的类型

根据评价在教学活动中发挥作用的不同，可把护理实践教学评价分为诊断性评价、形成性评价和总结性评价三种类型。

(一)诊断性评价

诊断性评价是指在教学活动开始前，对评价对象的学习准备程度做出鉴定，以便采取相应措施使教学计划顺利、有效实施所进行的测定性评价。诊断性评价一般在课程、学期、学年开始或教学过程中需要的时候进行。其作用包括：一是检查学生的学习准备程度；二是决定对学生的适当安置；三是辨别造成学生学习困难的原因。

(二)形成性评价

形成性评价是在教学过程中，为调节和完善教学活动，保证教学目标得以实现而进行的确定学生学习成果的评价。形成性评价的主要目的是改进、完善教学过程。其步骤是包括：(1)确定形成性学习单元的目标和内容，分析其包含的要点和各要点的层次关系。(2)实施形成性测试。测试包括所测单元的所有重点，测试进行后，教师要及时分析结果，同学生一起改进、巩固教学。(3)实施平行性测试。其目的是对学生所学知识加以复习巩固，以确保学生掌握，并为后期学习奠定基础。

(三)总结性评价

总结性评价是以预先设定的教学目标为基准，对评价对象达成目标的程度，即教学效果做出评价。总结性评价注重考查学生掌握某门学科知识的整体程度，概括水平较高，测验内容范围较广，常在学期中或学期末进行，次数较少。

诊断性评价或形成性评价中关于学生学习准备情况和学习需求的信息，对最终评价没有帮助，但对学生表现的评价可作为进一步制订教学计划的指南。形成性评价贯穿整个实践教学过程，表明学生的表现水平。总结性评价则发生在实践结束时。学生需要与教师持续互动，以推进教学过程。大学实验室环境很好地体现出这两个评价目标的差异。当学生被引入实验室环境中练习操作时，教师会在学习操作的过程中观察并纠正学生。实验室情景允许学生和教师有时间停下来讨论操作的要点或替代做法，并重新开始。这种形成性评价旨在识别操作存在的问题，以塑造和完善学生的操作技能，重点关注教育过程。最后，学生在实验室展示执行所选技能方面的能力成就，即为总结性评价。

二、护理实践教学评价步骤

护理实践是护理学生必须经历的学习各种护理技能和发展批判性思维的过程。护理老师需要掌握护理实践教学的评价步骤。严格按照教学评价标准，能够更好地评估学生护理实践的表现。评价步骤包括：确定评价的具体目的或目标，明确评价标准，选择并应用评价方法，分析结果，报告结果，做出决策，应用结果，评价评估过程。

（一）确定评价目标

护理实践既定目标是学生实践评价的基础。评价目标要保证清晰、可行性，使学生愿意参与，并为之努力。最终目标是确定学生的临床实践达到课程目标。护理老师的教学目标通常是这些目标的具体体现。某些行为适合客观评估（例如，药物应用是否准确或手术中关键步骤的表现如何），但大多数临床行动需要复杂的目标和策略。应将评估的重点放在学生的决策过程和观察到的行为上。教师必须及时反馈每个学生的表现，以便学生能够识别并迅速纠正自己的错误。这种反馈是诊断性或形成性评估过程的结果，即学生在给定时间点的表现优劣，并应给出如何提高能力的建议。诊断评估应嵌入教学角色中，指导教学工作，有助于教师发挥监督作用。当观察到学生的表现中重复出现一些问题时，提醒教师需要加强监督或采取其他干预，以支持学生的学习。反馈应该根据学习目标的相对进展来进行。同时，教师应该注意设置学生表现的最高标准。对进步很快的学生，应该鼓励他们不断改进和强化他们的实践，即使这种实践已经达到了课程目标。

（二）明确评价标准

护理教师必须对学生的表现做出两个专业判断，即学生是否达到了课程目标，以及学生是否可以安全地提供护理服务。在护理实践中，往往采用量表作为评价结果标准的工具。通过使用评定等级量表，可以提高评价的可靠性。

表9.1　　　　　　　　　　明尼苏达大学护理学院护理实践评分标准

分　级	表　现
独立完成	执行任务期间没有支持或提示 能安全准确地执行 表现具有灵巧性 执行任务花费时间最少 执行任务时轻松自信 每次都能准确应用理论知识 以患者为中心的护理
监督完成	能安全准确地执行任务 在执行任务期间偶尔需要支持或指导提示 展示协调性，但在完成任务时有不必要的动作 在执行任务上时间花费合理 总体上显得轻松自信；偶尔出现明显的焦虑 通过偶尔的提示准确应用理论知识 最初关注患者；随着复杂性的增加，专注于任务

分　级	表　现
促进下完成	都能安全准确地执行 需要频繁的支持和偶尔的指令性线索 在部分活动中表现出缺乏技能和/或灵巧性 完成任务需要更长的时间；偶尔延迟 由于计划不当，浪费耗材 确定原则，但需要指导以识别应用程序 主要关注任务或自己的行为，而不是患者
促进下偶尔能完成	在监督下安全执行，并不总是准确的 需要持续的支持和指导线索 演示缺乏技能；在大多数行为中不协调 执行任务相当延迟；操作不连贯或遗漏 由于缺乏理论无法识别散在的知识点 完全专注于任务或自己的行为
不能独立完成	以不安全的方式执行；无法证明自己的行为 以不熟练的方式执行 需要持续的支持和线索指示 出现停滞，无法进行 无法识别，或无法应用原则 尝试，但无法完成活动或行为 完全专注于任务或自己的行为

(三)评价方法的选择与应用

在教学中，教师对学生的学习表现、学习结果、学习方法、学习习惯等做出判断，以对学生的学习产生导向、鼓励、批评、纠正、改进等作用，教学评价的方法有很多种，常用的有观察法、床边考核、模拟考核、综合评定法等(详见第三节"护理临床评价方法的选择")。

(1)观察法：是通过观察学生的临床护理行为表现，做出质量评价，如学生的临床护理能力(包括护理操作技能和与患者交流等)、人际关系及工作态度等。

(2)床边考核法：是临床护理技能考核常用的方法，往往由考核组指定患者，考生完成必需的护理操作后，由主考人按考试大纲或教学大纲的要求提问，然后根据考生的操作和回答问题的情况打分。

(3)模拟考核：通常有模拟患者和模拟情景考核，也可结合在一起进行。

(4)综合评定法：由教师、临床护理专家组成评价小组依据评价体系的要求，综合采用定量与定性方法、观察法和床边考核法等考核方法，对学生的临床技能做出综合评价，判断学生是否达到培养目标要求，能否毕业。

第三节 护理实践教学评价方法的选择

一、教学评价方法

护理实践学习的目标包括更高水平的认知、精神运动和情感目标，以及这些目标的组合。因此，要使用多种评价方法来评估学生的成绩。常用的评价方法有观察法、轶事笔记法、量表法、技能清单法、书面作业法等。

（一）观察法

观察法是临床评价常用的方法之一。虽然观察法被广泛使用，但其有效性和可靠性存在不确定性。首先，如前所述，对学生的观察可能会受到教师的价值观、态度和偏见的影响，也可能过度依赖第一印象。其次，在观察表现时，不同的教师可能关注的重点不同。例如，在观察学生静脉注射药物时，有的教师可能主要关注其动手能力，而不观察学生如何与患者沟通；有的老师则可能会专注于其他方面。再次，教师可能会对观察做出不正确的判断。例如，教师可能观察到学生不专心学习，而实际上，学生可能正在考虑小组中其他人的意见。最后，实践环境中的每一次观察都只随机反映了学习者在实践活动中的表现。在不同时间对同一名学生的观察，可能会显示出学生不同的表现水平。观察法主要适用于评价学生在护患沟通中表现出的人文关怀程度、学生在为患者治疗时患者的舒适度，以及学生对患者的疾病程度及其治疗的反应评估的准确性等实践活动。常用于记录观察临床环境、模拟实验室以及其他环境中学生表现的方法有很多，如工作笔记、检查表和评分量表。

（二）轶事笔记法

轶事笔记法是指记录通过观察获得的数据进行评价的方法。轶事笔记是教师观察学生与患者互动的过程中所记录的材料。轶事笔记主要记录的内容有以下几个方面：评价对象的姓名；患者的姓名（为了保护隐私，使用患者名字的首字母）；患者病情的相关要素，如医学诊断、当前状态、治疗要求和护理诊断；简要描述观察期间患者需要什么护理；描述学生在提供必要护理方面已做或未做的事情（例如，艾玛在进入病房前准备了更换敷料的所有物品，在更换敷料前向患者解释操作的过程。在更换敷料的过程中，注意保护患者的隐私，整个操作过程中没有违反操作规则。操作结束后，在记录单上准确记录了伤口的状态）；描述导致观察到的活动出现变数的情况（例如，某学生准备为患者做晨间护理时被其他工作人员打断）。但是，并非所有观察都需要涉及学生与患者的互动。例如，教师需要学生口头报告患者情况，那么，学生之前的准备、批判性思维或决策过程的表现也可成为轶事笔记的材料。同时，轶事笔记不仅记录学生做过的操作，也记录该学生遗漏的东西，不仅记录正面的结果，也记录负面的结果。这样作为跟踪学生实践经验进展的一种手段，学生可以从该轶事笔记中受益。这些笔记可以以电子方式发送给学生，确保他们收到并且保密。

(三)量表法

量表也称为实践评估工具，是一种对在临床实践中观察到的学生的表现进行判断的记录方法。评分量表分为两部分：学生在临床实践中要展示的结果或能力的列表，以及对他们的表现进行评分的量表。量表法主要用于总结性评价。

量表可以用于教师观察学生一段时间后，得出关于学生表现的结论，并可根据量表对学生进行评分；可用于评估学生在护理实践中完成的具体活动，例如，对学生在学习会议上的病例陈述或向患者提供的出院宣教质量进行评分；帮助学生将注意力集中在临床实践中的关键行为上；就学生的表现向他们提供具体的反馈；使用相同的评定量表，证明如何在指定时间段内增强临床实践能力。

评价实践表现的量表的类型有许多。量表可以用多个级别来进行评估。例如，用字母 A、B、C、D、E 或 A、B、C、D、FQ；数字 1、2、3、4、5；定性水平：优秀、非常好、良好、一般、差，或异常、高于平均值、平均值、低于平均值；频率：始终、通常、频繁、有时、从不。

使用量表存在以下问题：

(1)容易产生严格误差和宽容误差。教师对学生做出的过严或过高评价所产生的偏差。例如，当一个学生表现的评分在 1、2 之间时，无法区别。

(2)容易产生晕轮误差。教师对学生的某一特征的影响而其整体评价普遍偏高或偏低。

(3)容易产生人为误差。不同的教师对于评价标准的理解不同，会产生误差。

表9.2　　　　　　　　　　　　　　社区健康护理实践评价表

总分		学生姓名					
平均分		学院名称					
字母等级		机构					
使用理论框架照顾个人、家庭和社区中的团体			4	3	2	1	NO.
A. 在社区健康护理实践中应用概念和理论							
B. 检查适用于社区的多元文化护理概念							
C. 分析家庭理论作为社区环境中客户护理的基础							
D. 检查社区环境中家庭成员的关系							
E. 通过持续评价检查社区作为目标对象							
F. 评价社区环境中的医疗保健服务系统							
作为社区的成员，使用护理计划来照顾社区中的个人，家庭和团体			4	3	2	1	NO.
A. 调整从社区环境中的个人，家庭和团体收集数据的评价技能							
B. 在社区中收集数据时使用相关资源							

续表

作为社区的成员，使用护理计划来照顾社区中的个人，家庭和团体	4	3	2	1	NO.
C. 分析客户和社区数据					
D. 为客户和社区中的个人，家庭和团体制定护理诊断					
E. 制定可衡量的结果标准和行动计划					
F. 使用结果标准来评价干预措施的计划和有效性					
G. 假设对社区中自己的实践负责					
H. 使用研究结果和基于社区的护理标准					
I. 接受客户和社区之间的差异					
识别和满足自己学习需求					
A. 评价自己作为专业人士的发展					
B. 满足自己在社区实践中的需求					
与他人合作提供社区护理					
A. 与社区服务对象和其他人的有效沟通					
B. 有效的使用社区资源					
教师-学生记录					

教师评语　　　　　　　　　　　　　签字　　　　　日期

学生自评　　　　　　　　　　　　　签字　　　　　日期

表 9.3　　　　　　　　　　　　在护理实践中使用量表的方法

序号	条　　目
1	如果评级表对判断学生表现无效，请对其进行修改和重新评价。重点考虑以下问题：表格能否产生对学生能力做出有效判断的数据？该表单是否能产生可靠、稳定的数据？它易于使用吗？是否适用于学生在实践环境中的学习活动的评价？
2	使用临床结果或能力来集中观察。给学生反馈对他们的表现进行的其他观察。
3	在得出结论之前，收集足够的学生表现数据。
4	在对学生的表现进行评分之前，对学生进行多次观察。评定量表在用于临床评价时，应代表学生在一段时间内的表现模式。
5	如果可能，观察学生在不同临床情况下的表现，无论是在病人护理还是模拟环境中。在不可能的情况下，制定额外的评价策略，以便在不同的时间以不同的方法评价目标。
6	不要依赖第一印象；它们可能不准确。

序号	条　目
7	始终与学生讨论观察结果，了解他们对表现的看法，并愿意在出现新数据时修改判断和评级。
8	查看模拟和实验室中可用的实践学习活动。量表是否提供了足够的数据来完成评级量表？如果没有，则可能需要开发新的学习活动，或者考虑到实践教学情况，可能需要更换评价方法。
9	避免使用评分量表作为学生表现的唯一数据来源，可以在临床实践中使用多种评价方法。
10	根据对绩效的观察和得出的结论对每个结果或能力进行单独评分。如果对某项能力的成就信息不充分，请不要对其进行评分，应留白。
11	不要对所有学生进行高、低或中评价；同样，不要让你对学生的总体印象或个人偏见影响评级。
12	作为一个小组(与参与评价的其他教育工作者和培训者)讨论评级量表上的每种能力或行为。就能力的含义以及学生在工具中每个评级级别的表现达成一致。分享其考试表现，如何评价它们，以及你的理由。作为小组练习，观察多媒体短片剪辑或其他学生表现，使用工具对其进行评分，并就评分标准达成一致。

(四)技能清单法

技能清单法是指列出对特定的行为或活动在执行过程或演示技能时要遵循的步骤，并进行标记的方法。某些类别清单还包括该技能的重点。核查清单不仅便于教师观察学生学习新技术的程序和行为，而且还为学习者评估自己的表现提供了一种方式。通过清单，学生可以在老师评估之前，审查和评估他们自己的表现。对于常见的程序和技能，教师通常可以找到已经有的可用评价清单，一些护理教科书也有随附的技能清单。当这些资源不可用时，教师可以自己制定自己的清单，但应避免包括每个可能的步骤而使得清单过于烦琐。技能清单法的缺点是不允许有技术上的差异。在使用技能清单时，有几种观察的方法：一种是教师直接观察每一位学生执行每一个技能操作，另一种方法是设置随机分配的技能考试。

(五)书面作业法

书面作业法是评估学生批判性思维和更高层次学习的方法，也是学生理解与护理实践相关的内容以及提高书面形式表达想法的能力的有效方法。书面作业使学生能够了解与护理实践相关的概念，发展更高层次的思维技能，并检查可能影响护理患者的价值观和信念。护理实践相关书面作业与教师的反馈相结合，为培养学生的写作能力提供了一种有效的手段。

临床学习的书面作业主要有四个目的：①帮助学生理解与患者护理有关的概念、理论和其他内容；②培养学生更高层次的思维能力；③检查学生的感受、信念和实践经验中产生的价值观；④发展护理实践课程写作技巧的书面作业包括概念图、概念分析论文、简短的书面作业、护理计划、案例法、健康教育计划、期刊论文及小组写作、作品集等。

1. 概念图

概念图是用于表示患者护理相关的关键概念的图形或图形排列，用于展现概念之间的相互关系。通过编制概念图，学生将患者体征和症状以及其他评估数据用可视化图形表达，内容可包括护理问题、干预措施、药物治疗以及患者护理的其他方面如何相互关联等。概念图可用于课堂教学和在线课程。概念图在护理实践学习中有很多用途。首先，学生可以在阅读中完成概念图，帮助他们将新信息与患者联系起来。其次，概念图有助于帮助学生为护理实践做准备。在护理实践之前，概念图可作为组织评价信息、将其与患者的需求和问题以及护理计划联系起来的一种方式。再次，概念图可以由学生在实践会议上合作编制。概念图使用方法：学生首先确定与患者护理相关的概念，然后将这些概念联系起来，可以使用不同类型的线条来说明概念之间的关系。

2. 概念分析论文

概念分析论文主要用于帮助学生理解较难的护理相关概念。首先，学生确定并定义与护理实践相关的概念，例如"以家庭为中心的护理"或"疼痛"等方面的概念。然后，探索概念的特征以及如何在护理实践中识别这一概念。学生可以撰写有关该概念的论文，并开发一个模拟案例或场景体现其各种特征。

3. 简短的书面作业

临床实践课程中的简短书面作业对于促进学生批判性思维和分析能力很有价值。简短的书面作业可避免学生在不思考的情况下总结其他人写的内容。通过简短的书面作业，首先，学生可以分析患者的需求和问题；其次，学生可以将干预措施与循证证据进行比较；再次，学生可以分析案例场景，探索在实践情况下可能做出的决定。例如，患者在使用呼叫铃后，护理人员来的速度很慢，针对这一问题，可以开发一个质量改进项目加以解决，并用简短书面作业的形式汇报。

4. 护理计划

护理计划即学生分析患者的健康问题后设计的护理计划。通过护理计划，学生可以记录评估数据，确定患者的需求和问题，选择基于证据的干预措施，并确定要衡量的结果。护理计划应该是可用的，是指导学生对患者进行护理的规划，要切合实际，并能够在医疗保健环境中实施。完成书面护理计划有助于学生确定针对特定问题的护理及其他干预措施。但目前存在的问题是，有的学生会从教科书或文献中获取护理计划，而没有参与实践，因此，教师应设定在护理实践课程中完成多少护理计划才能达到学习目标。

5. 案例法

案例法指的是围绕实际或假设患者发生的临床情况，开发案例，供学生审查和批评。用于分析的案例通常比用于学习的案例更短、更具体。案例学习更有利于全面了解患者和临床情况。案例分析后，学生用书面作业完成有关问题。

6. 健康教育计划

健康教育计划使学生能够将学习的与健康教育有关的概念应用于患者、家庭和社区。这是另一种类型的书面作业，可以单独完成或小组完成。学生制订教学计划，并将其作为教学的基础。教学计划的主要内容通常包括目标、内容、教学策略和评价策略。

7. 期刊论文

期刊论文写作可以帮助学生将理论与临床实践联系起来，将课堂及在线教学与患者护理联系起来，并反思自己的实践学习活动。期刊论文也是学生检查自己在护理实践中的想法、行为以及反思实践的良好策略。学生可以通过书写论文反思实践并加以重新审视，提高对自己行为和反应的认知。总之，期刊论文可以帮助学生在临床实践中找到学习的意义；整合理论和实践；检查学生的价值观，并为专业实践发展价值观；培养有效的沟通技巧；了解包括患者、家庭、社区、护士和跨专业团队成员的观点；反思自己以及他人(包括医疗保健环境中的跨专业团队)的角色和责任；培养思维和临床推理技能。

8. 小组写作

小组写作的形式用来分析问题和以书面形式报告分析结果；以小组为单位制定方案，在实践会议上完成或以小组形式在线完成。这些小组作业为学生提供了向小组中的其他人表达自己的想法的机会，小组成员协同工作并以书面形式表达小组成员的思考结果。

9. 作品集

作品集主要是学生在实践课程期间一系列护理实践的学习活动，或记录整个课程或预期成果方面的证据。最佳作品集包括学生在实践中开发的证明他们的学习和成就的资料。具体包括：学生为患者护理开发的文件；教育计划和材料；关于护理实践的论文；精选期刊条目；小组工作和结果的报告；在实践环境中所做的报告和观察；自我评估材料；反思护理经历和意义的书面作业；其他展示其实践能力和课程内容的资料。

书面作业可以进行形成性或总结性评价。形成性评价为学生提供继续学习的反馈，但不是为了评分目的。对已完成的书面作业进行总结性评价，是为了给作业评分，而不是为了给学生提供反馈。一些书面作业，如期刊论文，则不适合评分，最好用于正式评价。简短的书面作业可用于实践课程中鼓励学生独立思考。在完成这些作业时，教师应要求学生不仅仅简单报告他人的想法；还应要求学生考虑不同的观点或解决问题的方式。书面作业也为教师提供了向学生提供及时反馈的机会，帮助学生回顾因照顾病人而产生的感受，反思对护理信念和价值观可能产生的影响。

(六)过程记录

过程记录是关于学生与患者之间的人际互动。其目的是将学生的注意力集中在互动过程中的沟通上，以提高学生的沟通技巧。护理教师常常可以在互动中发现学生没有注意的细微差别，记录并指出这些问题有助于培养学生对患者非语言性表达的敏感性，及关注自己对互动产生影响的行为。

(七)护理计划

护理实践教学中常用两种形式的护理计划：一是简短的护理计划，即侧重于学生在实践中确定的一个或者两个护理诊断的护理程序，主要内容包括病史和既往史、护理患者的目标、干预措施；二是详细的护理计划，即详细说明针对患者确定所有的护理诊断的护理程序，包括每个内容的详细说明(理由即评价方法)。在详细的护理计划中，学生会提供更多基于文献的证据。这项作业的目的是证明学生具备理论与实践相结合的能力。

(八) 模拟仿真

模拟仿真不仅对护理理论教学有效，而且对护理实践教学评价也很有用。一方面，学生可以展示护理程序、操作技术、护理评估和实践分析等方面的能力；另一方面，学生可以展示针对护理问题采取的措施所达到的效果。教师可以对每一项进行评估，给学生提供反馈或进行总结性评分。许多护理教育项目都有模拟实验室，配备有患者器官的模型、临床实践设备齐全的检查室、用于技能练习和评估的人体模型、标准化患者区域，以及一系列有助于绩效评价的多媒体教学资源。房间可以配备双向镜子、摄像机、麦克风和其他媒体设备，用于观察和评估教师和学生的表现。视频会议技术可用于远程护理教育环境中对学生进行实践评价，可有效地取代教师的现场绩效评估。

模拟学生实践时必须做出反应的临床情景。使用模拟作为评价过程的一部分，模拟评价的结果或临床能力标准确定之后，教师就可以计划评价的细节。指导教师使用模拟进行临床评价时，应强调以下问题：使用模拟评价的具体实践结果或能力是什么？需要哪些类型的模拟来评价指定的结果？如模拟展示操作技能，识别问题、治疗和干预的能力以及药理管理。模拟是否需要进一步开发，或者护理教育计划中是否可用？如果需要开发模拟，谁来负责？模拟仅用于形成性评估吗？如果是这样，那么应该计划多少次练习？需要教师和专家怎么指导？谁将提供监督和指导？模拟是否用于总结性评估（即用于评分目的）？如果用于总结性临床评价，那么教师如何确定评价的标准，如何纳入实践能力的评级，以及模拟评价设计、实施及有效性评价等。

模拟的形式包括书面模拟、视频录制模拟、计算机辅助模拟、人体模型、标准病人。书面模拟又称案例研究，可为学生提供临床数据，以供分析，让学生对数据和针对数据采取的适当护理措施提出问题。视频录制模拟以视频格式提供实践数据，允许包含测验学生观察技能的数据。利用交互式计算机辅助模拟可呈现基本的临床情况，对需要采取护理行动的数据做出适当的反应。使用人体模型创建模拟情景是大学实验室中常见的评估方法，通常以清单格式记录学生在使用人体模型执行技能操作时的观察结果。这种模拟常用于练习心肺复苏技能。

在临床实践中所使用的演员（也称为标准化患者），是指经过培训以准确描述具有特定诊断或病症的患者角色的个体。使用演员的方法是与临床实践最紧密结合的模拟形式。通过使用标准化患者模拟，可以对学生进行病史和体格检查、相关技能和程序以及沟通技巧以及其他结果的评估。由于参与者经过标准化患者培训，可以有效地进行评估、再现相同的患者临床状况，保证绩效评估的一致性。标准化患者用于形成性评估时，给学生提供有关其表现的反馈，对学生学习有重要帮助。

(九) 客观结构化临床考试

客观结构化临床考试（objective structured clinical examination，OSCE）是一种医学临床技能考试的考核框架，一般用于评价实习/见习医生或医学生对临床知识和临床技能掌握的水平。客观结构化临床考试的测试过程中需要一个或多个标准化病人；考生模拟实际实践操作，包括采集病人相关临床资料(病史、主诉、主观症状和客观体征)，检索医学相关信息(PubMed 等)，做出临床诊断并提出治疗计划等。最后由主考人或标准化病人对考生进行评价。客观结构化临床考试提供了一种在模拟实验室而非临床环境中评估绩效的方法。主要考查学生的知识和认知技能，要求学生分析数据、选择干预措施和治疗方法，以及处理患者的不同状况。客观结构化临床考试通常用于总结性实践评价，也可以用于学生表现的形成性评价并提供反馈。

(十)多媒体短片剪辑

多媒体短片剪辑包括数字作品录制，DVD、YouTube 视频和其他形式的多媒体短片剪辑。可作为临床实习后讨论会、线上讨论和其他在线活动、小组活动的参考资料，或作为学生书面作业和论文写作的素材。多媒体短片剪辑方式可使患者临床情况可视化。可用于评估学生在课堂上学到的护理概念和内容。

(十一)会议

口头表达想法的能力是临床实践的重要培养目标。分享有关患者的信息，引导他人讨论，以小组形式提出想法并进行演示，是学生在护理实践过程中需要发展的技能。与护理人员和跨专业团队合作，需要学生具备有效沟通的能力。会议是发展口头沟通技巧和评估在护理实践中沟通能力的一种方法。

会议评价主要考查学生的以下方面：清晰地、按逻辑顺序向小组提出想法；积极参与小组讨论；提出与主题相关的想法；展示对会议讨论内容的了解情况，对主题有不同的观点；展现批判性思维；在促进小组讨论和达成小组决定方面承担领导作用。将会议表现作为评价实践课程等级的一部分时，教师应该有特定的标准来指导评价，并使用评分量表。

(十二)小组项目

本章介绍的大多数临床评估方法都侧重于学生的个体表现，实际上，小组项目也可以作为课程中实践评价的一部分。小组项目可分为短期小组项目和长期小组项目。短期小组项目一般成立于需要开发项目计划时，例如进行教育计划的小组演示；长期小组项目则在实践中合作的时间更长，一般多见于出于合作学习目的而成立的小组。小组项目中每个成员可获得相同或不同的成绩。

小组项目常用的方法是专门针对项目的评分量表。为了评估学生在小组中的参与和合作程度，评分量表需要反映小组的目标工作。教师可以观察和评价个人对小组的合作和贡献，学生则可以评估其同伴的参与和合作。

(十三)自我评价

自我评价是学生评估自己的临床表现并确定需要进一步学习的能力。通过自我评价，学生可检查他们自己的临床表现，确定优势和需要改进的领域。教师可以利用学生自己的评价制订教学计划，帮助学生获得所需的知识和技能。自我评价仅适用于形成性评价，可以为教师提供有价值的见解。要求学生在实践中根据课程目标进行自我评价，是最常见的自我评价方法。

二、分析、报告结果和做出决策

教师分析评价结果，以便更好地掌握每个学生的课程学习情况及课程目标是否实现，同时也能确定最终的成绩，避免出现误差。但是，需要注意两点：一是，在分析结果时，教师必须小心区分反映学生渐进式学习的数据，如临床能力的逐渐发展，以及表现不均衡的数据。二是，教师还必须结合在临床领域观察到的行为和书面报告进行分析。最后，教师报告最终的结果以及最终成绩的组成部分，以更好地帮助学生实现目标。

三、应用结果

将每个学生的临床最终成绩传达给护理教师，并及时讨论学生不及格或表现差的原因。教师应该不断地审查收集到的与学生相关的资料，以便更全面地了解学生的学习情况。例如：这个学生的作业是不是太简单了？学生准备好照顾几个病人了吗？临床环境是否为学生提供了充足的机会？学生是否真正参与临床？

四、评价过程

评价过程包括建立评价目标、评价学生表现的标准、获取评价数据的方法，以及结果分析。完成评价后，临床带教老师必须以一致的方式向学生和指导教师报告结果。最后，决定学生是否实现了临床实习目标。评价过程有四个要素：技术准确性、有效性、效率和伦理考量。

（一）技术准确性

效度、信度和实用性是提升评价过程准确性的三大因素。效度是指测量的有效性程度，即测量工具能测出其所要测量特质的程度，或者简单地说，是指测验的准确性、有用性，这是科学的测量工具所必须具备的。在临床环境实践中，应认真核查评分表、批判性思维的书面作业、技能清单等的效度，以确保反映学生的真实水平，以及是否达到老师的期望。信度（reliability）即可靠性，指的是采取同样的方法对同一对象重复进行测量时，其所得结果相一致的程度。从另一方面来说，信度就是指测量数据的可靠程度。这方面的技术准确性在临床环境中很难实现，但对于学生的公正评价至关重要。临床教师必须对所有学生采用相同的表现标准，并在适当的情况下考虑临床任务的差异。实用性涉及评价过程的可行性。例如，评价过程是否花费太多教学时间？临床评价表是否烦琐、混乱？等等。

（二）有效性

评价过程必须达到其目的，以保证有效。该过程应提供及时和相关的表现数据，为学习和教学过程提供信息，并能够为学生提供最终成绩。

（三）效率

评价过程的效率需要考虑评价的时间、人员和材料等因素。例如，在实验室使用视频的方法记录学生护理操作，这种评价方法为老师和学生提供了很好的参考数据，提高了准确性。但是，这种方法非常耗时，涉及人员多(必须有人操作摄像机)，并且材料(摄像机、监视器等)昂贵。所以，在实验室环境中，要对这种评价方法的成本进行权衡。

(四)伦理考量

评价工作有两大伦理准则。首先，评价过程必须尊重学习者。评价应该是学习的正向强化，而不是降低学习者自信心，或产生自我概念的负面体验。其次，评价结果必须保密。

通过临床评价，教师可以观察学生临床实践中的表现，观察重点是要达到的结果或在临床过程中要发展的能力。这些为临床学习提供了实践框架和绩效评价的依据。同时，教师也需要检查自己整个护理评价过程是否严谨，要明确自己的价值观、信仰、态度及其对评价的可能影响，避免产生偏见。

(黄柳，蔡春凤)

第十章　新医科背景下护理实践教学的创新与发展

改革开放 40 多年来，我国政治经济飞速发展，国民生活水平日益提升，健康逐渐成为人民群众最关心、最直接、最现实的利益。人民的获得感、幸福感和安全感都来自健康。医学作为保护和促进人民生命健康的科学，肩负着培养和输送医学人才的重任。《健康中国 2030 规划纲要》（以下简称《纲要》）指出，"健康中国"建设需要大量优质卫生健康人力资源的支撑和保障，这对我国医学教育规模、结构和质量提出了新要求。创新是引领发展的第一动力，当前，面对新兴科技创新和产业升级对医学领域的冲击渗透，探索符合新时代需求的人才培养体系，对于医学教育改革至关重要。

2018 年，教育部颁发了一系列关于医学生培养方案的指导性文件，并于 2019 年提出要加快实施"六卓越一拔尖"计划 2.0，全面推动新工科、新医科、新农科、新文科建设，全国高校掀起"质量革命"。新医科为适应新一轮科技革命和产业变革的要求，提出了从治疗为主到兼具预防治疗、康养的生命健康全周期医学的新概念。新医科旨在探索全球工业革命 4.0 和生命科学革命 3.0 背景下的医学教育模式，实现医学从"生物医学学科为主要支撑的医学模式"向以"医文、医工、医理、医学交叉学科为支撑的医学教育模式"转变，紧密结合以人工智能为代表的新一代科技革命和产业革命，培养能够运用交叉学科知识解决医学领域前沿问题的高层次医学创新人才。医学教育是职业教育，为卫生系统培养医生及相关职业人才。面对新的健康需求和医学人才培养新时代要求，新医科创新发展具有十分重要的理论意义和现实意义。

第一节　新医科对护理学的影响

《纲要》明确了 2030 年"健康中国"建设具体目标：①人民健康水平持续提升；②主要危险因素得到有效控制；③健康服务能力大幅提升；④健康产业规模显著扩大；⑤促进健康的制度体系更加完善。这说明医学不能仅靠临床医学，还需要预防医学、护理学、药学、康复医学等健康全过程协同。护理学是以自然科学和社会科学理论为基础的，研究维护、促进、恢复人类健康的护理理论、知识、技能及其发展规律的综合性应用科学。作为一门应用性、实践性学科，护理学在新医科大背景下更需要加快高层次、应用型、具有跨学科综合思维与跨领域实践能力的高级护理人才培养。

一、医学模式发生转变

（一）医学模式的发展与变迁

医学模式（medical model）是指在一定时期内人们对人体健康和疾病认识的基本观点、概念框架、思维方式和医疗卫生实践的行为规范总和。医学模式来源于医学实践，是人类获取健康和与疾病作斗争的经验总结，反映了人类在认识自身健康与防治疾病过程中对医学问题的整体思维方法。医学是一门发展的科学，医学模式是与社会历史条件、科学技术、哲学思想的整体水平相适应的。医学模式随着医学科学的发展与人类健康需求的不断变化而转变。社会的发展必将带来医学模式的发展和转化，产生相应的医学模式，并反映不同历史阶段的医学发展水平。

自 1977 年美国学者 Engel 提出生物-心理-社会医学模式以来，存在过三种典型的医学模式：古代传统医学模式、近代生物医学模式和现代生物-心理-医学模式。

早期古代传统医学模式推崇超自然的"神道医学"，认为生命与健康是上帝神灵所赐，疾病和灾祸是上天惩罚或邪魔入体，因此人们主要依赖于求神问卦来驱除疾病。约 2500 年前，经验医学模式逐渐被人们所接受。东方的中医认为健康是体内阴阳平衡，可以主动地通过改变饮食和环境来调整阴阳，从而维护健康。《黄帝内经》认为，中医治病应"治病求本"，"调整阴阳"，"急则治其标，缓则治其本"，"扶正驱邪"等，具体治疗方法有中药、推拿、针灸、放血、食疗、拔罐、刮痧、运动锻炼等；而西医则认为健康是体液平衡，古希腊医学认为生命由土、气、火、水四种元素组成，四元素与冷、热、湿、干四种物质配合成四种体液，即血液、黄胆汁、黑胆汁和痰。这四种体液的协调和平衡决定人体的体质与健康，当疾病出现时，可通过药物、导泻、催吐、静脉放血、食疗、运动锻炼进行治疗。

随着解剖学、生理学、病理学、微生物学等学科的进步，以生物医学为基础的近代生物医学模式诞生。"单因单病"和"病在细胞"的生物医学模式开始主导西方医学，每种病都有相对应的精确病因（从笼统的失衡概念到具体的细菌、病毒、营养缺乏等）及病变部位（从泛泛的大脏器到细胞和分子水平）。任何疾病都是生物机制的紊乱，都可以在器官、组织和生物大分子上找到形态、结构和生物指标的特定变化。疫苗、药物、营养素和手术是治疗疾病最好的方法。生物医学彻底抛弃了主导西方医学 2000 多年的体液平衡经验医学模式，逐渐成为全球现代医学的主流。生物医学模式对人类健康做出了不可磨灭的贡献，人类基本解决了几千年来严重威胁人类健康的传染病，如鼠疫、伤寒、痢疾等，人类平均期望寿命得到极大提升。然而，生物医学只注重人的生物学指标，而忽视病人的心理、行为和社会性。

20 世纪 50 年代以来，"疾病谱"和"死因谱"发生了根本性的变化。随着全球化和城市化的发展，使疾病发生的危险因素不断增加，对人类的挑战主要来自慢性非传染性疾病，这些疾病与环境污染、心理紧张、吸烟、酗酒等心理、社会因素关系密切，因此，只注意生物因素的生物医学模式已不能解决当时人类的健康和疾病问题，而需考虑生物、心理、社会的综合因素对人类身心的影响。1977 年，美国罗切斯特大学医院精神病学和内科学教授恩格尔提出需要新的医学模式对生物医学模式挑战，并提出"生物-心理-社会医学模式"。

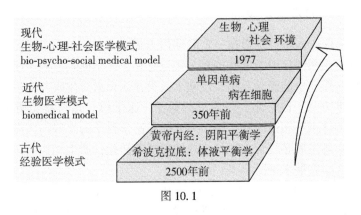

图 10.1

（二）生物-心理-社会医学的概念与模式

生物-心理-社会医学模式认为，人体是由生物因素、心理因素、社会因素三者共同构成的统一整体，这三者共同制约着人的健康和疾病，有时其中某个因素起主导作用，但三者总是相互影响的。医学的研究逐渐从宏观步入微观，并已进入分子和基因水平，形成健康多因素模式。相较于单一的生物医学模式，生物-心理-社会医学模式是一个更复杂的系统，它的组成、结构、功能和活动方式都呈现出纵横交错、立体网络式的复杂联系，垂直方向有分子水平到生态系统等多层次的纵向联系。在一定程度上，现代生物-心理-社会医学模式综合了古代经验医学模式和近代生物医学模式的优点。

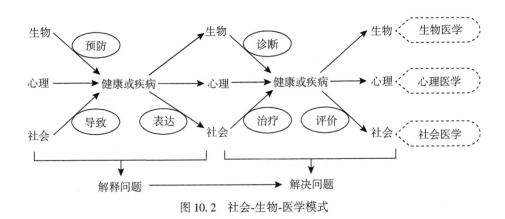

图 10.2 社会-生物-医学模式

生物-心理-社会医学模式并不是否定生物医学模式，而是对生物医学模式的一种发展、补充和完善，是医学发展的必然结果。在这种新的医学模式中，健康的概念发生了变化，即"健康不但使没有身体的疾病和缺陷，还要有完整的生理、心理状态和社会适应能力"。健康和疾病是一种互相延续的状态，在一定条件下可以互相转化。如果要维持和促进健康，治疗疾病，除了注重生物因素外，也不可忽视心理因素和社会因素，需要对人体的生物、心理、社会等方面进行全面的护理。生物-心理-社会医学模式在更高层次上实现了对人的尊重。生物医学模式重视的是人的生物生存状态，病人只要活着，只要有呼吸、有心跳，即使是低质量地活着，医务人员也应该救治。在从生物医学模式向生物-心理-社会医学模式转变的过程中，医疗工作的主导、中心、基础、重点、依托及目标也发生相应的转变：以从疾病为主导转变为以健康为主导；从单个患者转变为各种群体，以致全人类，从以医院为基础转变为社会为基础；从诊断治疗转变为预防保健；从主要依靠医学科技和医疗卫生部门自身转变为依靠众多学科和全社会的参与；从疾病防治与身心健康转变为身心健全和与环境的和谐一致。

二、健康理念发生转变

疾病治疗是为患者去除病痛、恢复健康的手段和过程。狭义的疾病治疗仅指医患在门诊或住院期间的短暂交互过程。广义的治疗不仅包括疾病诊断、门诊和住院治疗，还包括门诊住院治疗后的延续疾病管理和康复。目前，我国更重视疾病治疗，忽视疾病预防。一方面是由于长期以来我国医疗资源有限和提高效率的需要，医疗模式一直以治病为主，门诊和住院治疗过程短暂；另一方面也是由于我国居民健康意识较差，投入不足造成的。随着医疗模式的转变，必然要求医学研究由疾病研究转变为健康研究，以人为本，面向全体人群，面向生命全过程，实现疾病早期预防、早期诊断方法和技术在重大疾病预防上的突破。

《"健康中国2030"规划纲要》明确了健康中国建设的总体战略，强调预防为主、早诊断、早治疗、早康复，实现全民健康。预防是降低患者风险的控制措施。人类根据对疾病发生发展的了解，通过采取药物或非药物手段（如空间隔离），达到阻断疾病发生原因，减少患病概率的目的。比如，根据吸烟有害健康的认知，采取禁止吸烟为预防措施。对心脑血管患者而言，适量运动、少食烤炸食品、保持平衡心态就是积极的预防措施。不同疾病发生的原因各不相同，每个人抵御疾病的能力也有差异，因此，预防不能"一刀切"，而应个体化指导，贯穿生命全过程，贯穿治疗全过程。预防是积极的治疗，未得病的健康人通过各种预防措施不得病，已经得了某种病的患者通过各种预防措施，降低疾病加重和患上其他疾病的风险。

因此，在新医科背景下，以治疗为主向预防为主转变的理念不能仅停留在口号方面，还应积极推进实际行动，落实多个层面，实现四个转变：一是在定位上，从以"治病"为中心向以"健康"为中心转变；二是在策略上，从注重"治已病"向注重"治未病"转变；三是在主体上，从依靠"卫生健康系统"向"社会整体联动"转变；四是在行动上，努力从"宣传倡导"向"全民参与、个人行动"转变。我国目前真正落实以预防为主的医疗模式，还需要一段很长的路要走。首先，国内医疗资源有限，医疗资源多用在了疾病治疗，尤其是病人较多的三甲医院，为了救治更多的病人，门诊用时一般几分钟到几十分钟，平均住院日较低，一周左右，高的也不过十余天。其次，医护人员和病人的观念还停留在疾病治疗上，"治未病"需要一个长期的改变和接受过程，应发展社区医疗，增加在医疗资源上的财政拨款。同时，医疗管理者也要鼓励医生和患者积极转变医学理念，针对疾病高发地区开展早诊早治工作，推动疾病筛查，加强对疾病预防的指导和监督。

三、创新护理实践教学，促进护理学科发展

护理事业的发展，需要与我国经济社会的发展和人民群众日益增长的健康服务需求相适应。新的时代呼唤新医科，新医科是多学科交叉的产物，与传统医科不同，新医科指的是新兴智能医学，即传统医学与机器人、人工智能、大数据等进行融合。而面对人类对健康医疗的新需求和对疾病谱的新认识，面对生物医学模式向生物-心理-社会技术（工程）医学模式的转变，对人类生命信息的解读、生命奥妙及人脑奥秘的揭示等，越来越需要医学教育进行进行改革与创新。为了适应医学交叉整合的大趋势，适应当代医学发展与医疗事业发展的新需要，构筑护理专业学生教育新模式，培养大批高素质、创新型护理高端人才，势在必行。

（一）新医学背景下社会对护理人才的需求

社会需求是护理学科发展的源动力。在新医科背景下，护理的对象由患者向健康人和家庭扩展，护理的场所由医院走向社区和家庭，这些转变对疾病预防、公共卫生、慢性病管理等方面提出更新的要求。护理学科建设必须顺应时代的发展趋势、符合国家的健康战略，才能更快发展。既可以针对性地培养社会需要的实用型护理人才，也可以在学校的专业发展和课程设置上体现社会性，以满足未来社会护理服务的要求。护理教育者和管理者应该加强对社会需求的关注度，将学科发展与国家政策、社会需求、学校教育主动联系起来，抓住医学改革大潮带给护理专业自身发展的良好机遇，主动作为，开拓进取，开展创新型护理教育，促进护理学科的发展。

1. 专科护士培养

高校可开辟细化护理方向，有针对地培养专科护士，给予专科护士充分的施展空间，拓宽专科护士社会化角色，增强其岗位的社会定位和社会化角色。鼓励和支持有条件的高校招收和培养社区、心理、公共卫生方面的研究生，为病房、社区、养老机构输送具备专业能力和科研能力的护理人才。同时，在临床工作中细化岗位工作职责和准入条件，开展基于家庭签约服务的社区家庭访视和社区慢性病患者管理，以及高危人群的评估和决策工作，提升社区护理专业化服务能力和水平。

2. 多学科交叉

现今蓬勃发展的医疗学科与信息技术、互联网技术融合，传统医学与人工智能、区块链、云计算、大数据和第五代移动通信技术（5G）等信息科技（即"ABCD+5G"）融合是大趋势，涌现了精准医学、转化医学、智能医学等新医科专业。医疗信息科技的飞速发展一方面给医疗卫生带来便利，让更多的医疗工作者和医疗机构实现技术的广泛应用；另一方面，激增的医疗需求和广泛的医疗场景应用也将使新技术、新产品快速迭代，相对传统的医疗模式向更新兴的模式转化。随着信息技术与医疗卫生行业的融合，新医科建设过程中，除了对现有的医学知识体系进行全面、清晰的认知外，还需要拓展学科的边界，打破学科间壁垒，淡化学科概念，注重学科之间的交叉，树立大医学、大学科的培养理念，与国家高等教育同向同行，不仅要培养适应当下医学发展需要的人才，还要引领未来医学的

发展。在路径上，新医科建设将立足于"新"，以临床实际问题为导向，与互联网、大数据和人工智能紧密综合，探索"医-教-研"一体化平台，培养创新型护理人才。因此，高校应顺应时代发展，课程设置要面向世界科技前沿，面向国家重大需求，面向人民生命健康等重大社会需求。这需要学科课程具备国际视野，融合智慧医疗、智慧护理的内涵与发展，创新设计与人工智能、大数据结合的功能，建设丰富的教学资源。

(二)新医科背景下护理创新人才的培养

护理学是一门实践性很强的应用学科，护理学的发展进步不但取决于护理理论水平的提高和护理实践经验的积累，同时也深受护理领域自身的思维方式和创新精神的影响。高等护理教育是为构建人类命运共同体和健康中国建设提供人才保障的重要基地，因此，在新时代新医科背景下，应深化教育改革，培养具有创新精神和创新能力的人才。我国护理创新教育主要集中于研究生教育，相比国外，我国的护理高等教育起步晚，现有的教育体系缺乏对学生创新创业意识、技能和精神的培养，大学创业教育普及程度较低，因此，国内护理人才创新能力普遍不高。在这种情况下，开展护理创新教育，是面对新的医疗模式、新的照护需求，护理教育改革的必然选择。

1. 构建优秀师资，搭建学科发展平台

人才培养的关键在于教师，教师队伍素质与学校办学能力和水平有着不可分割的关系。护理高校应构建一支高层次、多元化的师资队伍，传授先进的教学理念，激发学生创新思维。授课教师与指导教师可以跨学院、跨系或者跨高校，为学生提供多样化的学科交叉教育，这种形式类似于四川大学与香港理工大学共同创办的"灾后重建与管理学院"。院校在搭建支撑平台时，应从自身实际发展情况及社会对护理人才需求的实际情况出发，建设多个教学实践中心。同时，应注重从学术交流、国际会议等多角度出发培养国际化护理人才，培养符合国家发展趋势的新型复合型人才。

2. 创新教学内容和方法

批判性思维和信息技术可以实现教学内容和方法的创新。把批判性思维纳入高等护理教育课程的重要组成部分，并贯穿整个护理教育过程，促使学生养成客观看待问题的习惯，培养学生有效处理问题的能力。将信息技术引入教育教学中，不仅有利于教师教学，运用丰富的网络教学资源为学生拓展知识面，也提高了学生学习时间的弹性，培养了学生自我学习管理能力。在理论课程设置中，以小班辅导为主，课堂理论教学以问题为核心，以学生为中心，以虚拟案例贯穿整个课堂，引导学生讨论及解决问题，可在一定程度上提高学生解决问题的能力和团队合作能力。临床实习与实践学习以小班研讨会为主，教师围绕着学生的问题展开教学。

3. 细化护理学科研究方向，优化研究生培养目标

学校应根据教师所擅长的领域和研究方向确定护理专业硕士研究生的招生方向。护理学领域各研究方向间差异较大，且各自有着鲜明的特色，因此，应把握不同研究方向之间的差异，细化培养目标，这样有助于培养专业性更强的护理人才。

4. 把握社会发展要求，优化课程设置

学科发展最终目的是推动科学技术创新并服务于人类社会发展，教育者要科学解读国

家政策，根据国家需要、社会需要、疾病谱的变化及人民健康需求不断进行课程优化。设置必修课的同时还应开设选修课，学生可以结合社会发展需求和自己兴趣进行选择学习。为拓宽学生视野、激发其创新潜能，学校可邀请世界各地的优秀教师进行线上或线下教学或讲座，以便学生了解不同地域人们对健康促进与疾病预防的认识，拓展学生的视野。

(三) 临床护理人员创新能力培养

护理创新能力是指护理人员利用已掌握的知识和经验，经过科学的思维加工和再造，产生新的知识和方法的能力，从而提高患者照护质量。研究表明，护士创新能力的提高能够改善患者照护质量，从而缩短患者住院时间，减少医疗费用，甚至降低患者的死亡率。2014年国际护士会(international council of nurses，ICN)提出"护士：变革的力量，重要的健康资源"。创新作为变革的力量，是护理人员解决临床问题的重要能力，是适应医疗服务改革的必备要素。新医科背景下，社会对护士的要求不仅仅是完成治疗和护理工作，更需要护士在临床工作中运用创新思维发现临床问题，发挥创新能力解决复杂的临床问题。

临床是将理论与实践相结合，培养护士创新能力的最佳和最重要的场所。当前，临床护理创新能力理论培训的内容主要包括护理专业前沿热点、护理专业难点、护理创新思维、科学研究基础知识、信息技术与素养、相关交叉学科知识体系等。护理创新能力理论培训的方法及形式也多种多样，如PBL、Seminar教学法、翻转课堂、专题讲座、沙龙、院校联合教学等。理论知识是培养创新能力的基础，单一的科研知识和传统的讲授模式已经难以满足当前复杂多变的临床创新需求，因此，只有应用多元化的理论培训模式，全面提升护士理论素养，才能有效扎牢临床护士创新的根基，激发护士学习积极性。

1. 团队合作式培训

团队创新思维培训最常见的学习法是小组合作，小组成员找出最具挑战性的问题，通过共同开发创新型解决方案，制订行动计划，实施行动，并评估结果，这种方法可提升护士的创新意识。例如金鱼缸教学法，是一种以角色扮演为主的教学方法，一群学习者围坐成一圈，其他学习者坐在他们周围，通过讨论、角色扮演、挑战和团队批评建议，从而提升学习者的创造性思维。团队合作、跨学科合作已成为临床护理发展的趋势，通过团队合作或培训，可促进护士创新思维的碰撞，在团队中发挥自身的创新优势，体现自我价值。

2. 信息化培训

信息技术的发展和虚拟仿真技术(VR技术)的应用有助于激发护士的创新性思维，将临床实践获得的理论知识应用于创新实践中。目前已开发并应用了各类"互联网+"教育等信息手段培养护士的创新能力，如微信公众号、App、学科交叉技术创新平台等，应用线上交流，资源共享，开展临床护理创新能力的培养。信息化将融入各大学科领域，要培育护士的创新能力，更应该不断融入新技术，提升护士创新思维，拓宽护士创新眼界。例如，气管插管这项操作十分复杂，在虚拟现实技术出现之前，只能在模型上练习，成本比较高，且受空间及场地的影响。如今有了基于移动设备的虚拟现实技术软件，其使用成本非常低廉，且免去了前往特定培训中心的需要，操作起来非常方便。在现阶段，许多高端培训器材由于受价格和教学条件的限制而无法普及，虚拟现实技术因不受器材消耗、场地等外界条件的限制，受训学员也不会因操作失误而造成危险事故，且可重复操作，操作结果可及时反馈给学生，实验记录清晰，成绩考核便捷，从而使学员和教师从中大为受益。

第二节　新医科对护理实践教学提出更高要求

作为培养满足健康中国需要的多层次卫生健康人才的必要手段，医学教育从根本上决定着健康中国事业发展的高度、深度和广度。新医科建设旨在重新构建医学教育新体系、新模式，是医学教育创新的发展方向，更是健康中国的重要战略基础。面临大数据背景下科技和产业革命的发展，以及新一轮科技革命和产业革命带来的新趋势、新方向、新知识、新空间、新理念，作为培养医学人才的医学院校，有必要积极应对、主动求变，学校内部和外部改革协同发力，加快医学教育变革的步伐。新医科背景下护理临床实践能力，就是护士在实际的护理工作之中在理论知识、护理经验、护理技能等方面的综合表现。新医科背景下，护理学作为一门应用性、实践性学科，应加快高层次、应用型、具有跨学科综合思维与跨领域实践能力的高级护理人才培养，从而更好地为临床服务。

一、构建新的护理实践教学模式

护理学是一门应用性学科，衡量院校教学水平高低的重要指标就是学生的临床综合实践能力。培养有道德、有理想、有信念、有本领、有担当、有作为的卓越医学人才，是新时代医学教育提出的要求。新医科背景下，医学模式发生了根本性变化，这对护理教育规模、结构、质量提出了新的要求。传统的临床实习教学模式已难以满足新医科背景下护理学生综合实践能力形成的要求，因而迫切地需要一种全新的教学手段，以适应和满足新形势下的教学要求，如在培养方案中加入相关学科课程、推动教师的跨学科交往等，在教育教学团队中融入跨学科理念及科研进展的研究等。

(一)树立"大健康"理念

《"健康中国 2030"规划纲要》和党的十九大提出的"实施健康中国战略"，明确了"健康中国"建设已成为国家优先发展的重要战略，预示着我国已经进入大健康时代。2020年，《国务院办公厅关于加快医学教育创新发展的指导意见》提出积极加强国际合作，培养具有国际视野的高层次拔尖创新医学人才，并且还特别指出要加强护理专业人才培养。在新医科背景下，立足大健康理念，培养与社会发展和人民不断增长的健康需求相适应的人才，已成为新时代的重要课题。

在新医科和大健康背景下，护理实践教学首先应加强师资队伍建设，有目标、有计划、多渠道地采取灵活多样的方式，加大人才引进力度，广招优秀人才。聘请临床护理工作者做兼职教师，从而改善师资结构，强化实践教学。其次，设置多元的教学模式。护理工作是一个操作性很强的工作，因此在课程教学中可以多采用项目化教学方法，把知识分解，模拟真实的工作情景，教师和学生共同围绕真实、完整的工作项目实施教学活动。再次，对教学加大投入，完善护理实训，加强院校合作，改变学生实践教学仿真模式，让学生真正贴近临床、贴近患者，在真实的护理服务中得到锻炼，从而提高教学质量。《全国护理事业发展规划(2016—2020 年)》明确指出护理事业要拓展服务领域。因此，实践教学领域可拓展到老年护理和社区护理。加强培养中医护理人才，大力发展中医护理，发挥中医特色护理的优势，使之在养生保健、疾病治疗、康复促进、慢病管理、健康养老等方面发挥重要作用。

(二)充分利用"互联网+"网络教学平台

随着互联网和信息技术的发展，互联网教育已逐渐为人们所接受。互联网的快速发展，引发了知识的获取和处理方式发生了革命性的改变，对医学人才的培养提出了机遇和挑战。教育部《关于加快建设高水平本科教育全面提高人才培养能力的意见》明确提出，推进现代信息技术与教育教学深度融合，探索实施网络化、数字化、智能化、个性化的教育，推动形成"互联网+高等教育"新形态。随着5G时代的到来，在出现重大公共安全事件的情况下，远程教育需求迫切，"互联网+教育"已成为教育行业发展的重要领域。

临床实践是护理人才的重要教学阶段，临床实践教学活动不可或缺。在新医科背景下，充分利用"互联网+"资源，将云平台与课堂有机整合，创新线上线下、相结合的教学模式，不仅能提升教师的知识积累和讲课技巧，还可以提升学生自主学习的能力，使学生的学习不局限于课堂，可通过线上、线下相结合的学习方式查阅文献、翻阅教材等，自主学习相应专科知识。在临床活动现场，教师进行知识讲授、重难点引导、要点提问、新技术新进展讲解等，强化学生对专科知识的学习。此外，教师也应熟练掌握"互联网+"技术，以更好地将现代信息技术有效运用于教学过程中。

(三)多学科融合，侧重有序

随着整合医学时代的到来，迫切需要建立与"健康中国"建设要求相匹配的"新医科"人才培养体系，体现整体观(服务国家重大战略)、整合观(强化学科交叉融合)和医学观(构建医学大格局)。目前许多护理院校的培养不能够解决健康领域重大科学问题和应对重大疾病的预防，因此，需要将医学、医文、医理等学科，如护理学、康复医学、预防医学、心理学、公共卫生等进行交叉融合，培养全科人才。

多学科融合后，对护理学的教学方法也提出了新的要求。一是要整合康复医学专业内涉及多学科的具体问题，打破学科之间的限制。以某一个具体问题为切入点，将各个学科的知识进行有机整合，同时避免重复。每一场景或问题所涉及的专业知识要具有代表性，不同场景或问题所涉及的专业知识尽量减少重复性内容，同时整个课程的设计要具备一定的系统性和科学性。二是要整合师资队伍，由于多学科交叉，在师资队伍的匹配上也应该涉及多学科，在备课过程中，不同学科教师之间要进行充分交流，集体备课。三是多学科模式下学科的侧重。以护理学为主，顺应时代发展和学科需要，辅以其他多学科发展。

(四)设计智能化教学环境

智慧学习空间(smart learning space)是智慧教育的一种数字化学习环境，学习者在这个环境中以自主学习为导向，用信息技术来支撑，通过有趣的、定制化的方式来学习资源丰富的知识和技能。智慧学习空间整合了虚拟学习环境和个人学习环境，是现代化教育的一种重要学习形态和形式。智慧学习空间设计的目标包括：

1. 建立学习者个性化学习平台

目前国内很多的智能学习系统都以堆砌教学资料为主，并没有让学习智能化地去适应不同的学习者，智慧学习空间的建设需要遵循以学习者为中心的思想，学习者可以自主选择智慧学习空间模式，符合学习者的个人习惯和学习方法。

2. 创建智能化、多样化的学习资源环境

信息化教学理念下智慧学习空间的构建应该体现在学习资源方面，智能化、多元化的学习资源运用学习分析技术，以及过滤技术等对学习者的学习路径、学习风格、学习偏好的分析，自动为学习者建立自适应学习系统，为学习者提供适合个性发展的学习资源。

3. 构建教学内容层次性支持系统

智慧学习空间在设计时应重点关注学生不同的能力差异和兴趣差异，根据不同的教学内容、学科特点给予相适应的学科工具支撑，通过教学内容和信息技术的融合构建教与学的有效激发模式，使学习空间能够为学生提供明确的学习内容体系，完成高质量、高效率的教学。

要使"互联网+"技术真正成为教育发展与创新的新引擎，必须发挥"校园课堂"和"网络课堂"的各自优势，并在融合共赢上下功夫。因此，对于"互联网+"背景下的护理教学，一方面，要以开放姿态面对，积极应对"互联网+"背景下教育生态的新变化；另一方面，要稳固价值坚守，警惕"技术至上"和"行政律令至上"，不违背教育规律，正视现实条件。互联网教学要服务于教育的根本目标是促进人的发展与成长。应在对比权衡的基础上慎重取舍，利用互联网的创新成果助力教育质量的提升。

二、掌握正在改变护理实践的新兴技术

技术正在以极快的速度改变世界，这一点在医疗保健领域最为明显。技术的进步极大地改变了护理实践的方式。例如，遗传学和基因组学，用于诊断和治疗的侵入性更小、更精确的仪器，3D打印、机器人，电子健康记录、计算机化医嘱输入和临床决策支持，等等。在这种情况下，护理教育要与时俱进，培养护理人员获取、使用和整合这些新兴技术的能力。

（一）遗传学和基因组学

随着遗传学、基因组学的发展以及基因测序的大众化，患者已可以带着基因分型或基因测序来医疗机构进行诊断或治疗。遗传学和基因组学在预测囊性纤维化、镰状细胞性贫血、泰萨克斯等疾病风险的基因突变、产前筛查母体子宫内某些疾病以及新生儿疾病（确定是否存在各种遗传性疾病，如苯丙酮尿症、囊性纤维化或镰状细胞病）等领域的应用，将进一步改变医疗卫生系统。此外，干细胞和新的生物疗法已深刻影响癌症治疗、器官移植、关节修复等疾病的治疗。比如，干细胞可用于生成替代软骨组织，修复受损关节，尤其是对骨关节炎患者，自体软骨细胞植入（ACI）的过程是指从膝盖上取出一小块健康的软骨，放在实验室中培养，生长数百万个新的软骨细胞（计时细胞），然后再将它们重新注入膝盖。

遗传学和基因组学的发展促使了精准医学的诞生，从而使精准护理也得到了一定的发

展。精准护理模式的构建主要是通过成立精准护理小组，进行组内培训，制定符合具体临床情境特点的精准护理流程，对患者实施精确、准时、个性化、有预见性的护理评估和干预。在临床实施精准护理的过程中，着重关注不同医疗阶段的护理重点、精准的护理评估、护理计划、病情观察、安全管理、心理护理和健康教育等内容。精准护理在国内诸多临床科室都得到了一定的应用，涉及肿瘤疾病护理、康复护理、围手术期护理、急危重症护理、血液透析护理、精神科护理、内镜护理、传染病的健康教育等领域。

(二)侵入性更小、更精确的诊断和治疗工具

更小侵入性、更精确的诊断和治疗工具也正改变着护理实践。例如，一项新的血液检测发现了某些与心脏病相关的血液蛋白质，这意味着心脏病的诊断可能通过一种新的血液检测来诊断，而不用进行血管造影。一种含有黄橙色染料的纳米传感器，虽只有毫米大小，但却可以不用刺破手指就可监测血糖。当血糖水平较高时，染料颜色会变亮，而当血糖水平下降时，染料颜色会变暗。随着科技的进步，影像学也得到了极大的进步，使人体组织可以清晰呈现，帮助明确诊断，减少了探查性手术和大创伤手术。如利用心肌灌注成像绘制心脏血液回流图，可帮助医生明确疾病诊断，并商讨最有效的治疗方案。随着科技的进步，针对某些癌症疫苗的研发也取得了进展，例如研究人员取出前列腺癌患者的白细胞，并将其暴露于前列腺癌中的蛋白质中，然后将这些细胞注射回体内，最后免疫系统开始攻击癌症，从而研制出前列腺癌疫苗。

随着医学高科技的迅速发展，先进的仪器设备在护理领域的应用愈来愈多，不仅给护士的工作带来很大方便，也提高了工作效率，减轻了护士的体力劳动。医疗技术的进步和先进仪器的使用带动了护理学科的进步，拓展了护理学科应用范围，提高了护理现代化水平。然而，护理人员要辩证看待，即使在科技发达的今天，也不能忽略病人最基本的需求，不可过分医疗高科技医疗设备，因为护理的核心一直是以人为本。

(三)3D 打印

3D 打印技术又称为快速成型技术，是以三维数字化模型为基础，运用逐层制造方式，将 3D 数字模型转换成立体实物模型的数字化制造技术。3D 打印技术因其应用的广泛性、价值性和普及性，在众多领域中已取得了令人瞩目的成就。随着 3D 打印设备和打印材料不断研发，该技术在医学相关领域中的应用也得到了一定的发展，有望成为推动医学模式创新的关键要素。2017 年 11 月 24 日，全球首例个体化 3D 打印钽金属垫块修复巨大骨缺损膝关节翻修手术在陆军军医大学西南医院关节外科完成。接受手术的是一位由于长期严重关节炎导致左膝关节缺损严重的 84 岁高龄老人，专家利用三维重建系统建立了患者的骨骼模型，并根据骨缺损状态 3D 打印重建出了骨骼模型，定制出了修补关节严重骨缺损的 3D 打印金属钽垫块。

(四)机器人

机器人技术作为医疗保健领域的一个新兴领域，也将对未来的护理实践领域产生重大影响。纳米医学是纳米技术(微型机器或机器人设备的工程)在人体疾病预防和治疗中的

应用，是一门不断发展的学科。在未来，采用工程纳米设备或纳米机器可及时识别损伤的细胞，修复系统。生物机电一体化技术能够复制或模仿身体器官及器官功能，比如仿生眼的工作原理是在人的眼镜上安装一个微型摄像头，摄像头将信号发送到视网膜上的植入物，植入物将脉冲发送到大脑，这些脉冲被识别为图像。人工视网膜治疗技术还在不断改进，未来有望改变黄斑变性患者的生活。

近年来，科学技术的进步及人们对高质量医疗的需求，促使机器人技术及应用逐渐走向成熟。例如，由于手术过程中需要较高的准确性和稳定性，机器人已被逐渐用于外科手术。越来越多的研究者开始研发护理机器人，协助护理人员完成危险、繁重、琐碎的护理任务，减轻护理人员的照护负担和压力。国外护理机器人发展较早，已有康复护理类机器人、排泄类护理机器人、转运类护理机器人、护士助手机器人等。与国外相比，我国的护理机器人智能化程度偏低，灵活度与实用度欠佳，且成本高、市场普及率低。

表 10.1　　　　　　　　　　　改变护理实践的新兴技术

技术	好处	挑战
遗传学和基因组学	大多数疾病风险、健康状况和用于治疗这些状况的疗法都具有遗传和基因组因素，受环境、生活方式和其他因素的影响，因此影响整个护理行业	许多护士对遗传学和基因组学知识不足，缺乏有效指导患者的能力
用于诊断和治疗的侵入性更小、更精确的工具	用于诊断和治疗的非侵入性和微创工具通常可以降低患者的医疗风险和治疗成本	护士在使用非侵入性和微创性工具时具有挑战性
3D 打印	生物打印机是由细胞及其混合物制成的"生物墨水"，可以逐层构建细胞的 3D 结构，形成人体组织，最终形成人体器官进行替换	医疗保健机制刚刚开始探索这项技术；可用于打印的材料有限
机器人	机器人技术可以提高诊断能力；对患者而言，将带来侵入性更小、更舒适的体验。此外，机器人还可以作为一些物理与精神治疗的辅助护理提供者	需要对机器人技术和护理机器人的护理质量进行更多的研究。许多医疗保健机制对机器人缺乏情感表示担忧，认为这是永远无法取代人类护理者的因素

三、应对新兴技术所需的护理技能

科学技术的发展对医学领域产生了深远影响。医学领域有其独特性，临床疾病种类繁多，发病机制复杂，同一种症状会出现在不同疾病中，而同一种疾病也会表现出不同的症状，这就对护理人员开展个性化护理提出了挑战。护士应对新兴技术所需掌握的技能包括能够利用技术促进知识传播和共享，具有获取知识信息以及专业方面的知识，以及在护理中理解和使用遗传学和基因组学相关知识。

（一）利用技术促进知识传播和共享

21 世纪，对护士而言，善于掌握技术并使用技术的能力至关重要。科学技术可以促进知识的传播和共享，并在未来将变得越来越重要。《2020 年健康人口倡议》中明确指出，传播健康知识和健康信息技术来改善人口健康结果和医疗质量，从而实现健康公平。《健康人口 2020》表明，患者和信息提供者之间共同协商治疗决策和共享健康知识，可使患者更加清楚疾病进展，感受到社会支持。网络可以提供准确、有针对性、可随时获取的健康信息，促进卫生信息技术的使用以及卫生保健和公共卫生专业人员之间的卫生信息交流。此外，发达的卫生信息技术能够帮助人们对健康风险和公共卫生突发事件迅速知情和采取行动，并在设计健康干预措施时提供合理的建议。值得注意的是，护士要想成为知识的传播者和共享者，必须培养高水平掌握、使用信息技术的能力。

（二）获取知识信息的技能

在信息爆炸的时代，计算机将继续在信息的获取和传播中发挥重要作用。计算机能扩展我们的记忆能力和认知能力，这两个因素构成了我们思维过程的基础。护士不再是知识的保管者，他们必须成为收集并与他人分享知识的人。研究指出，20 世纪护士的教育方式已不足以应对 21 世纪的医疗现实。随着患者需求和护理环境变得更加复杂，护士需要具备必要的能力来提供高质量的护理，包括领导能力、卫生政策决策能力、科研创新能力、循证实践能力以及团队协作能力等。

（三）理解护理中的基因组学知识及其应用

研究指出，为了获取患者基因组的信息，护士必须具备快速了解和梳理患者家族史的能力，从而尽早识别基因导致的遗传性疾病和药物过敏反应，并帮助患者了解他们基因方面的信息，给出合理的治疗推荐。此外，筛选出的风险人群还需要接收适当的卫生保健专业人员和机构的治疗，以进一步明确病人情况。因此，护士需要掌握遗传学和基因组医疗实践的前沿信息，获取健康相关信息，仔细衡量优先解决的方案，给予患者合适的护理措施。有学者认为，如果护士、其他医疗保健专业人员及其责任医生未能发现患者基因相关的疾病，未采取相关措施，导致患者疾病延误，应该追责。因此，护理人员必须掌握一定的基因组学知识。

表 10.2　　　　　　　　　　　**应对新兴技术需要三种护理技能**

护理技能	选择示例
使用技术促进知识传播与共享	电子邮件、远程健康和远程医疗、互联网、蜂窝技术、短信、视频会议、智能手机、三维打印、高保真模拟、第二人生虚拟世界等虚拟现实、社交媒体网络、嵌入式传感器网络、全球定位系统、生物电子学

续表

护理技能	选 择 示 例
获取知识信息的技能	信息素养、循证实践、临床决策支持、感官制造、商业购买的专家网络、分布式专业知识、跨越边界的知识管理、知识工程、标准化指南、模糊案例推理、认知科学理论和复杂适应系统理论的理解
在护理中理解与应用基因组学知识	了解人类基因组计划、基因测序、服务提供模式，促进在护理决策中安全、高效和有效地利用遗传/基因组信息；为护士提供学习和教授遗传学信息的资源

第三节　新医科背景下创新性护理实践教学

医疗服务模式的进步及护理需求的提高，对护理人员的专业综合能力提出更高要求，护理人员不仅需要有的专业知识及实践能力，还需要具备发现问题、批判思维、团结协作、解决问题等综合能力。因此，培养高层次、高素质的护理人才也成为护理教学的重要任务。

一、创新护理实践教学方法

为促使临床护理教学工作更加高效地开展，更需要合理选择教学方式，如 PBL（problem-based learning）教学方法、CBL（case-based learning）教学方法、TBL（team-based learning）教学法等，此外，还有虚拟现实（virtual reality，VR）技术教学方法、创客教育、工作坊学习法，循证护理学习法等。下面将分别进行简单的介绍。

（一）虚拟现实（VR）技术教学方法

VR 技术是以计算机技术为核心的现代高科技手段模拟生成逼真的视、听、触、嗅、味觉等一体化的虚拟环境，用户借助特殊的输入设备（如头盔式立体显示器）与输出设备（如数据手套、操纵杆）与虚拟世界中的对象交互，从而产生身临其境的感受和体验。

虚拟现实技术可分为沉浸式、桌面式、分布式和增强现实性虚拟现实系统四种类型。其中，桌面式虚拟现实技术能形象生动地表现各个学科的教学内容，有效地营造技术发展的教学环境，需要投入的成本也不高，在教育领域的应用最广。利用虚拟仿真技术生成的虚拟场景，具有本体逼真性、应用普适性，以及给予参与训练者现场实时感受和效果等特点，这是传统的技能训练环境无法比拟的。

近年来，护理教育者一直致力于教育方式的改革，努力为学生提供实践和整合知识、技能的机会。虚拟现实技术通过提供无损耗实践环境，使学生可在无教师指导、不占用实验室资源的情况下，顺利掌握实验操作流程。因此，将 VR 技术引入实践性较强的护理实验教学已成为大势所趋。

目前，VR 技术已广泛用于国内外护理教育中。将 VR 技术运用在医学教育中，能提高学生学习积极性，激发学习兴趣，打破时空限制，弥补教学资源的不足，虚拟现实技术所创造的模拟环境还能避免现实中操作所带来的风险。例如，上海中医药大学引进了"静脉虚拟注射系统"，并在部分护理专科学生中开展教学实践探索。"静脉虚拟注射系统"能扩展学生专业知识，提高学生自学能力，以及节省实验器材的消耗。"静脉虚拟注射系统"由电脑连接的外部实体模拟穿刺针及实体手部模型组成，手部模型上的模拟穿刺针的进针点可以感应模拟穿刺针的进针角度，根据学生进针角度的不同，在电脑上产生不同的反应，如淤血、肿胀、回血等。同时，"静脉虚拟注射系统"可以向学生提供约 100 种真实临床案例和 7 种静脉模型样式，如正常、消瘦、肥胖、水肿等。尽管目前 VR 设备价格还较为昂贵，但随着各国对虚拟现实技术的日益重视，这一技术必然会在教育领域取得更大的发展。

(二)创客教育

可以从两种角度理解创客教育：一种是"创客的教育"，旨在解决如何培养创客人才的问题；第二种是"创客式教育"，旨在运用创客的理念与方式改造教育。显然，当前社会各界广泛关注的创客教育应当是指第二种，即"创客式教育"。

创客教育把"基于创造的学习"或"在创造中学习"（learning by making）看作学生真正需要的学习方式。在实施这种学习方式的过程中，学生不再是被动的信息与知识的接受者和消费者，而是知识的主动应用者与创造者。教师需要思考如何摒弃将学生置于被动地位的教学方式与思维方式，如何真正尊重学生的主体性，开发学生的创造力，提升学生利用技术与方法创造产品与工具以解决实际问题的能力。华东师范大学任友群认为，创客教育是通过鼓励学生们进行创造，在创造的过程中有效地使用了数字化工具（包括开源硬件、三维打印、计算机、小型车床、激光切割机等），培养学生们动手实践能力，让学生们在发现问题、探索问题、解决问题的过程中将自己的想法作品化，并具备独立的创造思维与解决问题的综合能力的一种教育。

目前，国内外已有百余所学校开展了创客教育，但多应用于理工类专业，医药卫生专业的应用较少，护理专业则应用更少。有学者构建了护理学创客教育 2.0 双螺旋教育模型，并运用于"3D 打印+护理"课程中。该模型以完成项目为任务驱动，通过五步教学方法，将护理专业教育同创客教育相联系，提升了护生的创新能力。

(三)工作坊教学法

国内外许多学者对"工作坊"（workshop）这一概念的外延与内涵进行了多角度的界定与分析。有学者从宏观的角度对工作坊的含义进行界定，认为工作坊实际上就是指允许多人同时参与的一种系统性的工作方式。而有些学者则从比较具体的层面进行界定，认为人们在特定的时间和地点围绕某个主题通过研讨、辩论等形式以寻求问题解决的过程就可以构成一个工作坊。

随着工作坊这一概念的普及，工作坊所倡导的理念也被引入到教育教学领域，其概念又获得了新的拓展，如工作坊在教育领域主要指以小团体的方式对相关课题、项目等进行集体交流与深入探讨，以达到通过参与者间的互动交流而共同解决问题的目的。

"基于工作坊的教学模式"也被称为工作坊教学，主要指在本科生或者研究生教学中进行的一种教学模式改革，摒除传统的教师教、学生听的"一言堂"模式，倡导以学习者为中心的教学理念，以学生小组讨论与合作学习为主要形式来开展教学，旨在提高学生学习的主动性与参与度。这种教学模式已经成为国际教学领域中一种比较流行的模式。

目前工作坊教学模式在临床教学中应用广泛，例如，陈燕等对高职实习护生进行了"互动式　死亡焦虑舒缓"工作坊，采用案例呈现、自学讨论、成果汇报等环节，引导护生主动获取面对死亡的应对策略，正视死亡是一切的终结，以缓解其对死亡的恐惧心理。刘英等将工作坊教学模式应用于临床压疮护理教学中，让护理实习生亲身体验患者发生压疮时的不适，了解压疮产生的机制及护理过程中应注意的问题，护生在冬瓜上按照病例作出压疮的分级，并提出护理方案。随后，每组成员进行汇报和展示，带教老师根据护生汇报的情况进行点评，查缺补漏，提高了护生对压疮的级别鉴别能力，针对不同的压疮级别能够提出相应的护理措施。护理教育者应充分发挥工作坊教学形式的优势，加强师生互动，学生不再是被动地接受知识，而是通过自己探索、分析、参与、合作的方式进行学习，对所学知识掌握更为牢固。

与传统培训模式相比，工作坊模式多侧重于"一边做一边学"，重在体验、参与、分享，在做中学，多为讨论式，患者能提出问题的看法，主动获取知识，解决了知易行难的问题。

（四）循证实践教学法

循证（evidence-based）指基于证据、遵循证据，被视为指导教育教学改革的依据和解决教育理论与改革实践冲突的"新范式"，已逐渐成为当今教育实证研究的新取向。

循证教学（evidence-based instruction，EBI）作为教育领域中循证实践运动的一部分，既是改善教学的一种有效方法，也是循证教育的一种途径，起源于20世纪90年代欧美医学领域，使得往日经验主观性教学逐渐走向理性，被认为是教育实践科学化和有效教学实施的重要路径。

循证教学是指基于证据的教学，是教师基于经验、智慧与证据引导学生学习，并在师生交往互动中促进学生掌握知识、习得技能、锤炼思维和提高品行的实践活动。证据是教师循证教学的核心要素，是教师进行教学决策、开展教学活动和实施教学行为的依据。循证教学之所以能够改变传统的依据个体经验和主观判断进行决策造成的实践偏失，克服经验主导型教学、主观决断型教学和模仿跟风型教学的弊病，关键在于能凭借最佳的、经过验证的证据进行决策和实践。

循证实践（evidence-based practice，EBP）是将科研证据、丰富的护理临床经验、患者需求三者相结合，为患者制定可靠的临床决策，从而提高护理水平，改善患者的预后，减少医疗费用的一种实践方法。2010年，美国医学会提出，开展EBP是未来护理领域的核心内容，同时建议在护理专业本科生的课程中开展循证实践教育（evidence-based practice education），使学生具备满足未来临床需要的EBP能力。近年来，培养本科护理专业学生的EBP能力已成为护理教育研究的热点，相关的课程陆续开展，教学策略也在不断优化。

近年来，将循证护理实践与临床教学相结合产生的新型教学模式在护理教学中的应用越来越广泛，如循证护理与PBL护理结合的教学实践。循证护理教学可缩短课堂理论教学和临床实践教学的差距，培养学生的创造性思维、评判性思维、独立思考问题和解决问题的能力。

二、创新型护理实践教学的挑战和机遇

目前，新技术已广泛应用于教学、技能培训及临床中，且多属于沉浸型 VR 系统，具有高度的实时性、沉浸感、并行处理能力和良好的系统整合性。但是，在将新技术与护理相结合时，护士将面临如何平衡技术和人，如何确保技术辅助实践的持续有用，如何解决开发和使用昂贵技术的成本问题，技术型护理人员的培训及新型医疗技术带来的相关伦理问题，等等。

(一)平衡技术和人

技术的进步往往会削减人力成本，例如大量护理机器人用于辅助操作、康复、导航助行等护理领域，可能替代护理人员的一些岗位与职能。因此，护士需要提高自身能力，掌握专业技能，保证在科技进步中具有不可替代性。比如，机器人工作效率高于人类，但缺少人文护理的技能。医务人员的工作不是机械的劳动，还需给患者提供有温度的护理，这是机器所无法替代的。未来护理管理者和引领者应最大限度利用现有技术带来的便利，并在科技和人力之间找到最佳平衡点。

(二)平衡成本和效益

医学技术的发展在提高人类健康水平，创造更大的社会价值的同时，引发了费用的高速上涨，大大加重了社会负担。毫无疑问，这些技术挽救了数百万人的生命，提高了他们的生活质量，但过于昂贵的治疗费用也会让许多患者望而却步。比如，一次人工心脏手术所耗费的钱相当于在诊所中 11900 人次普通门诊需要的费用。在医疗资源总量确定的情况下，按这一种方式花钱，进行一次人工心脏手术，就等于把 11900 人次的普通患者拒之门外。因此，如何在高新技术环境下平衡医院成本和效益，已成为一个值得思考的问题。

(三)提高健康信息素养

世界卫生组织在 20 世纪 90 年代末曾预言，"信息是通往健康的必经之路"。现代研究也已经证明，个人健康水平的高低与其对健康信息的认识、理解、鉴别和应用能力有直接关系，个人在面对健康信息时表现出来的信息素养水平会直接影响其健康状况。2001年，国际医学教育专门委员会(institute for international medical education，IIME)制定的《全球医学教育最低基本要求》明确了信息素养能力在医学基本能力中的重要地位。2003年，美国医学图书馆学会(MLA)首先认识到公众健康素养促进工作面临挑战，指出应该将"信息能力"注入健康素养的研究中，MLA 将信息素养和健康素养两个概念相互融合渗透，从而首次提出了健康信息素养(health information literacy，HIL)的概念："认识到健康信息需求，熟悉可能的信息源并检索相关信息，评价信息的质量以及在某一具体情形下的适用性，分析、理解并利用信息作出合理的健康决策的能力。"在数字时代，信息更新迭代非常迅速，护士需要不断提高信息素养水平，具备持续更健康信息的能力，并将最新的研究

成果应用于临床实践。

（四）确保教学方法和新型技术符合伦理

　　现代医学的发展必然引发出现代医学伦理，伦理问题紧密地和科技发展联系在一起，医学技术的伦理潜在于科技发展的问题之中。事实上，很多新兴技术的使用并没有明确的伦理标准。人与机器之间的模糊界限，将引起人们对医学和其他领域新兴技术伦理的持续担忧。正如英国约克大学哲学教授托马斯·鲍德温所说的，新技术带来了治愈可怕疾病的巨大希望，同时也给人们带来了技术后果的担忧。护理领导者在指导实施护理新技术的时候，应思考这项技术的可行性和合理性，以及是否需要设置伦理标准。

（盛青青，蔡春凤）

参 考 文 献

[1]敖琴英,马嫦英,徐芳,等.护理程序在护生实习前培训中的运用[J].安徽卫生职业技术学院学报,2008(5):94-95,89.

[2]程书肖.教育评价方法技术教育学专业基础课[M].北京:北京师范大学出版社,2007.

[3]程鑫,崔屹.临床护理教学查房模式及思考[J].全科护理,2018,16(19):2333-2335.

[4]丁林.信息化模式在护理教学中的应用[J].无线互联科技,2020,17(15):167-168.

[5]郭彩霞,刘花,伏鑫,等.临床护理实习生的特点及管理对策[J].国际护理学杂志,2011,30(9):1419-1420.

[6]郭立娟.护理工作中语言沟通技巧的应用研究[J].临床医药文献电子杂志,2016,3(9):1663,1666.

[7]何明英.科尔伯格道德发展理论研究[D].大连:大连医科大学,2009.

[8]胡定伟,吴玉琼,龙霖,等.高校护理学实验室教学管理的改革与实践[J].中华护理教育,2007(3):125-127.

[9]黄晶.浅谈语言沟通技巧在护理工作中的运用[J].中外医疗,2010,29(18):155.

[10]贾丽红.护理程序在健康教育中的应用[J].吉林医学,2012,33(20):4439-4440.

[11]姜晓平.护理学生实习"三三二"管理模式[J].国际护理学杂志,2009(11):1490-1492.

[12]金孔军,葛学娣.慕课在护理教育中的应用进展[J].中华护理教育,2018,15(12):944-946.

[13]李辉.DEU教学模式在临床护理教学中的运用[J].蛇志,2021,33(1):107-108,120.

[14]李嘉,孟发芬.高职高专护理实习"三个三"管理模式的构建[J].卫生职业教育,2013,31(24):30-31.

[15]李江红.概念图在儿科护理教学中的应用研究[J].黄冈职业技术学院学报,2021,23(6):76-78.

[16]李乐彩,孙会群.护理教学查房在护生临床带教中的应用体会[J].中国冶金工业医学杂志,2014,31(4):490-491.

[17]李丽.我国护理健康教育模式的现状与发展[J].临床医药文献电子杂志,2019,6(85):198.

[18]李学红,庄燕妮,季琼琼.浅谈治疗性沟通的影响因素及沟通技巧[J].西南军医,

2011, 13(1): 148-149.

[19]梁宏英. 浅谈护理工作中的语言沟通技巧[J]. 求医问药(下半月), 2011, 9(4): 156-157.

[20]廖丽萍, 陈雪珍, 丁敏, 等. PBL教学模式在护理教学查房中的应用[J]. 内蒙古中医药, 2012, 31(20): 100-101.

[21]林峰. 课堂教学质量评价体系的研究[J]. 教学与管理, 2006(6): 46-47.

[22]刘颖. 加强实习护生教育管理确保临床护理质量[J]. 中国保健营养(上旬刊), 2013, 23(7): 3802-3803.

[23]刘志军. 教师教育精品教材 教育评价[M]. 北京: 北京师范大学出版社, 2018.

[24]刘志萍, 刘文和. 护患沟通的技巧与注意事项[J]. 中国民族民间医药, 2009, 18(21): 173-174.

[25]罗月, 李梅, 任建兰, 等. 护生临床实习质量调查及影响因素分析[J]. 卫生职业教育, 2021, 39(13): 126-128.

[26]潘凤, 梁后杰, 阮志华. 浅谈医学临床带教中的几点体会[J]. 医学教育探索, 2010, 9(12): 1645-1646.

[27]潘色杰, 沈永兰. 浅谈治疗性沟通的交流技巧[J]. 广西医科大学学报, 2002(S2): 89.

[28]尚华. 论奥斯古德语言学理论及其现代价值[J]. 求索, 2011(7): 223-224, 246.

[29]苏义冬, 莫懿晗, 董欣, 等. 健康教育棋盘游戏在护理领域中的研究进展[J]. 中华护理教育, 2022, 19(6): 572-576.

[30]王佳璐. 信息化手段在高职护理专业教学中的应用探析[J]. 知识窗(教师版), 2022(3): 90-92.

[31]王琳. 基于大卫·库伯体验式学习理论的大班幼儿数学教育活动的行动研究[D]. 桂林: 广西师范大学, 2021.

[32]王艳茹. 护理学专业学生实习前心理健康状况的干预性教育研究[J]. 中华医学教育杂志, 2017, 37(4): 533-536, 556.

[33]谢丽媛, 薛洁, 潘蓉, 等. 临床实习前的准备[J]. 中国民族民间医药, 2010, 19(5): 122.

[34]徐美贤, 马锦萍, 李艳玲, 等. 费茨动作技能形成理论在护理技能教学中的实践[J]. 护理实践与研究, 2009, 6(15): 91-92.

[35]徐迎莹, 周体, 曾登芬, 等. 我国三甲医院临床护理教师队伍现状及培训需求调查[J]. 中华现代护理杂志, 2020, 26(35): 4882-4888.

[36]姚春梅, 刘霞, 雷艳娟. 床边护理教学查房中模式探讨[J]. 临床医药文献电子杂志, 2017, 4(22): 4261.

[37]伊莉, 周春元, 林楚琪. 护理教学查房在临床带教中的应用及体会[J]. 现代职业教育, 2017(24): 157.

[38]于爽. RBL教学模式及其在医学教学中的应用[J]. 文化创新比较研究, 2019, 3(35): 96-97.

[39]袁浩斌. Benner 的从新手到专家模式及其在护理实践中的运用[J]. 护理学, 2017, 6 (2): 76-79.

[40][美]杜威. 我们怎样思维 经验与教育[M]. 姜文闵, 译. 北京: 人民教育出版 社, 1991.

[41]张锦玉. 我国护理健康教育模式的现状与发展[J]. 解放军护理杂志, 2009, 26(1): 32-33.

[42]张乳霞. 基于"互联网+"创新临床护理实践教学模式[J]. 卫生职业教育, 2018, 36 (13): 89-90.

[43]张石在, 赵青江. 浅谈实习前的准备[J]. 卫生职业教育, 2012, 30(6): 87-88.

[44]张文慧. 护理文书书写规范探讨[J]. 中国社区医师(医学专业), 2012, 14(19): 407-408.

[45]张友玲. 基于高中数学核心素养的学习迁移能力的研究[D]. 济南: 济南大学, 2019.

[46]赵必华, 查啸虎. 课程改革与教育评价[M]. 合肥: 安徽教育出版社, 2007.

[47]赵纯红. 护理专业实习生全方位岗位准备——迎接职业生涯第一步[J]. 科教导刊, 2012(21): 172-173.

[48]赵娟. 翻转课堂教学方法在学校护理教育中的应用研究概况[J]. 当代护士(下旬刊), 2018, 25(6): 10-13.

[49]赵莹莹, 李军文, 刘素蓉. 护理健康教育方法的研究进展[J]. 现代临床医学, 2017, 43(2): 150-153.

[50]郑述铭. 案例教学结合 TBL 教学法在临床见习带教中的运用[J]. 中医药管理杂志, 2011, 19(7): 648-649.

[51]朱丽丹. 浅谈心理护理的语言沟通技巧[J]. 中国医药指南, 2011, 9(23): 345-346.

[52]朱瑞杰, 朱会珍, 甘自立, 等. 治疗性沟通在护理领域中的应用现状[J]. 护理研 究, 2014, 28(21): 2575-2576.

[53]Admi H. Nursing students' stress during the initial clinical experience[J]. Journal of Nursing Education, 1997, 36: 323-327.

[54]Fowler M D M. Guide to The Code of Ethics for Nurses: Interpretation and Application[M]. New York: Nursesbooks. org, 2008.

[55]Bassey D B, Mogaji H O, Dedeke G A, et al. The impact of Worms and Ladders, an innovative health educational board game on Soil-Transmitted Helminthiasis control in Abeokuta, Southwest Nigeria [J]. PLoS Neglected Tropical Diseases, 2020, 14 (9): e0008486.

[56] Bednarz H, Schim S, Doorenbos A. Cultural diversity in nursing education: Perils, pitfalls, and pearls[J]. The Journal of Nursing Education, 2010, 49(5): 253-260.

[57]Benner P. From novice to expert[J]. The American Journal of Nursing, 1982, 82(3): 402-407.

[58] Benner P, Sutphen M, Day L, et al. Carnegie foundation studies of preparation of professionals, educating nurses: A call for radical transformation [J]. Educational

Leadership, 2010.

[59] Benner P, Wrubel J. Skilled clinical knowledge: The value of perceptual awareness, Part 2 [J]. The Journal of Nursing Administration, 1982, 12(6): 28-33.

[60] Bourke M P, Ihrke B A. The Evaluation Process: An Overview [M]. Philadelphia: Saunders, 1998.

[61] Bradshaw M J, Salzer J S. The nursing student with attention deficit hyperactivity disorder [J]. Nurse Educator, 2003, 28(4): 161-165.

[62] Caine R N, Caine G. Understanding a brain-based approach to learning and teaching[J]. Educational Leadership, 1990, 48(2): 66-70.

[63] Cangelosi P R. The tact of teaching RN-to-BSN students [J]. Journal of Professional Nursing, 2004, 20(3): 167-173.

[64] Jeffries P R. Simulation in nursing education: From conceptualization to evaluation[M]. 2nd ed. New York: National League for Nursing, 2007.

[65] Clark C M, Springer P J. Incivility in nursing education: A descriptive study of definitions and prevalence[J]. The Journal of Nursing Education, 2007, 46(1): 7-14.

[66] Maxwell K, Baker S. Clinical nursing education: Current reflections[J]. Nursing Education Perspectives, 2010, 31(4): 261.

[67] Cusatis B P, Blust K. Student perspectives on clinical learning [J]. Clinical Nursing Education: Current Reflections, 2009: 103-116.

[68] Davidhizar R, Lonser G. Storytelling as a teaching technique[J]. Nurse Educator, 2003, 28(5): 217-221.

[69] Doheny M O B. Mental practice: An alternative approach to teaching motor skills [J]. Journal of Nursing Education, 1993, 32: 260-264.

[70] Donaldson S K, Crowley D M. The discipline of nursing[J]. Nursing Outlook, 1978, 26 (2): 113-120.

[71] Fawcett J. Analysis and Evaluation of Conceptual Models of Nursing[M]. Philadelphia: F. A. Davis Company, 1989.

[72] Fothergill-Bourbonnais F, Higuchi K S. Selecting clinical learning experiences: An analysis of the factors involved[J]. Journal of Nursing Education, 1995, 34: 37-41.

[73] Fry S T. Accountability in research: The relationship of scientific and humanistic values [J]. Advances in Nursing Science, 1981, 4(1): 1-13.

[74] Gilligan C. In a Different Voice: Psychological Theory and Women's Development[M]. Cambridge, MA: Harvard University Press, 1982.

[75] Gronlund N E. How to Write and Use Instructional Objectives[M]. 4th ed. NewYork: Macmillan, 1991.

[76] Kibler R J, Barker L L, Miles D T. Behavioral Objectives and Instruction[M]. Boston: Allyn and Bacon, 1974.

[77] Susan Ullrich, Haffer A. Precepting in Nursing: Developing An Effective Workforce[M].

Sudbury, MA: Jones and Bartlett Publishers, 2009.

[78]Hanson L E, Smith M J. Nursing students' perspectives: Experiences of caring and not-so-caring interactions with faculty[J]. Journal of Nursing Education, 1996, 35: 105-112.

[79]Heims M L, Boyd S T. Concept-based learning activities in clinical nursing education[J]. Journal of Nursing Education, 1990, 29(6): 249-254.

[80]Infante M S. The Clinical Laboratory in Nursing Education[M]. 2nd ed. New York: Wiley, 1975.

[81]Ironside P M. Thinking in nursing education[J]. Nursing and Health Care Perspectives, 1999, 20(5): 238-247.

[82]Kirschling J M, Fields J, Imle M, et al. Evaluating teaching effectiveness[J]. Journal of Nursing Education, 1995, 34(9): 401-410.

[83]Kleehammer K, Hart A L, Keck J F. Nursing students' perceptions of anxiety-producing situations in the clinical setting[J]. Journal of Nursing Education, 1990, 29: 183-187.

[84]Kohlberg L. The philosophy of moral development[D]. New York: Harper and Row, 1981.

[85]Krichbaum K, Rowan M, Duckett L, et al. The clinical evaluation tool: A measure of the quality of clinical performance of baccalaureate nursing students[J]. Journal of Nursing Education, 1994, 33: 395-404.

[86]Lipson J G, Desantis L A. Current approaches to integrating elements of cultural competence in nursing education[J]. Journal of Transcultural Nursing, 2007, 18(1_ suppl): 10S-20S.

[87]Menix K D. Domains off learning: Interdependent components of achievable learning outcomes[J]. The Journal of Continuing Education in Nursing, 1996, 27(5): 200-208.

[88]Moscaritolo L M. Interventional strategies to decrease nursing student anxiety in the clinical learning environment[J]. Journal of Nursing Education, 2009, 48(1): 17-23.

[89] Orsolini-Hain L. Outcomes and competencies for graduates of practical/vocational, diploma, associate degree, baccalaureate, master's, practice doctorate, and research doctorate programs in nursing[J]. Nursing education perspectives, 2011, 32: 201.

[90]Nitko A J, Brookhart S M. Educational Assessment of Students[M]. 6th ed. New York: Pearson Education, 2011.

[91]Koopsen C. Clinical instruction and evaluation: A teaching resource[J]. The Journal of Continuing Education in Nursing, 2003, 34: 138-139.

[92]Oermann M H. Short written assignments for clinical nursing courses[J]. Nurse Educator, 2006, 31(5): 228-231.

[93]Oermann M H. Differences in clinical experiences of ADN and BSN students[J]. Journal of Nursing Education, 1998, 37: 197-201.

[94]Oermann M H, Gaberson K B. Evaluation and Testing in Nursing Education[M]. 4th ed. New York: Springer Publishing, 2013.

[95]Orb A, Reilly D E. Changing to a conceptual base curriculum[J]. International Nursing Review, 1991, 38(2): 56-60.

［96］Pagana K D. The relationship of hardiness and social support to student appraisal of stress in an initial clinical nursing situation［J］. Journal of Nursing Education, 1990, 29: 255-261.

［97］Poorman S G, Webb C A, Mastorovich M L. Students' stories: How faculty help and hinder students at risk［J］. Nurse Educator, 2002, 27(3): 126-131.

［98］Reilly D E. Behavioral Objectives: Evaluation in Nursing［M］. 3rd ed. New York: National League for Nursing, 1990.

［99］Rhodes M K, Morris A H, Lazenby R B. Nursing at its best: Competent and Caring［J］. Online Journal of Issues in Nursing, 2011, 16(2).

［100］Schön D A. Educating the Reflective Practitioner［M］. San Francisco: Jossey-Bass, 1987.

［101］Schon D A. The Reflective Practitioner: How Professionals Think in Action［M］. New York: Basic Books, 1983.

［102］Styles M M. Serendipity and objectivity［J］. Nursing Outlook, 1975, 23: 311.

［103］Van Ort S R. Teaching in Collegiate Schools of Nursing［M］. Boston: Little Brown, 1985.

［104］Wilson M E. Nursing student perspective of learning in a clinical setting［J］. Journal of Nursing Education, 1994, 33: 81-86.

［105］Wiseman R F. Role model behaviors in the clinical setting［J］. Journal of Nursing Education, 1994, 33: 405-410.

［106］Woolley G R, Bryan M S, Davis J W. A comprehensive approach to clinical evaluation ［J］. Journal of Nursing Education, 1998, 37: 361-366.

［107］Zori S, Kohn N, Gallo K, et al. Critical thinking of registered nurses in a fellowship program［J］. The Journal of Continuing Education in Nursing, 2013, 44(8): 374-380.